Adler

Hautkrankheiten im Blick

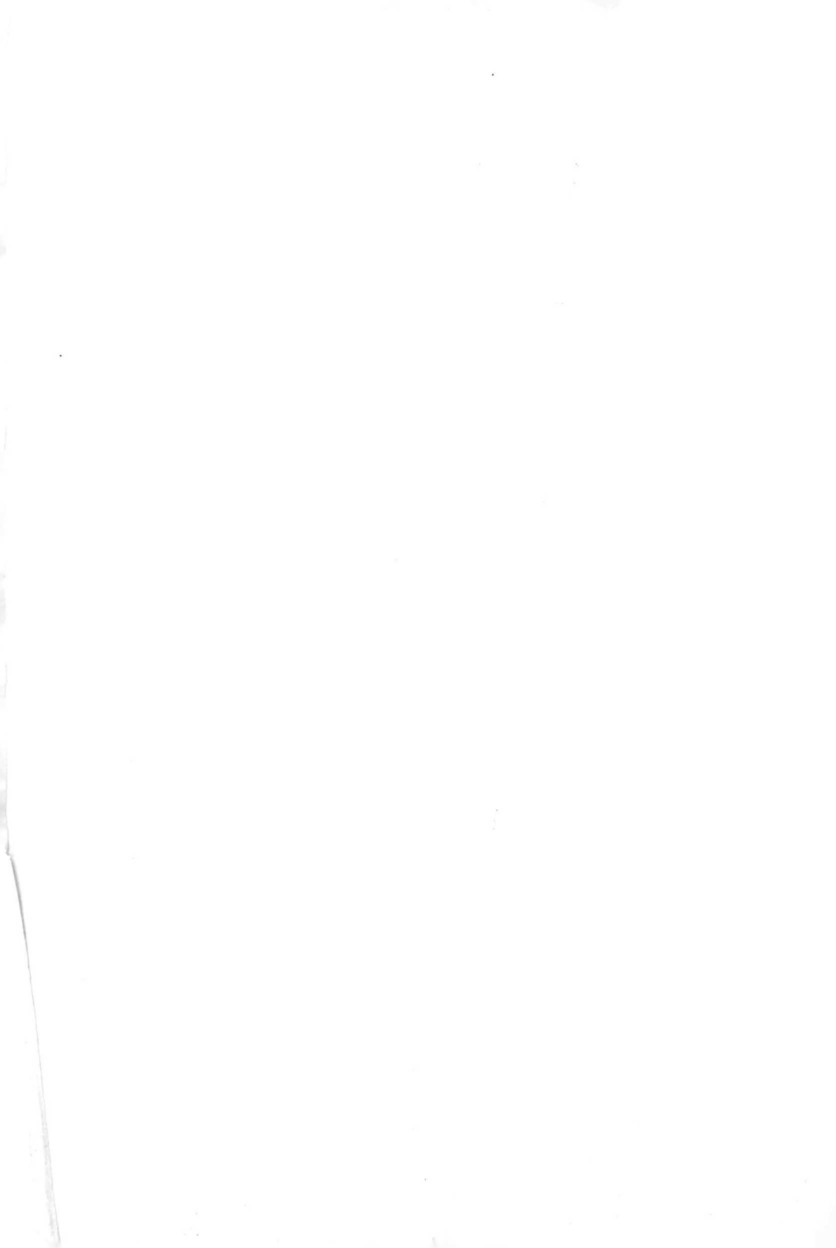

für die Kitteltasche

Yael Adler

Hautkrankheiten im Blick

Ein Fotoatlas

Yael Adler, Berlin

3., überarbeitete und erweiterte Auflage
Mit 366 vierfarbigen Abbildungen

WVG
Wissenschaftliche Verlagsgesellschaft Stuttgart

Zuschriften an
lektorat@dav-medien.de

Anschrift der Autorin

Dr. Yael Adler
Privatpraxis für Dermatologie, Phlebologie, Ernährungsmedizin
Allergologie, Lasermedizin
Richard-Strauss-Straße 37
14193 Berlin
www.dradler-berlin.de

Alle Angaben in diesem Buch wurden sorgfältig geprüft. Dennoch können die Autorin und der Verlag keine Gewähr für deren Richtigkeit übernehmen.

Ein Markenzeichen kann markenzeichenrechtlich geschützt sein, auch wenn ein Hinweis auf etwa bestehende Schutzrechte fehlt.

Bibliografische Information der Deutschen Nationalbibliothek

Die Deutsche Nationalbibliothek verzeichnet diese Publikation in der Deutschen Nationalbibliografie; detaillierte bibliografische Daten sind im Internet unter http://dnb.d-nb.de abrufbar.

3., überarbeitete und erweiterte Auflage 2016
ISBN 978-3-8047-3247-6
ISBN 978-3-8047-3518-7 (E-Book, PDF)

Birkenwaldstr. 44, 70191 Stuttgart
www.wissenschaftliche-verlagsgesellschaft.de

Printed in Germany

Satz: primustype Hurler GmbH, Notzingen
Druck und Bindung: Kösel, Krugzell
Umschlaggestaltung: deblik, Berlin

Vorwort

Angesichts oft langer Wartezeiten in Hautarztpraxen ist die Apotheke in vielen Fällen die erste Anlaufstelle für Patienten. In bewährter Weise präsentiert die vorliegende dritte Auflage eine Anordnung der häufigen Hauterkrankungen sortiert nach Lokalisation. So findet man durch Vergleich der Bilder schnell zu einer ersten Einschätzung. Ich hoffe, dass der Fotoatlas dazu beiträgt, dass Apotheker und Mitarbeiter in Apotheken schnell und effektiv zu differenzieren vermögen, wann sie einem Patienten sofort helfen können und wann sie die Dermatose von einem Arzt näher begutachten lassen müssen.

Nach mehr als 10 000 verkauften Exemplaren hat der Fotoatlas einen festen Platz in der Apotheke. Die vorliegende 3. Auflage wurde komplett aktualisiert und erweitert. Die neuen Entwicklungen, gerade im ambulanten dermatologischen Bereich, sind eingearbeitet, Tipps und Hinweise ergänzt, Überholtes weggelassen. Allgemeine Ratschläge aus dem Bereich der medizinischen Pflegekosmetik und Nahrungsergänzungsmittel sind hinzugekommen. Die Kundenberatung wird damit noch besser unterstützt.

Prof. Dr. Roland Niedner, der Mitbegründer des Werkes war und die ersten beiden Auflagen begleitet hat, hat sich aus der Dermatologie zurückgezogen, um sich anderen Themen zuzuwenden. Ihm gilt aber mein großer Dank für seine Anteile an diesem Buch, sein großes Bildarchiv sowie seine menschliche Art und langjährige Freundschaft.

Berlin, Herbst 2015 — Yael Adler

Inhaltsverzeichnis

ANHANG

1 Kopf

1.1 Pityriasis simplex capillitii (Kopfschuppen)

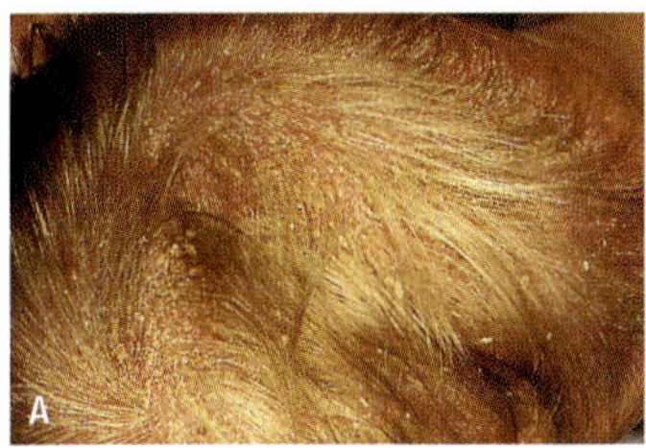
A

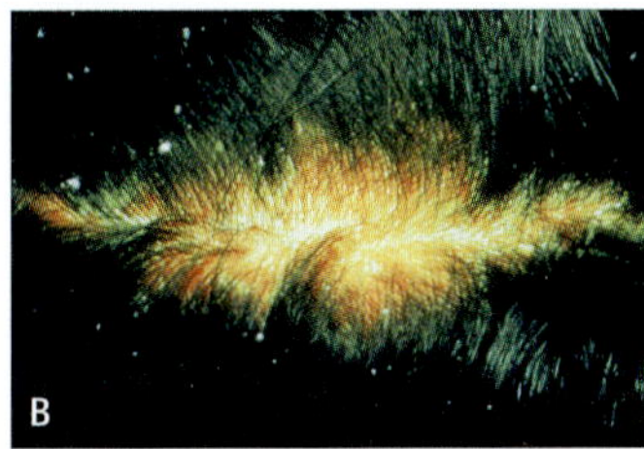
B

Lokalisation Behaarte Kopfhaut

Erscheinungsbild Kleinere **A** und größere **B** einfache Kopfhautschuppung, die bei zu trockener **A** oder zu fettiger **B** Kopfhaut auftritt; keine Rötung, kein Juckreiz.

Ähnliche Krankheitsbilder

- Seborrhoisches Ekzem (▸Kap. 7.15): neben fettigen, großen gelblichen Schuppen auch Juckreiz, entzündliche Rötung mit Ekzembildung meist auch im Gesicht, Gehörgang und an der Brustmitte.
- Atopisches Ekzem (▸Kap. 15.12): Auch andere Haut-Stellen sind meist ebenfalls mit Ekzem befallen; starker Juckreiz.
- Kontaktallergie gegen Shampoo oder Haarfärbemittel; Juckreiz, Streureaktionen.
- Pediculosis capitis (▸Kap. 1.2): Läuse, Nissen (Eihüllen), die besonders am Haarschaft hinter den Ohren vorkommen; Juckreiz; oft sekundäres Läuseekzem am Hals und im Nacken.
- Psoriasis capitis: weiß-silberne Kopfhautschuppung auf verdicktem geröteten Hautgrund, meist eher am Hinterkopf oder oberhalb der Ohren; eher geringer Juckreiz. Meist Psoriasis in der Familiengeschichte und andere typische Hautstellen oder die Nägel sind betroffen.
- Weitere Dermatosen: kutanes T-Zell-Lymphom, Ichthyosen (genetisch bedingte „Fischschuppen"-artige Hauterkrankung).

Kommentar Kosmetisch stark störende Erscheinung. Ursächlich ist der Befall mit dem Hefepilz *Malassezia*, syn. *Pityrosporum ovale* oder allergischen oder irritativen Hautzuständen.

Therapie

- Trockene Schuppen: milde Shampoos, auch mit Harnstoff (Urea), milde Corticoidlösungen ohne Alkohol, seltenere Haarwäsche.
- Fettige Schuppen: Shampoo mit Ketoconazol, Ciclopiroxolamin, Selendisulfid.

Praxistipp Um trockene und fettige Schuppen besser zu unterscheiden, fragen Sie den Patienten, wie oft die Haare gewaschen werden müssen. Bei fettigen Schuppen wird der Patient das Haar alle 1–2 Tage waschen müssen, da es schnell nachfettet. Bei trockenen Schuppen reicht eine Haarwäsche alle 5–6 Tage. Wenn man die Schuppen zwischen den Fingern zerreibt und ein Ölfilm zurückbleibt, handelt es sich um fettige Schuppen.

1.2 Kopfläuse, Nissen

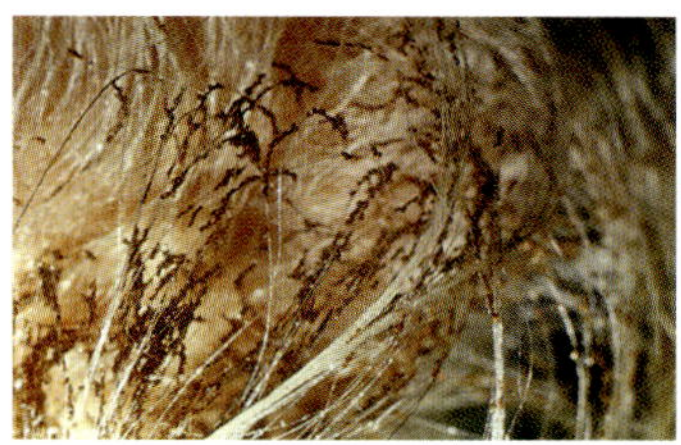

Lokalisation Behaarte Kopfhaut

Erscheinungsbild Zunächst keine Hautveränderungen der Kopfhaut, dies geschieht erst, wenn die Läuse anfangen, Blut zu saugen und es durch die Läuse selbst und infolge des Kratzens zu einer Sekundärinfektion der Kopfhaut kommt. Starker Juckreiz. In späteren Stadien Entwicklung von viel Sekret, was zu Verklebungen und Verfilzungen der Haare führt. Die Läuse legen regelmäßig Eier ab, die in Form der Nissen (Eihüllen) zu sehen sind und am Schaft der Haare sitzen. Da die Eiablage unmittelbar oberhalb der Kopfhaut erfolgt, kann man an der Länge des nissenfreien Haars (Abstand zwischen Hautoberfläche und Nissen) ersehen, wie alt der Läusebefall ist. Im Gegensatz zu Kopfschuppen lassen sich Nissen nicht einfach abstreifen. Die Läuse findet man am ehesten in Nacken-, Ohr- und Schläfengegend. Im Bild sind zahlreiche Nissen zu sehen. Vom Eierlegen bis zum Schlüpfen vergehen 7–10 Tage.

Ähnliche Krankheitsbilder

- Kopfhautekzeme anderer Ursache.
- Tinea capitis (▶ Kap. 1.14).

Kommentar Die Diagnose ist leicht durch den Nachweis der zahlreichen Läuse und Nissen (Lupe zu Hilfe nehmen) zu erzielen. Schule oder Kindergarten müssen informiert werden, um eine Epidemie einzudämmen. Die Übertragung erfolgt hauptsächlich beim „Köpfe zusammenstecken“ von Kind zu Kind, aber auch Kuscheltiere, Bettwäsche und Handtücher beherbergen lebende Läuse.

Therapie

- Toxischer Wirkmechanismus: Lokaltherapie: Permethrin, Pyrethrum-Extrakt und Allethrin für 10–45 Minuten je nach Produkt. Diese Substanzen sind Nervengifte.
- Physikalischer Wirkmechanismus: Lokaltherapie: Verschiedene Öle (z. B. Silikonöl Dimeticon, Sojaöl, Kokosöl) wirken ebenfalls sehr gut, indem sie die Atemwege der Läuse verlegen. Je nach Konsistenz benötigen diese nur zehn Minuten bis eine oder acht Stunden, um alle Läuse abzutöten. Vorteil ist, dass die Öle ungiftig sind. Bei langem Haar helfen die Öle gut beim Durchkämmen.
- Alle Nissen müssen mit einem Nissenkamm entfernt werden, oft müssen einzelne Haarsträhnen manuell abgezogen werden. Wer ganz sicher gehen will, behandelt auf jeden Fall nochmals nach 8–10 Tagen, da nach 8 Tagen erneut Läuse aus evtl. verbliebenen Nissen schlüpfen können. Permethrin tötet auch die Nissen ab. Alle anderen Behandlungsversuche wie Essigwasser u. Ä. sind wirkungslos.

Praxistipp Um Läuse vollständig zu eliminieren sollte das Folgende beachtet werden.

- Kleidung, Wäsche, Bettzeug, Handtücher, Kämme und Bürsten müssen bei 60 °C gewaschen oder desinfiziert werden. Dies gilt auch für Kindergarten und Schule (Polster, Kissen etc.).
- Nichtwaschbare Gegenstände, feine Textilien, Plüschtiere etc. legt man 3 Tage in einen luftdichten Plastiksack oder 24 Stunden ins Tiefkühlfach.
- Eine Sicherheitsbehandlung der Familienmitglieder ist sinnvoll – es kann durchaus auch prophylaktisch mit einem Ölpräparat (s. o.) behandelt werden. Die Ölpräparate sind auch in Schwangerschaft und Stillzeit schadlos anwendbar.
- Weidenrindenshampoo, das einen unangenehmen Duft verbreitet, ist kein sicheres prophylaktisches Mittel gegen Läuse.

1.3 Psoriasis capillitii (Schuppenflechte)

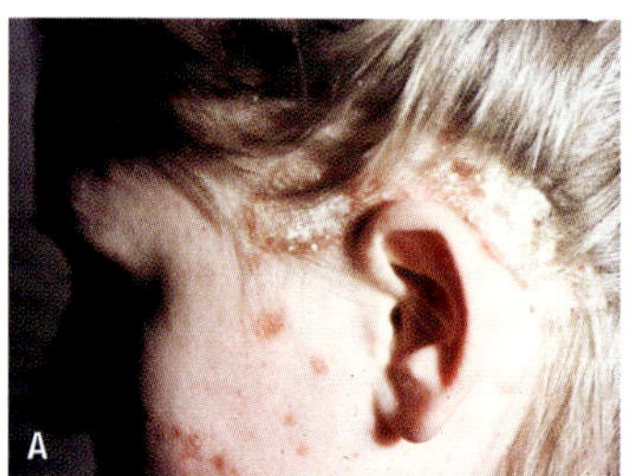

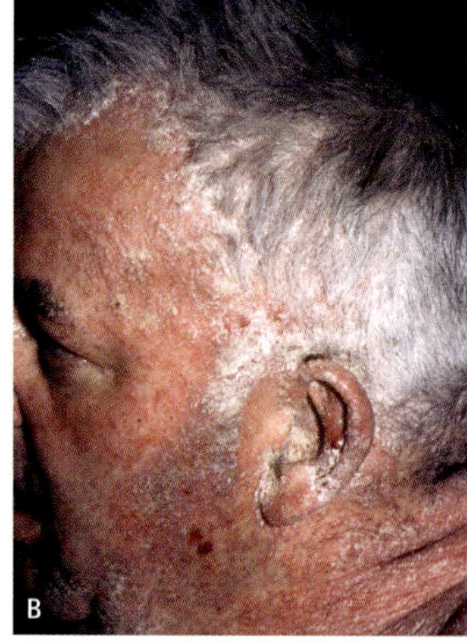

Lokalisation Kopfhaut

Erscheinungsbild Erythemato-squamöse Plaques, die typischerweise parallel zur Haargrenze verlaufen. Bei der Manifestation hinter den Ohren **A** handelt es sich um eine Prädilektionsstelle der Psoriasis vulgaris. Bei **B** ist die gesamte Kopfhaut mit einer silbernen, festhaftenden Schuppung belegt. Auch Ohr, Nacken und Gesicht sind betroffen. Im Vergleich zu **A** ist keine entzündliche Rötung am Kopf sichtbar, es handelt sich daher bereits um chronisch stationäre Plaques mit weniger entzündlicher Aktivität. Nur selten Juckreiz.

Ähnliche Krankheitsbilder

- Tinea capitis (▸ Kap. 1.14).
- Seborrhoisches Ekzem der Kopfhaut (▸ Kap. 7.15 und ▸ Kap. 7.16).
- Atopisches Kopfhautekzem.
- Chronisches Kontaktekzem (Unverträglichkeit von Kopf-/Haarpflegemitteln).

Kommentar Bei Psoriasis vulgaris in 40 % Mitbefall der Kopfhaut in Form einzelner oder großflächiger Plaques. Auch andere typische Psoriasis-Stigmata können vorliegen: Nagelveränderungen, Gelenkbeschwerden, genetisch ebenfalls befallene Familienmitglieder.

Therapie

- Die Kopfhaut wird mit Salicylölkappen zur Schuppenlösung, niedrig- oder hochpotenten Glucocorticoidlösungen, Dithranol und Vitamin-D_3-Analoga zur Entzündungsreduktion behandelt. Letztere sind auch in Kombination mit Glucocorticoiden erhältlich.
- Teer- und Schieferöl-Shampoos, 5–10 % Salicylsäurelösungen (Shampoo, Gel), Dicaprylyl-Carbonat mit Dimeticon, Selendisulfid, Pyrithion-Zink- bzw. antimykotische Shampoos mit Ketoconazol oder Ciclopiroxolamin zur Keimreduktion unterstützen die Behandlung.
- Auch ein UVA-Kamm kann verwendet werden.

Praxistipp Um die Psoriasis von anderen Krankheiten abzugrenzen, fragen Sie nach folgenden Kriterien:

- Sehr starker Juckreiz spricht gegen Psoriasis.
- Gab es in der Familie Schuppenflechte?
- Sind andere für Psoriasis typische Hautveränderungen vorhanden? Z. B. schuppige Plaques an Knien, Ellenbogen, Rücken oder Nagelveränderungen? (▸ Kap. 7.18, ▸ Kap. 10.1, ▸ Kap. 12.1).

1.4 Tinea amiantacea (panzerartige Schuppung)

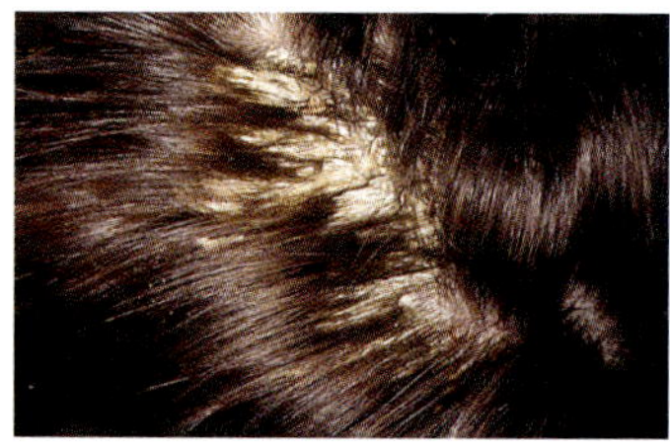

Lokalisation Behaarte Kopfhaut
Erscheinungsbild Massive festhaftende, silbrig-weiße Kopfhautschuppung unterschiedlicher Ätiologie.

Ähnliche Krankheitsbilder

- Psoriasis capillitii (▸ Kap. 1.3).
- Chronisches Kontaktekzem (Unverträglichkeit von Kopf-/Haarpflegeprodukten).
- Tinea capitis (▸ Kap. 1.14).
- Verwahrlosung mit Ekzem, Schuppen und Schmutzauflagerung.

Kommentar Es handelt sich um einen historischen Begriff, der das Symptom der massiven asbestartigen Kopfhautschuppung beschreibt. Mögliche Ursachen sind oben aufgezählt. Es muss sich also nicht um eine Tinea (Pilz) handeln, auch wenn der Begriff dies suggeriert. Mykologie, allergologische Diagnostik, Psoriasisanamnese und ggf. eine Kopfhautbiopsie helfen bei der Diagnosefindung.

Therapie

- Abhängig von der Ursache.

1.5 Basaliom

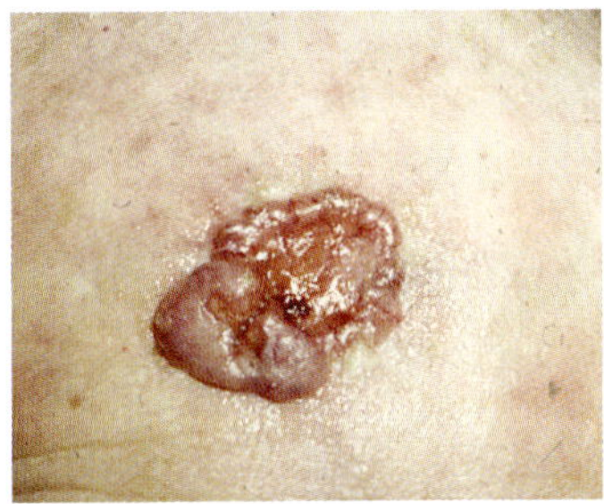

Lokalisation Kopfhaut

Erscheinungsbild Hautfarbener, rötlicher Tumor mit knotigem Anteil, aufgeworfenem perlschnurartigem Randwall mit Teleangiektasien (sehr kleinen, aber gut einzeln sichtbaren Blutgefäßerweiterungen) und eingesunkenem ulzeriertem Zentrum.

Ähnliche Krankheitsbilder

- Amelanotisches malignes Melanom (▶Kap. 15.28).
- Hautmetastase eines anderen Tumors.
- Plattenepithelkarzinom.

Kommentar Lokalisation auf chronisch UV-Licht-exponierter Haut, hier im Bereich der Stirnglatze (einer sog. „Sonnenterrasse"). Es handelt sich um eine semimaligne Geschwulst, das nicht metastasiert, vor Ort jedoch über Monate und Jahre zu einer ausgeprägten Zerstörung des Gewebes führen kann.

Therapie

- Chirurgisch: Exzision im Gesunden mit Schnittrandkontrolle.

- Lokal: Röntgenbestrahlung; bei flacheren Tumoren: Chemotherapie mit 5-Fluorouracil oder Immunmodulator Imiquimod sowie photodynamische Therapie durch Auftragen von 5-Aminolävulinsäure (5-ALA) auf befallene Areale und Belichtung mit Strahlen der Wellenlänge 570–670 nm. Es kommt nur im Bereich der Tumorzellen zu einer Anhäufung von 5-ALA, die in Protoporphyrin IX umgewandelt wird und die Zellen lichtempfindlich macht. Durch die Belichtung kommt es zu einer Entzündungsreaktion und zum Absterben allein der dysplastischen (schon veränderten) und der Tumorzellen, nicht aber der gesunden Hautzellen. Bei flachen Tumoren ist das Verfahren effektiv und narbenfrei.
  Ingenolmebutat-Creme (ein Inhaltsstoff der Gartenwolfsmilch) zur Kurzzeittherapie, wirkt immunmodulatorisch und zytotoxisch.
- Innerliche Therapie bei fortgeschrittenen Basaliomen: Vismodegib (1 × tägl. 150 mg) hemmt die überaktive Signalgebung im Hedgehog-Signalweg.

1.6 Naevus sebaceus

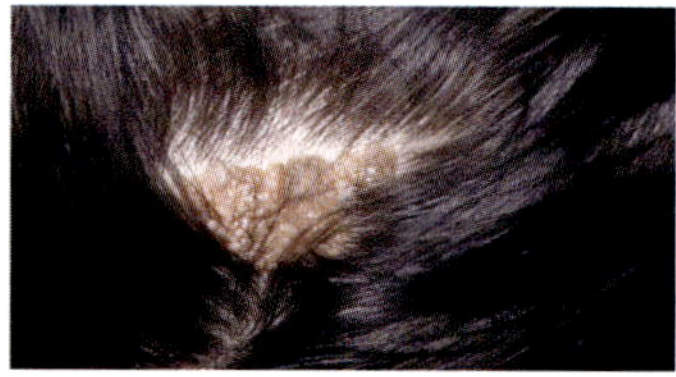

Lokalisation Kopfhaut
Erscheinungsbild Haarloser, weicher, hautfarbener oder gelblichrötlicher Plaque mit papillomatös-verruköser Oberfläche.

Ähnliche Krankheitsbilder

- Seborrhoische Keratose (▸ Kap. 15.30).

Kommentar Meist seit Geburt bestehende Hautveränderung mit Anteilen von Epidermis, dermalem Bindegewebe, Talgdrüsen und apokrinen

Drüsen. Im Kindesalter ist der Naevus in der Regel noch flach, bildet dann aber, unter dem Einfluss der Sexualhormone in der Pubertät, die enthaltenen Adnexanlagen aus und nimmt die oben beschriebene Gestalt an. Es besteht ein erhöhtes Risiko für die Entwicklung von Basaliomen oder anderer Adnextumore schon in der 3. bis 4. Dekade, weshalb die Exzision empfohlen wird.

Therapie

- Exzision schon im Jugendalter.

1.7 Aktinische Keratosen

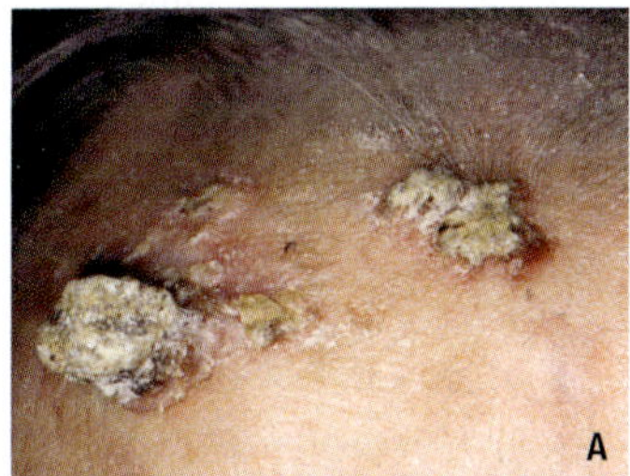

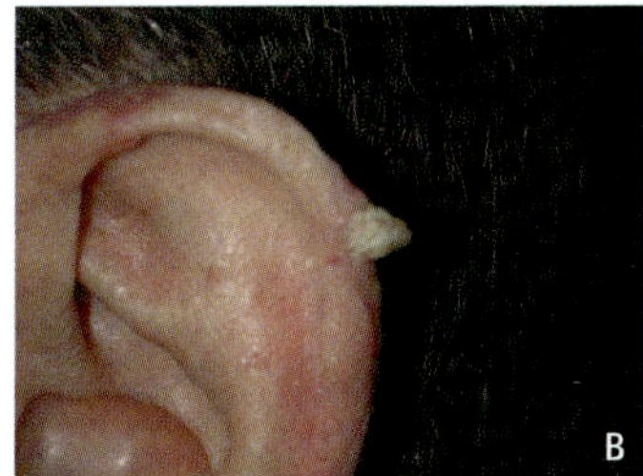

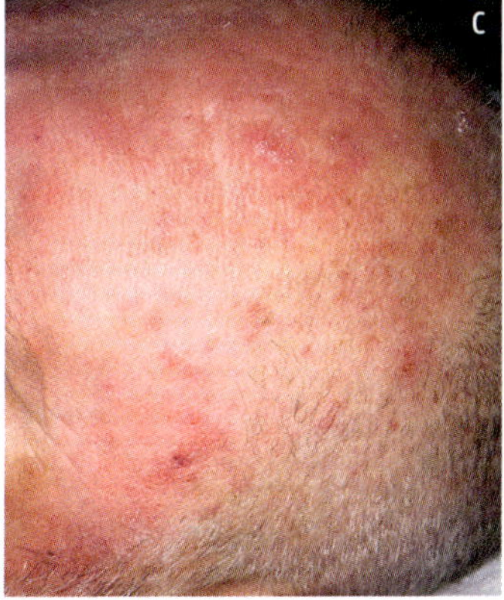

Lokalisation Kopfhaut

Erscheinungsbild Aktinischer (durch UV-Strahlen verursachter) Hautschaden mit aktinischen Keratosen und Spinaliomen.

- Objektiv: Im Bereich der Sonnenterrasse Stirn finden sich teilweise massive Hyperkeratosen, an zwei Stellen auf Bild **A** sind sie tumorös umgewandelt, auf geröteten, teilweise atrophisch eingesunkenen schuppenden Plaques (▸Kap. 1.8); meist sind die Veränderungen nur recht diskrete, raue, rötliche Stellen, die nicht abheilen.
- Subjektiv: schmerzlos, leicht blutend.

Ähnliche Krankheitsbilder

- Ekzem; Psoriasis capillitii (▸Kap. 1.3 und ▸Kap. 1.4).

Kommentar Der klinisch und histologisch fließende Übergang der aktinischen Keratose (einer Präkanzerose) in ein Spinaliom (Stachelzellkrebs, Plattenepithelkarzinom) wird hier deutlich. Am Beispiel des Cornu cutaneum (Hauthorn) der Ohrmuschel (vgl. Abbildung) wird der Übergang von der aktinischen Keratose als unmittelbare Vorstufe des Hautkrebses zum Spinaliom besonders deutlich, denn an der Basis des fast knochenharten Hornkegels besteht bereits ein beginnendes Hautkarzinom.

Therapie

- Narbenfreie photodynamische Therapie (PDT), 5-Fluorouracil, Imiquimod, Diclofenac, Ingenolmebutat topisch (▸Kap. 1.5).
- Chirurgische Abtragung auch mit Laser, allerdings sind Narben möglich.
- Kryotherapie.

1.8 Altershaut mit Plattenepithelkarzinom (Spinaliom)

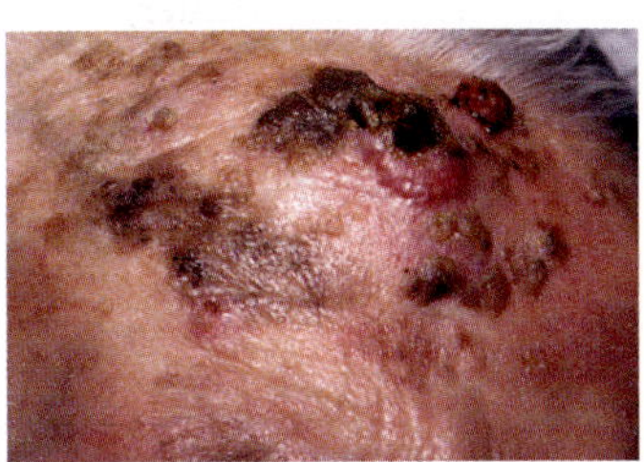

Lokalisation Kopfhaut

Erscheinungsbild Im Bereich der „Sonnenterrasse" Stirn findet sich eine faltige, elastotische Haut mit eingelagertem braunen Pigment, Lentigo simplex (Altersfleck), und aufgeworfenen Hyperkeratosen (starken Verhornungen), ebenfalls bräunlich pigmentiert. Zentral gelegen sind zwei rötliche Tumore, Spinaliome, die ulzeriert und mit Blutkrusten belegt sind. Schmerzlos.

Ähnliche Krankheitsbilder

- Malignes Melanom (▸Kap. 7.42).
- Basaliom (▸Kap. 1.5).

Kommentar Es handelt sich um typische Veränderungen durch chronische UV-Exposition mit beginnender Entartung der Keratinozyten und pathologischer Zellproliferation, die sich im Bereich des erythematösen Knotens bereits zu einem Spinaliom (Karzinom der Haut) entwickelt hat. Metastasen treten in ca. 3 %, bei Tumoren der Lippenschleimhaut in ca. 5 % der Fälle auf.

Therapie

- Exzision im Gesunden.

Praxistipp Leider wird nicht immer eine Durchuntersuchung nach Metastasen durchgeführt. Es empfiehlt sich dennoch grundsätzlich eine Ultraschalluntersuchung der Kopf- und Halslymphknoten und eine

Röntgenuntersuchung der Lunge durchzuführen, um Metastasen auszuschließen. Je entarteter die Tumorzellen sind, desto höher ist das Metastasenrisiko.

1.9 Angiom

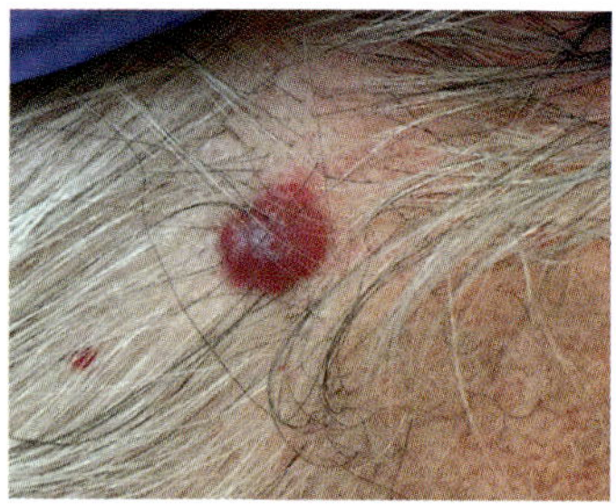

Lokalisation Kopfhaut
Erscheinungsbild Blauschwarzer Blutgefäßtumor, gut abgegrenzt mit weichem Tastbefund, subjektiv asymptomatisch.

Ähnliche Krankheitsbilder

- Blauer Naevus (▸Kap. 15.29): tiefliegendes Pigment von Naevuszellen erscheint ebenfalls blau.
- Noduläres malignes Melanom (▸Kap. 15.28).
- Pigmentiertes Basaliom (▸Kap. 1.10).
- Pigmentierte seborrhoische Keratose (▸Kap. 15.30).
- Bösartige Gefäßtumore.

Kommentar Es handelt sich um eine gutartige Gefäßneubildung mit Proliferation von Blutgefäßen. Sie kann angeboren oder erworben, arterieller, kapillärer oder venöser Natur sein. Je nach Typ, Lage in der Haut (dermal, subkutan) oder bis zur Muskulatur und je nach Grad der Thrombosierung können Angiome (gutartige Gefäßtumoren) rot, blau oder livide erscheinen und mehr oder weniger wegdrückbar sein. Vor einer Therapie sollte bei sehr großen Gefäßgeschwulsten die Ausbreitung ermittelt werden, da die an der Haut sichtbaren Veränderungen mit tiefer gelegenen Gefäßmissbildungen kommunizieren können. Bei gehäuftem Auftreten sollte an vererbbare Syndrome mit Beteiligung der inneren Organe gedacht werden.

Therapie

- Gefäß-Laser nur bei eindeutiger Benignität, Exzision.

1.10 Pigmentiertes Basaliom

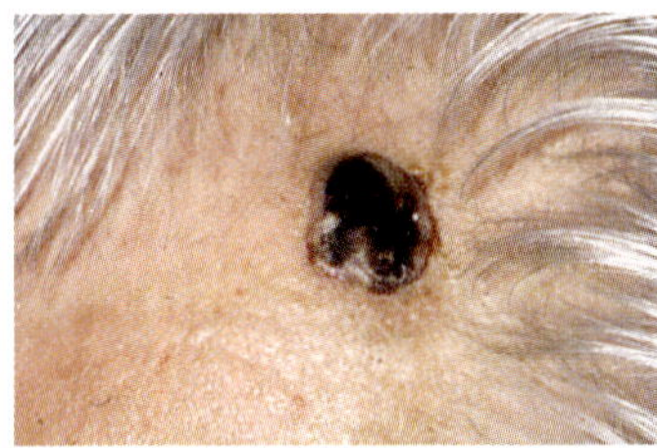

Lokalisation Kopfhaut

Erscheinungsbild Tumor mit braun-schwarzen Pigmenteinlagerungen und im Randbereich sichtbaren Teleangiektasien. Blutung möglich. Schmerzlos.

Ähnliche Krankheitsbilder

- Malignes Melanom (▸ Kap. 15.24).
- Pigmentierte seborrhoische Keratose (▸ Kap. 15.30).

Kommentar Im Bereich UV-Licht geschädigter Haut auf den sogenannten Sonnenterrassen (Nasenrücken, Glatze, Ohrhelix, Jochbeine), hier im Bereich der Geheimratsecken (▸ Kap. 1.5).

Therapie

- Exzision singulärer Tumorknoten im Gesunden.
- Lokal: Röntgenbestrahlung; bei flacheren Tumoren: Chemotherapie mit 5-Fluorouracil oder Immunmodulator Imiquimod sowie photo-

dynamische Therapie durch Auftragen von 5-Aminolävulinsäure (5-ALA) auf befallene Areale und Belichtung mit Strahlen der Wellenlänge 570–670 nm. Es kommt nur im Bereich der Tumorzellen zu einer Anhäufung von 5-ALA, die in Protoporphyrin IX umgewandelt wird und die Zellen lichtempfindlich macht. Durch die Belichtung kommt es zu einer Entzündungsreaktion und zum Absterben allein der dysplastischen (schon veränderten) und der Tumorzellen, nicht aber der gesunden Hautzellen. Bei flachen Tumoren ist das Verfahren effektiv und narbenfrei.

- Ingenolmebutat-Creme (ein Inhaltsstoff der Gartenwolfsmilch) zur Kurzzeittherapie, wirkt immunmodulatorisch und zytotoxisch.
- Innerliche Therapie bei fortgeschrittenen Basaliomen: Vismodegib (1 × tägl. 150 mg) hemmt die überaktive Signalgebung im Hedgehog-Signalweg.

1.11 Atherom (syn. Grützbeutel)

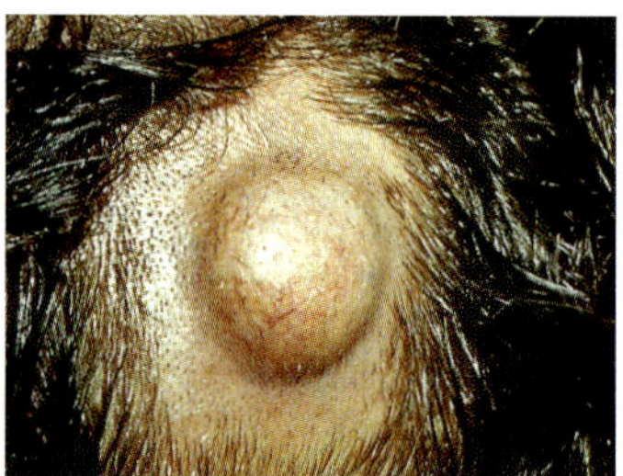

Lokalisation Kopfhaut

Erscheinungsbild Wenige Millimeter bis einige Zentimeter durchmessender hautfarbener Tumor, weiche bis pralle Konsistenz, enthält weißgelbliches, schmieriges, übel riechendes Talgdrüsensekret und Hornzellmassen. Gelegentlich ist ein zentraler Porus (Drüsenöffnung) erkennbar. Schmerzlos.

Ähnliche Krankheitsbilder

- Andere Zysten: Talgdrüsen-, Schweißdrüsenzysten, durch embryonale Fehlentwicklung entstandene Zysten (z. B. Dermoidzyste).
- Bösartiger Hauttumor.
- Lymphknotenvergrößerung.
- Metastase.
- Lipom: solider, weicher, gutartiger Fettgewebstumor.
- Fibrom: solider, mäßig weicher Bindegewebstumor.

Kommentar Harmlose Auftreibung eines verstopften Talgdrüsenhaarfollikels, die bei fortdauernder Talgproduktion außerordentlich groß werden kann. Gelegentlich kommt es zur Infektion, massiver Eiterbildung und Durchbruch nach außen. Es wachsen keine Haare mehr auf der Haut über dem Atherom infolge des Drucks auf die Haarwurzeln (Druckatrophie).

Therapie

- Operative Entfernung unter Mitnahme der Zystenwand, da es sonst zum Rezidiv kommen kann.

Praxistipp Manche Menschen neigen zur Entwicklung zahlreicher Atherome. Bei der Operation muss die sackartige Zystenwand mit herausgenommen werden, da sie sonst wieder neu Sekret bilden kann – es reicht nicht, das Atherom zu eröffnen und den Inhalt abzulassen.

1.12 Alopecia areata

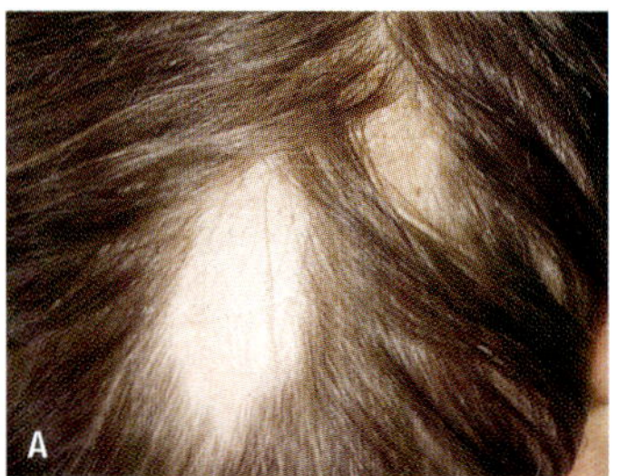
A

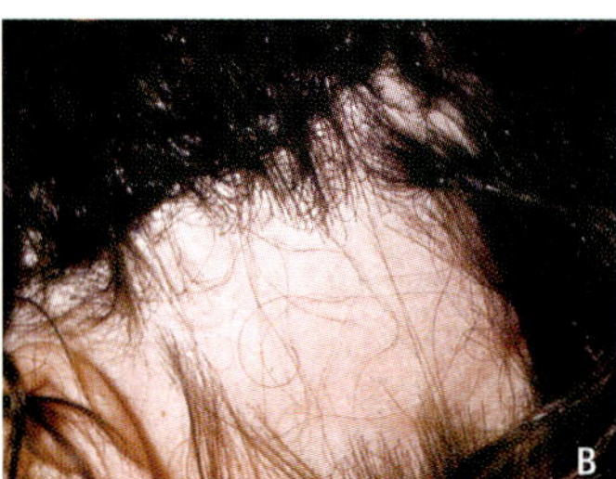
B

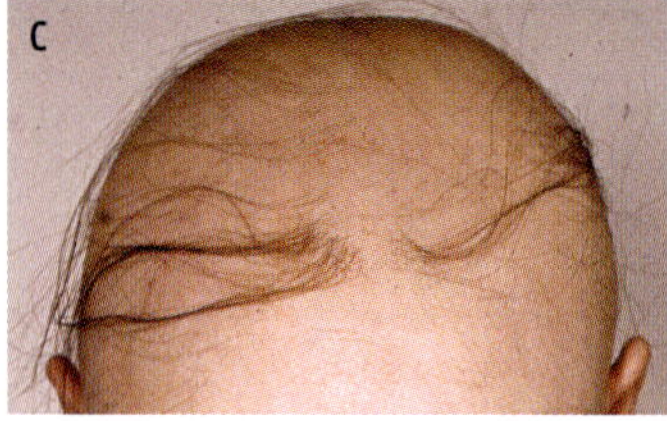
C

Lokalisation Behaarte Kopfhaut

Erscheinungsbild Die Alopecia areata ist ein nichtvernarbender, kreisrunder Haarausfall mit dementsprechend erhaltenen Haarfollikelöffnungen. Es finden sich ein oder mehrere runde, ovale oder polyzyklische, scharf begrenzte, haarlose Areale im Bereich des Capillitiums **A**, aber auch der Augenbrauen, Wimpern, Bart- und Schambehaarung. Bei **B** handelt es sich um den sog. Ophiasistyp, der halbmondförmig hinter den Ohren bis okzipital am Übergang zum Nacken lokalisiert ist. Im akuten Anfangsstadium ist die betroffene Kopfhaut häufig entzündlich geschwollen (teigige Konsistenz), der Zupftest aus dem Randbereich des Herds positiv. Einzelne Haare können im kahlen Areal vorkommen, sie sind häufig abgebrochen und nur am distalen Ende pigmentiert (Ausrufezeichenhaare) oder nur als dunkler Punkt, einem Mitesser ähnlich, im Haarfollikel sichtbar (Kadaverhaare) oder auch völlig depigmentiert (weiß). Betrifft der Haarausfall das gesamte Capillitium **C** spricht man von der Alopecia areata totalis, betrifft er den gesamten Körper, einschließlich Wimpern, Augenbrauen, Schamhaare, handelt es sich um eine Alopecia areata universalis. Nagelveränderungen (Tüpfel, Dystrophien, Leukonychie) sind in 20 % assoziiert.

Ähnliche Krankheitsbilder

- Nicht vernarbend: Trichotillomanie (zwanghaftes Ausreißen von Haaren (▶ Kap. 1.13), Syphilis Stadium II (▶ Kap. 15.2).
- Vernarbend: Tinea capitis (Mykose der Haare, ▶ Kap. 1.14).

Kommentar Autoimmunologische Erkrankung mit lymphozytärer Entzündung im Bereich der Haarfollikel. Eine Assoziation mit anderen Autoimmunerkrankungen, z. B. der Schilddrüse, ist bekannt und sollte untersucht werden. Je nach Grad der Ausprägung und Krankheitsdauer ist die Prognose unterschiedlich. Die Areale können spontan abheilen (30–80 % in den ersten 6–12 Monaten). Eine schlechte Prognose bezüglich einer Abheilung haben Patienten mit Hinterkopfbefall (Ophiasistyp), Alopecia areata totalis (ganzer Kopf), Alopecia areata universalis (ganzer Körper), frühem Beginn (Kinder), Bestandsdauer über ein halbes Jahr, atopischer Diathese, Patienten mit assoziierter Systemerkrankung oder positiver Familienanamnese. Diagnosesicherung durch Trichogramm und Probeexzision.

Therapie

Stufentherapie:

- Topische oder lokal injizierte Corticoide.
- Reiztherapie mit Irritanzien (Dithranol) oder einem obligaten Kontaktallergen: Diphenylcyclopropenon zur Auslösung einer Kontaktallergie im befallenen Areal.
- Lokal PUVA: UVA-Licht-Bestrahlung nach Auftragen eines lichtsensibilsierenden Stoffs (Psoralen).
- Systemische Corticoide.
- Systemisch PUVA; UVA-Licht-Bestrahlung nach Einnehmens eines lichtsensibilsierenden Stoffs (Psoralen).

- Ergänzend: Zink 100–200 mg/Tag über maximal 3 Monate, nicht dauerhaft, sonst Gefahr des systemischen Kupfermangels. Empirisch: Vitamin D_3, Omega-3-Fettsäuren, Probiotika.

1.13 Trichotillomanie

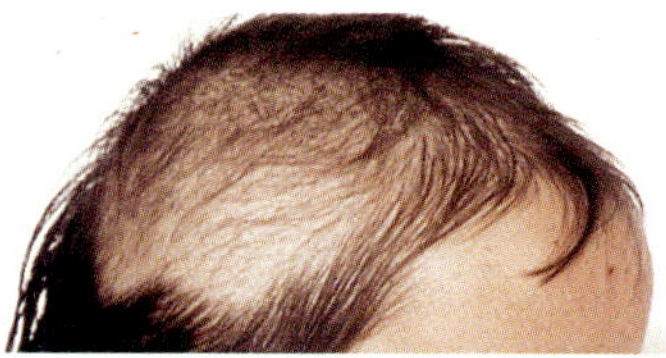

Lokalisation Behaare Kopfhaut
Erscheinungsbild Im Scheitelbereich befindet sich ein großes Areal mit nur noch wenigen Haaren. Die wenigen Haare im betroffenen Areal haben unterschiedliche Längen. Sie sind teilweise frisch nachwachsend, teilweise abgebrochen. Bei genauem Hinsehen wird man im Bereich einzelner Haarfollikel kleine Hämorrhagien finden, die auf ein gewaltsames Ausziehen der Haare hinweisen. Es wachsen gesunde Haare nach, die, solange sie noch kurz sind, nicht ausgezogen werden können. Der Zupftest ist negativ.

Ähnliche Krankheitsbilder

- Alopecia areata (▸ Kap. 1.12).
- Androgenetische Alopezie vom weiblichen Typ: Durch männliche Hormone bedingter Haarausfall, der sich bei Frauen (selten auch bei Männern) statt mit Geheimratsecken und Tonsur mit einer Ausdünnung der Scheitelplatte äußert. Bei längerem Bestand gehen die Haarfollikel durch Atrophie unter bzw. bilden nur noch Vellushaare aus (kürzer, dünn und marklos im Vergleich zum kräftigen Terminalhaar des normalen Kopfhaarkleides). Der frontale Haaransatz bleibt stehen. Im Trichogramm findet sich eine erhöhte Zahl an Telogenhaaren, Haare in der Ausfallphase. Das Trichogramm ist eine mikroskopische Haarwurzelanalyse. Zuvor dürfen die Haare 5 Tage lang nicht

gewaschen werden, damit nicht schon alle Haare im Ausfallstadium ausfallen. Es werden mehrere Haarbüschel ruckartig ausgezupft. Im Mikroskop kann beurteilt werden, ob die Haare im Wachstums-, Ruhe- oder Ausfallstadium sind und ob die Wurzeln Wachstumsstörungen aufweisen. Das Telogenstadium dauert 3–4 Monate, dann fallen die Haare von selbst aus – 100 Haare pro Tag sind normal.

Kommentar Die Patienten sind oft neurotische Kinder und Frauen mit psychischen Auffälligkeiten. Sie haben in der Regel eine lange Arztanamnese hinter sich. Die langen, gut mit den Händen erreichbaren Haare werden zwanghaft herausgezogen (bewusst oder unbewusst). Meist sind die Veränderungen temporoparietal lokalisiert. Das Haar ist an sich völlig gesund. In einem Trichogramm würde man keine Telogenhaare finden, da diese sich leicht herausziehen lassen (Haare kurz vor dem Ausfallen, sind nur noch locker im Follikel verankert), sondern es sind vorwiegend gesunde Anagenhaare (Haare in der Wachstumsphase mit kräftiger Verankerung in der Wurzelscheide).

Therapie

- Aufklärung und Psychotherapie.
- Bei Kindern kann der Versuch unternommen werden, durch radikales Kurzschneiden der Haare die Angewohnheit abzutrainieren, den Tic zu durchbrechen.

Praxistipp Es gibt auf Haarkrankheiten spezialisierte Hautärzte und Zentren. Die Diagnostik ist relativ aufwändig und auch die Interpretation des Trichogramms erfordert Erfahrung.

1.14 Tinea capitis profunda

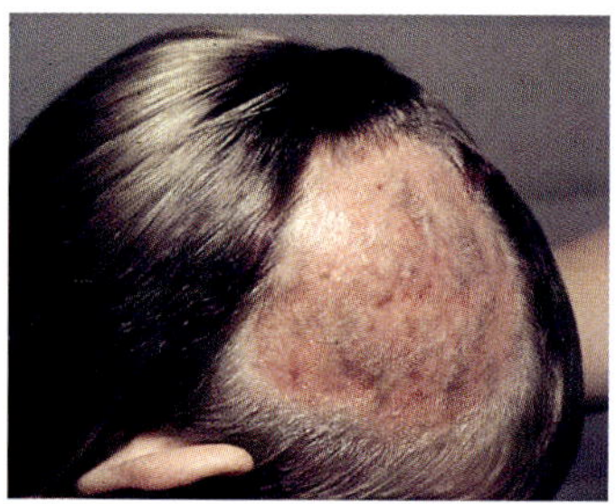

Lokalisation Kopfhaut
Erscheinungsbild Auf der ehemals behaarten Kopfhaut findet sich ein rundes, haarloses Areal mit tiefreichenden, entzündlichen Knoten im Bereich der Haarfollikel. Es handelt sich um eine schwere, einschmelzende, abszedierende Entzündung, bei der sich auf Druck aus zahlreichen Poren Eiter entleert. Einzelne noch vorhandene Haare lassen sich leicht herausziehen.

Ähnliche Krankheitsbilder

- Folliculitis decalvans: chronische Staphylokokkeninfektion der Haarfollikel, sie führt zur Vernarbung.
- Furunkel, Karbunkel (▸ Kap. 15.3).
- Lichen ruber follicularis: chronisch entzündliche Erkrankung unklarer Genese mit Juckreiz. Neben der Kopfhaut können die Haut, die Schleimhäute und die Nägel befallen sein (▸ Kap. 6.5, ▸ Kap. 12.5).
- Basaliom.
- Chronisch diskoider Lupus erythematodes.
- Nicht vernarbende Alopezie: Alopecia areata.
- Trichotillomanie (▸ Kap. 1.13).

Kommentar Die Diagnose wird mittels Nativ-Mikroskopie und Kultur der herausgezupften Haare gestellt. Die Erreger sind meist Fadenpilze der Spezies *Trichophyton*, seltener Mikrosporum. Durch die schwere Entzündung vernarben die Haarfollikel und es kommt zum dauerhaften Haarverlust im befallenen Areal.

Therapie

- Es werden systemische Antimykotika wie Fluconazol, Itraconazol, Terbinafin oder Griseofulvin über 8–12 Wochen, auch über Erscheinungsfreiheit hinaus verabreicht.
- Ergänzend kann eine antimykotische Lokaltherapie und bei bakterieller Superinfektion ein Antibiotikum (systemisch) hinzugefügt werden.

1.15 Poliose (Vitiligo capillitii)

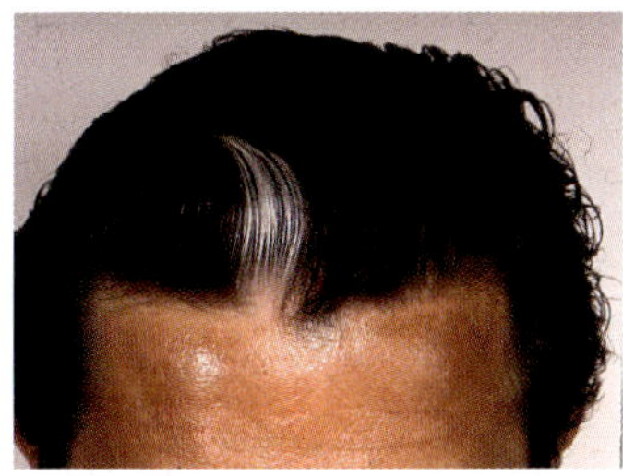

Lokalisation Behaare Kopfhaut
Erscheinungsbild Weiße (depigmentierte) Haarsträhne.

Ähnliche Krankheitsbilder

- Unverwechselbar.

Kommentar Es handelt sich um eine herdförmige Depigmentierung eines oder mehrerer Haarbüschel, die sich im behaarten Bereich mit weißen Haaren zeigt. Harmlos.

Therapie

- Nicht möglich. Haare färben.

2 Augen

2.1 Gerstenkorn (Hordeolum)

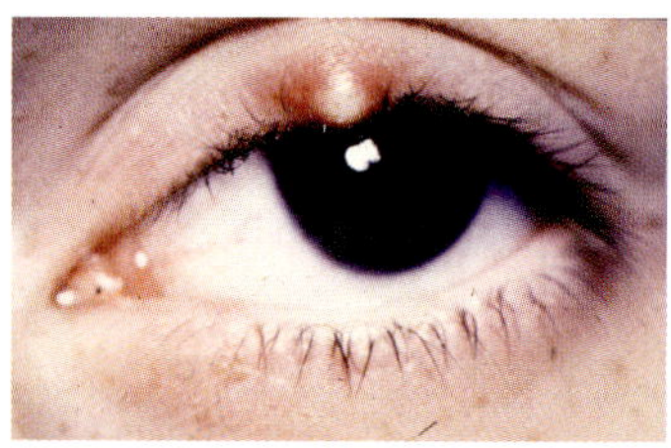

Lokalisation Oberlid
Symptome Rötung und Pustel um eine Zilie (Wimper) am Lidrand. Fremdkörpergefühl, Lidschwellung, Schmerzen möglich.

Ähnliche Krankheitsbilder

- Chalazion (Hagelkorn): schmerzloser chronischer Knoten innerhalb eines Lides durch Verstopfung des Ausführungsgangs einer Meibom-Drüse.
- Talgdrüsentumor.

Kommentar Abszedierung eines Talgdrüsen-Wimpernhaarfollikels durch Schmierinfektion (Augenreiben), meist durch *Staphylococcus aureus*. Prädisponiert sind Atopiker, Patienten mit Rosazea und seborrhoischem Ekzem.

Therapie

- Spontanheilung abwarten, kühlende Umschläge. Nach Reifung Stichinzision, lokalantibiotische Creme oder Augentropfen.

2.2 Herpes simplex

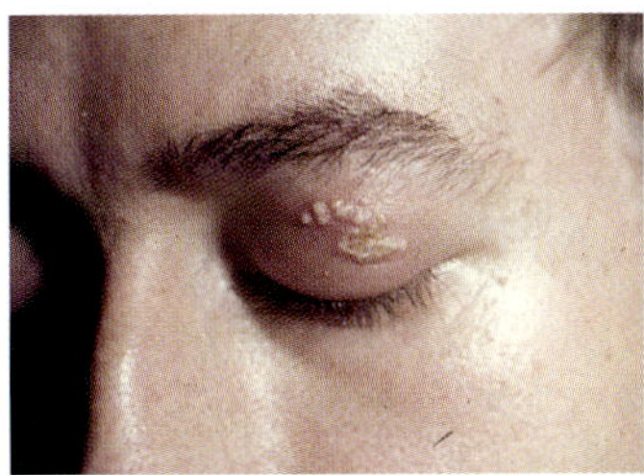

Lokalisation Oberlid
Symptome Rötung und Schwellung des Oberlids mit gruppiert stehenden, teils konfluierenden trüben Bläschen. Schmerzhaft.

Ähnliche Krankheitsbilder

- Pyodermie (Eitererkrankung der Haut, ▸Kap. 7.11).

Kommentar Im Verlauf einer Woche werden die Bläschen verkrusten und eintrocknen. Herpes-simplex-Viren verbleiben nach Erstinfektion zeitlebens im sensiblen Trigeminusganglion (Nervenschaltstelle eines Gesichtsnervs) und wandern bei Reaktivierung durch Auslösefaktoren wie UV-Licht, Fieber, Infekte, Menstruation oder Stress in die Haut ein. Der Patient spürt häufig kurz vor dem klinischen Ausbruch ein Kribbeln im betroffenen Areal.

Therapie

- Im Bläschenstadium helfen abtrocknende, antientzündliche Maßnahmen, z. B. mit Lotio zinci. Bei milden Verläufen ist keine weitere Therapie nötig, erst bei häufigen Rezidiven (> 10/Jahr) ist eine Prophylaxe mit z. B. Valaciclovir empfehlenswert. Auch lokales Zinksulfatgel mit oder ohne Heparinzusatz wirkt virustatisch und viruzid, es treten keine Resistenzen auf. Aciclovir- und Penciclovircreme helfen nur vor Ausbruch der Bläschen im Vorläufer-Kribbelsatdium. Es sind Resistenzen beschrieben.

- Low-Level-Lasertherapie und andere Hitzeverfahren sollen die Abheilung beschleunigen, auch Betupfen mit Teebaumöl ist antiviral wirksam. Allerdings hat Teebaumöl ab einer Konzentration von über 1 % ein hohes Sensibilisierungspotenzial.
- Hydrokolloid-Pflaster wirken nach dem Prinzip der feuchten Wundbehandlung und beschleunigen die Abheilung, die betroffene Stelle reißt weniger schnell ein.

Praxistipp Prophylaxe des Herpes simplex recidivans mit Zinksulfatgel auch im Intervall. Zudem kann man bei häufigen Rezidiven innerlich mit Virustatika, wie Aciclovir behandeln.

2.3 Basaliom

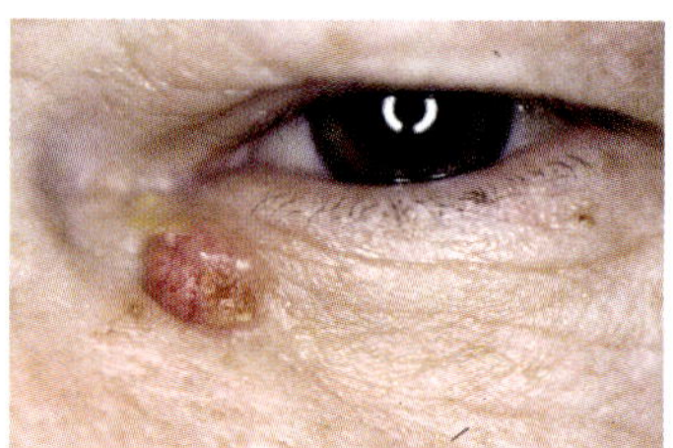

Lokalisation Augeninnenwinkel
Symptome Hautfarbenes, leicht rötliches, schmerzloses Knötchen, das glasig-durchscheinend wirkt und von Teleangiektasien durchzogen ist.

Ähnliche Krankheitsbilder

- Plattenepithelkarzinom (▸ Kap. 7.46).
- Dermaler Naevus (Pigmentmal).
- Follikulitis (Haarbalgentzündung).
- Atherom (Grützbeutel).
- Amelanotisches malignes Melanom (schwarzer Hautkrebs ohne Pigmentbildung).

Kommentar Es handelt sich um einen langsam und lokal destruierend wachsenden Tumor, der keine Metastasen bildet. Er tritt bei chronischer UV-Exposition, daher meist in höherem Lebensalter auf und typischerweise auf den exponierten sog. Sonnenterrassen: Schläfen, Nase, Stirn usw.

Therapie

- Exzision im Gesunden (▶ Kap. 1.5).

2.4 Atherom (Grützbeutel)

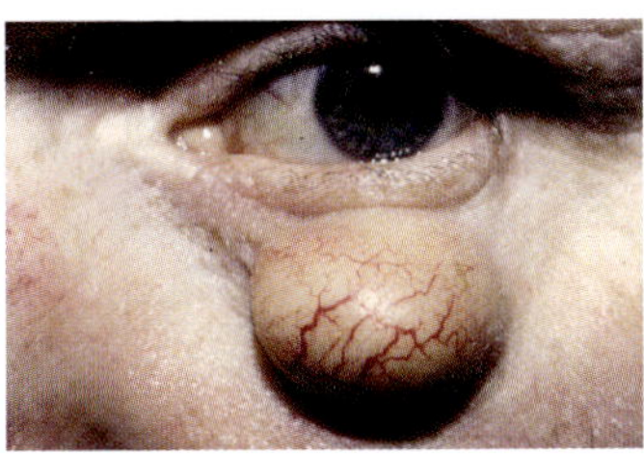

Lokalisation Unterlid
Symptome Schmerzloser, zystischer Tumor von prall-elastischer Konsistenz, hautfarben, mit Teleangiektasien (sichtbaren winzigen erweiterten Blutgefäßen) überzogen.

Ähnliche Krankheitsbilder

- Basaliom (▶ Kap. 2.3).

Kommentar Gutartige, epitheliale Retentionszyste einer Talgdrüse, gefüllt mit Talg und Hornmassen.

Therapie

- Chirurgische Entfernung.

2.5 Xanthelasma palpebrarum

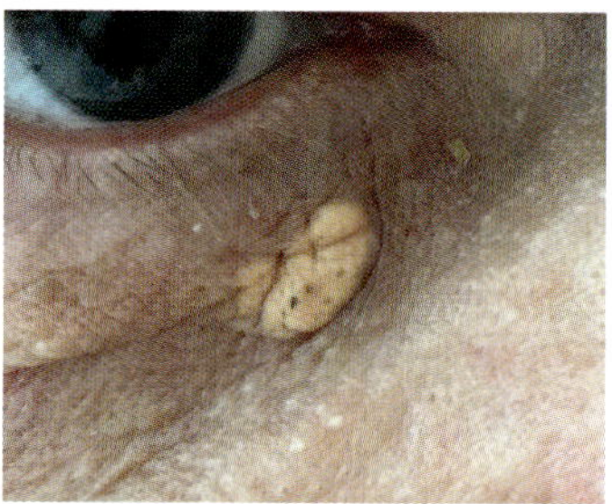

Lokalisation Augenlider

Ähnliche Krankheitsbilder

- Syringome: gutartige rundlich-kuglige Schweißdrüsentumore von hautfarben-gelblicher bis rötlicher Eigenfarbe. Oft an den Lidern, besonders an den Unterlidern. Therapie wie bei Xanthelasma.
- Milien: Hornkugeleinschlüsse innerhalb der Epidermis, die sich durch oberflächliches Anritzen leicht herausschieben lassen.

Kommentar Es handelt sich um eine meist nur lokale Fettstoffwechselstörung, die als plaqueartige, kugelige oder fleckförmige Ablagerung im Lidbereich sichtbar ist.

Oft ist der Fettstoffwechsel des Gesamtorganismus nicht auffällig, dennoch sollte eine Blutuntersuchung auf eine Fettstoffwechselstörung im Blut erfolgen: LDL, HDL, Cholesterin und Triglyceride kontrollieren. Auftreten meist zwischen 40 und 60 Jahren, Männer sind häufiger betroffen.

Therapie

- Operative Exzision, oft in Verbindung mit Blepahroplastik (Lidstraffung).

- Laserbehandlung mit chirurgischen Lasern: CO_2- bzw. Erbium-Laser oder Koagulation mittels KTP-Laser.

Praxistipp Cremetherapie hilft nicht. In Studien wurden eine gehäufte Assoziation mit Dyslipidämien (60 %), Hypertonie (40 %) und Diabetes mellitus (18 %) gefunden. Daher ist eine internistische Kontrolluntersuchung zu empfehlen.

3 Nase

3.1 Rhinophym (Knollennase)

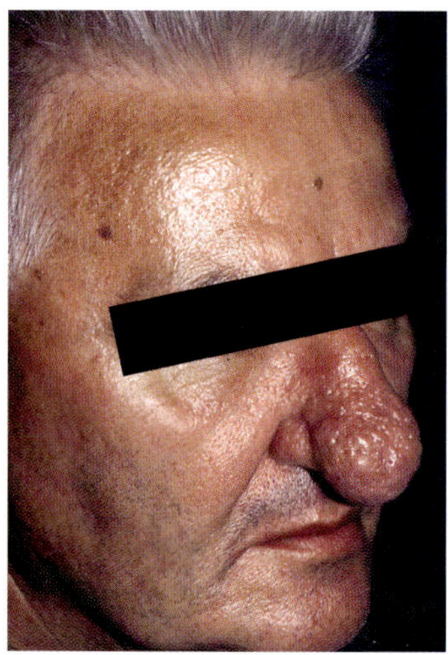

Lokalisation Nase

Erscheinungsbild Knollig deformierte, gerötete Nase, fettig glänzende Haut mit stark vergrößerten Talgdrüsenostien (Poren) und Teleangiektasien (kleine Blutgefäße sind erweitert). Auf Druck entleeren sich Talgfäden aus den Poren. Auf dem Bild erkennt man neben der ausgeprägten Seborrhö (Fettglanz) vereinzelt entzündliche Papeln am Kinn.

Ähnliche Krankheitsbilder

- Perniones (▸Kap. 3.3): durch länger andauernde Kälteeinwirkung, auch über 0 °C, mit livider Verfärbung der Akren (äußerste Spitze), z. B. der Nase, Finger.
- Lupus pernio: granulomatöse Entzündung (Akkumulation spezieller Immunzellen) mit rötlich-livider Schwellung im Rahmen der Sarkoidose der Haut.

Kommentar Das Rhinophym tritt meist im Rahmen der Rosazea (Kupferfinne) auf, welche auch durch Teleangiektasien, entzündliche Papeln und Pusteln besonders auf den konvexen Arealen (wie Wangen, Kinn, Nase) des Gesichts gekennzeichnet ist. Histologisch stellt das Rhinophym eine Bindegewebs- und Talgdrüsenhypertrophie mit Gefäßerweiterungen dar und geht mit Seborrhö (gesteigerten Talgfluss) einher. Ursächlich wird eine immunologische Reaktion auf Haarbalgmilben (Demodex) in Zusammenhang mit einer gestörten Gefäßmotilität angenommen. Häufig neigen die Patienten zu Augenentzündungen, vor allem Konjunktivitis (Entzündung des Bindehautsackes) und Blepharitis (Entzündung des Lidrandes). Verschlechterung durch Wärme, Sonne, Alkohol, scharfe Gewürze, Kaffee, Stress. Die Erkrankung wird jedoch nicht durch Alkohol ausgelöst, der Begriff „Säufernase" ist demnach irreführend.

Therapie

Rhinophym:

- Operativ abtragen oder schleifen.

Rosazea:

- Lokal: Ivermectin, Metronidazol, Tetracyclin oder Ichthyol in fettarmer Grundlage.
- Systemisch: Tetracycline, Isotretinoin gegen die Rosazea; allgemeine Maßnahmen: am besten physikalischer Lichtschutz; Vermeiden gefäßirritierender Noxen (s. o.).

Praxistipp Rosazeapatienten sind sehr hautempfindlich. Kosmetikartikel speziell für Rosazeahaut sollten angewendet werden. Vermieden werden sollten Duftstoffe, Konservierungsstoffe und Emulgatoren. Günstig sind nanodisperse Emulsionen und Cremes mit hautverwandten Lipiden (Dermamembranstruktur-Cremes).

3.2 Basaliom

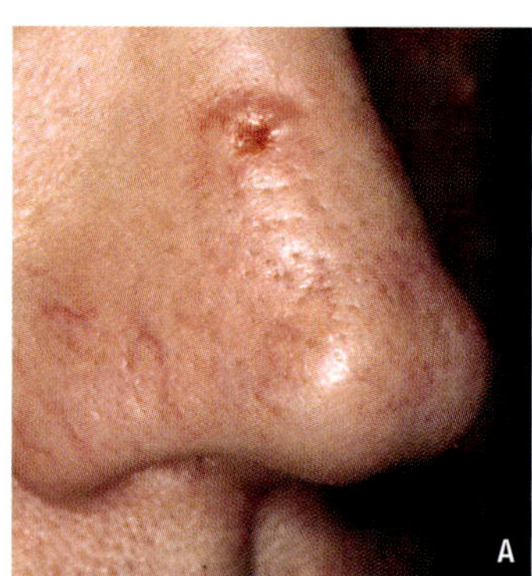

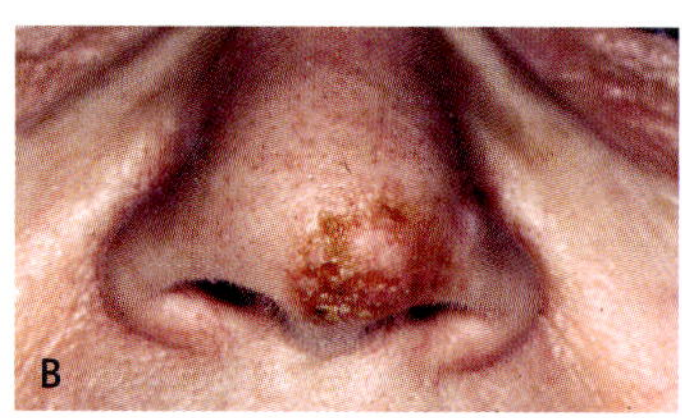

Lokalisation Nase
Symptome **A** Schmerzloser, geröteter Knoten mit zentralem Ulkus und Teleangiektasien (Gefäßerweiterungen). Der Tumorrandwall ist erhaben und wird als „perlschnurartig" bezeichnet; **B** flache Plaque, zentral glatt mit flacher Papel, peripher erosiv mit teils blutiger Schuppenkruste.

Ähnliche Krankheitsbilder

Zu A:

- Follikulitis: Talgdrüsenhaarfollikel-Entzündung durch Bakterien.
- Fibrom.
- Nasenpapel (gutartige Wucherung der Nasenhaut).
- Talgdrüsenzyste; hypertrophe Talgdrüsen.
- Atherom.
- Verletzung.
- Hautfarbener Naevus.
- Spinaliom.

Zu B:
- Aktinische Keratose.
- Verletzung an der Nasenspitze.
- Abheilender Herpes simplex.

Kommentar Semimaligner Tumor, der zwar nicht metastasiert, jedoch über Jahre lokal destruierend wächst. Er entsteht typischerweise in höherem Alter in Hautarealen mit chronischer Sonnenexposition. Die Nase ist eine sog. Sonnenterrasse.

Therapie

- Exzision (▸ Kap. 1.5).
- Lokal: Röntgenbestrahlung; bei flacheren Tumoren: Chemotherapie mit 5-Fluorouracil oder Immunmodulator Imiquimod sowie photodynamische Therapie durch Auftragen von 5-Aminolävulinsäure (5-ALA) auf befallene Areale und Belichtung mit Strahlen der Wellenlänge 570–670 nm. Es kommt nur im Bereich der Tumorzellen zu einer Anhäufung von 5-ALA, die in Protoporphyrin IX umgewandelt wird und die Zellen lichtempfindlich macht. Durch die Belichtung kommt es zu einer Entzündungsreaktion und zum Absterben allein der dysplastischen (schon veränderten) und der Tumorzellen, nicht aber der gesunden Hautzellen. Bei flachen Tumoren ist das Verfahren effektiv und narbenfrei.
  Ingenolmebutat-Creme (ein Inhaltsstoff der Gartenwolfsmilch) zur Kurzzeittherapie, wirkt immunmodulatorisch und zytotoxisch.
- Innerliche Therapie bei fortgeschrittenen Basaliomen: Vismodegib (1 × tägl. 150 mg) hemmt die überaktive Signalgebung im Hedgehog-Signalweg.

3.3 Perniones (Frostbeulen) und Rosazea

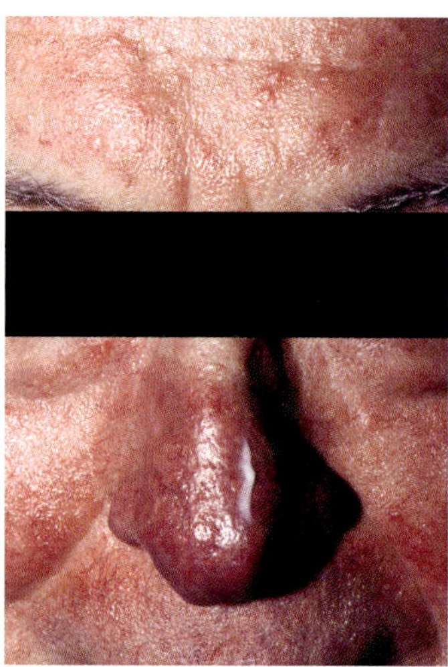

Lokalisation Nase

Erscheinungsbild Livides Erythem (roter Fleck) der Nase und Wangen. Subjektiv: brennende Missempfindung bis Schmerzen beim Betreten warmer Räume, mit teigigem Anschwellen der Haut. Gleichzeitig bestehen entzündliche Papeln an der Wange, die seborrhoisch glänzen (erhöhter Talgfluss) und Teleangiektasien perinasal. Es besteht gleichzeitig eine Rosazea (▸ Kap. 7.26, ▸ Kap. 7.27).

Ähnliche Krankheitsbilder

- Rosazea.
- Sarkoidose (Lupus pernio).
- Systemischer Lupus erythematodes (▸ Kap. 7.49).

Kommentar Es handelt sich um einen chronischen Kälteschaden (z. B. durch Arbeit im Kühlhaus, Obdachlose) der im Bereich der kälteexponierten Areale wie Gesicht, Akren (z. B. Nasenspitze, Finger, Zehen),

Unterschenkel und Knie, auftritt. Durch abnorme Gefäßreagibilität auf Temperaturreize kommt es zur Mastzelldegranulation und Permeabilitätssteigerung mit Ödembildung. Man findet zudem den Neurotransmitter Substanz P im Gewebe, der Brennsensationen und Juckreiz hervorruft.

- Schutz vor Kälte.
- Verbesserung der Hautdurchblutung: wechselwarmes Duschen.
- Ichthyolsalbe.
- Ätherische Öle.
- Capsaicin-Creme; 0,05–0,10 % (NRF 11.125.).
- Systemisch: Pentoxifyllin, Nifedipin.
- Sonnenschutz (LSF 50 mit UVA-Schutz).

3.4 Rosazea Nase

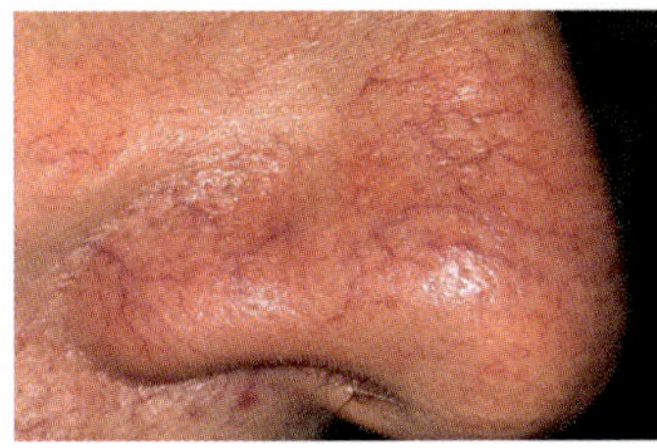

Lokalisation Nase

Erscheinungsbild Stark erweiterte Äderchen an der Nasenhaut und an anderen Rundungen der Gesichtshaut. Oft auch Papulopusteln und bei Männern gehäuft Entwicklung eines Rhinophyms (Knollennase) durch gestörte Mikrozirkulation, Lymphstau und Talgdrüsenhypertrophie.

Ähnliche Krankheitsbilder

- Teleangiektasien durch Sonnenschaden und Verlust der Elastizität der Hautgefäße, sodass sie weit stehen und sichtbar werden.

Kommentar Rosazea befällt Erwachsene mit eher keltischem Hauttyp. Sie sind sehr sonnenempfindlich, reagieren auf Stress und ungeeignete Kosmetik mit Entzündungen der Haut.

Therapie

- Äderchen kann man gut per Laser entfernen: KTP-, langgepulster Neodym-Yag- und Farbstofflaser sowie IPL (Blitzlichtlampe) u. a.
- Stundenweise Vasokonstriktion mit Brimonidin-Gel.

4 Ohren

4.1 Borreliose Stadium II, Lymphadenosis cutis benigna Bäfverstedt

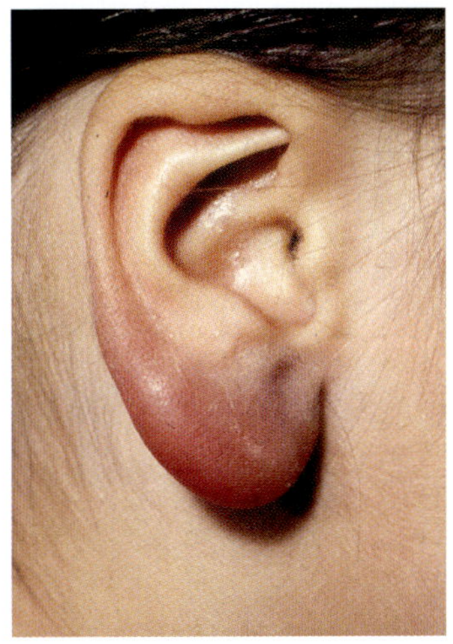

Lokalisation Ohr
Erscheinungsbild Am Ohrläppchen befindet sich eine unscharf begrenzte, lividrote, schmerzlose Schwellung.

Ähnliche Krankheitsbilder

- B-Zell-Lymphom.
- Insektenstich.
- Erysipel (Wundrose, ▸ Kap. 7.35).

Kommentar Durch einen Zeckenstich können Borrelien (Spirochäten-Bakterien) übertragen werden. Die Infektion führt im Verlauf von Tagen bis Wochen zum lokalisierten Erythema chronicum migrans (▸ Kap. 7.40), das nicht immer bemerkt wird. Im Verlauf der kommenden

Monate gelangen die Bakterien durch Dissemination z. B. ins Ohrläppchen, in den Nacken oder in die Brust-/Mamillenregion. Es empfiehlt sich eine Borrelienserologie frühestens 4 Wochen nach dem Zeckenstich zum Nachweis von IgG- und IgM-Antikörpern, Westernblot, Antigennachweis mit PCR und eine Ausschlussdiagnostik bezüglich Arthritis, Herz- oder Nervenbeteiligung.

Therapie

- Bei Erwachsenen: Doxycyclin 2 × 100 mg über 3 Wochen.
- Bei Kindern: Erythromycin oder Amoxicillin.

Praxistipp Vorsicht! Klinisch und sogar feingeweblich besteht Ähnlichkeit mit einem B-Zell-Lymphom der Haut. Molekularbiologische Untersuchung sichert die Diagnose.

4.2 Psoriasis (Schuppenflechte)

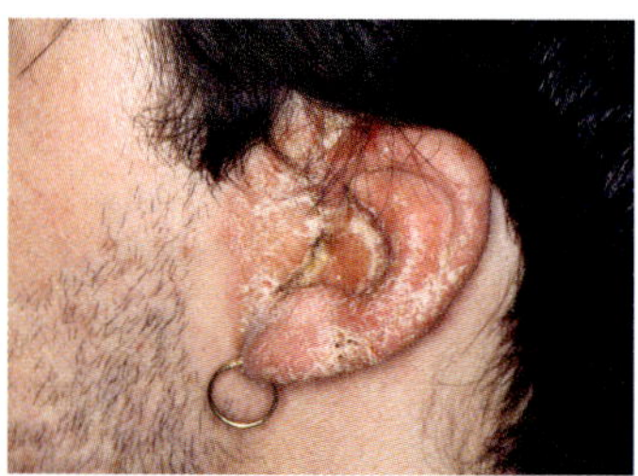

Lokalisation Ohr

Erscheinungsbild Rötung, fest haftende Schuppung, auch retroaurikulär (hinter dem Ohr), Gehörgänge ebenfalls befallen, kein bis geringer Juckreiz.

Ähnliche Krankheitsbilder

- Seborrhoisches Ekzem.
- Kontaktekzem (z. B. durch Ohrring).
- Atopisches Ekzem (▸ Kap. 4.7).

Kommentar Weitere Prädilektionsstellen: Streckseiten der Extremitäten (Knie, Ellenbogen), Steißregion, Kopfhaut, seltener Befall der Körperfalten. Nagelveränderungen. Leiteffloreszenz: erythematosquamöse (mit Rötung und Schuppung einhergehende) Plaques.

Therapie

- Lokal
  Dithranol in aufsteigender Dosierung, bei Bedarf in Kombination mit Steinkohlenteer (nur kurzfristig, da womöglich kanzerogen und phototoxisch). Schieferöl (Ichthyol), bei Hautreizungen durch Dithranol eignet sich Lotio zinci oxidati oder eine Behandlungspause. Vitamin-D_3-Analoga anfangs in Kombination mit Betamethason, das antientzündlich und antiproliferativ wirkt. Nach einem Monat Kombinationstherapie sollte auf das reine Vitamin-A-Analogon gewechselt werden: Calcipotriol, Calcitriol, Tacalcitol. Auch das topische Retinoid Tazarotene ist im Einsatz.
  UV-Therapie mit Substanzen, die die Haut für UV-Licht empfindlicher machen: PUVA-Therapie: UVA-Strahlen mit Meladinine-Creme oder Lösung (Bad oder Dusche, s. a. systemische Therapie).
  Selektive UVB-Therapie (nur 311 nm Wellenlänge) oder UVB-Therapie (gesamtes UVB-Strahlenspektrum) mit hypertonem (Meer-)Salz-Bad, Steinkohlenteersalben oder -bädern.
  Gesicht und Genitalbereich:
  Hier kann kurzfristig auch eine niedrigpotente Glucocorticoidcreme, wie Methylprednisolonaceponat, verwendet werden. Im Gesicht eignen sich auch Tacrolimus oder Pimecrolimus. Auch Mahonia-aquifolium-Creme ist bei milden Formen oder unterstützend sinnvoll.
  Grundsätzlich ist man mit Glucocorticoiden bei Psoriasis jedoch sehr zurückhaltend, da es nach Absetzen zu einem noch stärkeren Rückfall kommt. Daher sollte man sie vorsichtig ausschleichen (Dosierung reduzieren, bzw. Applikations-Intervalle vergrößern) und gleichzeitig eines der oben genannten Basistherapeutika verabreichen, das dann die erzielte Wirkung aufrechterhalten kann. Bei schwer entzündlicher Psoriasis mit Pusteln oder Erythrodermie (Ganzkörperrötung) sind Glucocorticoide (lokal oder systemisch, s. u.) für die Anfangsphase jedoch oft angezeigt.

Kopfhaut: Die Kopfhaut wird mit Salicylölkappen, niedrig oder hochpotenter Glucocorticoidlösungen, Dithranol und Vitamin-D_3-Analoga behandelt. Teer- und Schieferöl-Shampoos, Salicylsäurelösungen oder Pyrithion-Zink- oder antimykotische Shampoos zur Keimreduktion unterstützen die Behandlung. Auch ein UVA-Kamm kann verwendet werden. Steinkohlenteer ist sehr gut wirksam, aber wegen kanzerogener Inhaltsstoffe umstritten.

- Systemisch:

  In schwereren und hartnäckigen chronischen Fällen wird lokal und systemisch behandelt. Fumarsäureester, Ciclosporin, Methotrexat, Retinoide (Acitretin), Prednisolon, PUVA mit oraler Einnahme von Meladinine.

  Immunmodulatoren („Biologicals“): Etanercept, Adalimumab, Ustekimumab, Infliximab, Secukinumab und bei Psoriasisarthritis dazu noch Leflunomid. Die kurz- und langfristigen Folgen auf das Immunsystem, z. B. Infekt- und Tumorabwehr, sind nicht sehr gut abschätzbar, die Therapiekosten noch sehr hoch.
- Pflege: Fettsalben mit Harnstoff.

4.3 Ekzem

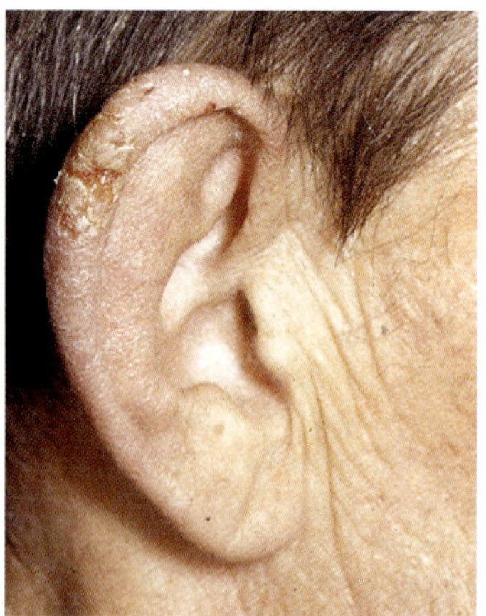

Lokalisation Ohr
Erscheinungsbild Rötung, Nässen, Schuppung, Juckreiz.

Ähnliche Krankheitsbilder

- Aktinische Keratose (durch UV-Strahlen ausgelöste Verhornung, ▸Kap. 1.7).
- Kontaktekzem (▸Kap. 4.8).

Kommentar Es kommen unterschiedliche Ekzemtypen infrage: atopisches, seborrhoisches, irritativ-toxisches, Exsikkations- oder Kontaktekzem. Zur Differenzierung sollten Anamnese und Untersuchung der gesamten Haut herangezogen werden.

Therapie

- Lokal: Glucocorticoide.

4.4 Chondrodermatitis nodularis helicis

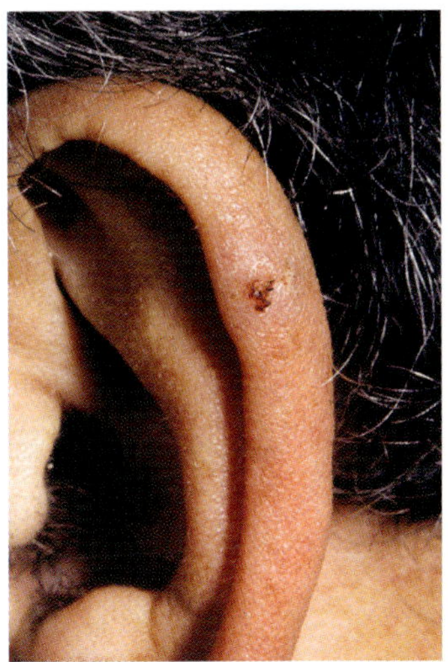

Lokalisation Ohr

Erscheinungsbild Kleines, hautfarbenes Knötchen mit zentraler Kruste auf der Ohrhelix (umgebogenem Rand der Ohrmuschel). Derber Tastbefund. Charakteristisch ist der starke Druckschmerz, der Betroffene kann nicht mehr auf dem Ohr liegen.

Ähnliche Krankheitsbilder

- Plattenepithelkarzinom.
- Aktinische (UV-Strahlen bedingte) Keratose.
- Follikulitis (Haarbalgentzündung).

Kommentar Ätiologie unklar.

Therapie

Keilexzision.

4.5 Zylindrom

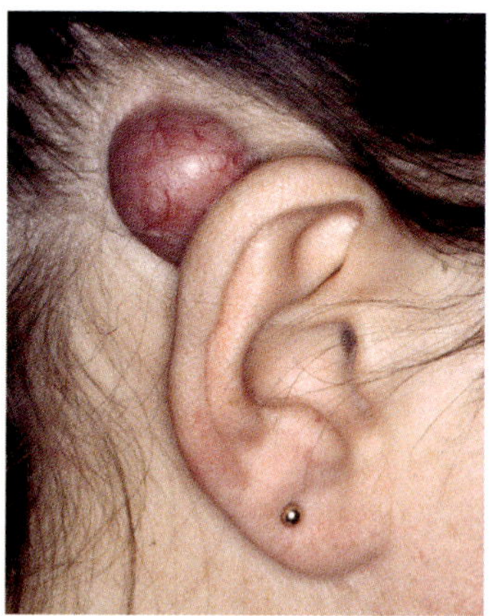

Lokalisation Ohr

Erscheinungsbild Hinter dem Ohr ragt ein runder hautfarbener bis livider, prallelastischer Tumor (größerer Knoten) hervor, der von Teleangiektasien (winzige Gefäßerweiterungen) übersät ist. Er ist schmerzlos und kann solitär oder gehäuft am Capillitium (behaartem Kopf) auftreten.

Ähnliche Krankheitsbilder

- Atherom (▸ Kap. 2.4).
- Basaliom (▸ Kap. 7.45).
- Lipom (Fettgewebsgeschwulst).
- Andere Schweißdrüsentumoren.
- Hautmetastase.

Kommentar Gutartiger Adnextumor (Tumor der Hautanhangsgebilde).

Therapie

- Exzision, da die Tumore sehr groß werden können und zu Rezidiven neigen.

Praxistipp Es gibt Personen, die eine genetische Veranlagung für die Entwicklung von Zylindromen haben.

4.6 Akanthoma fissuratum

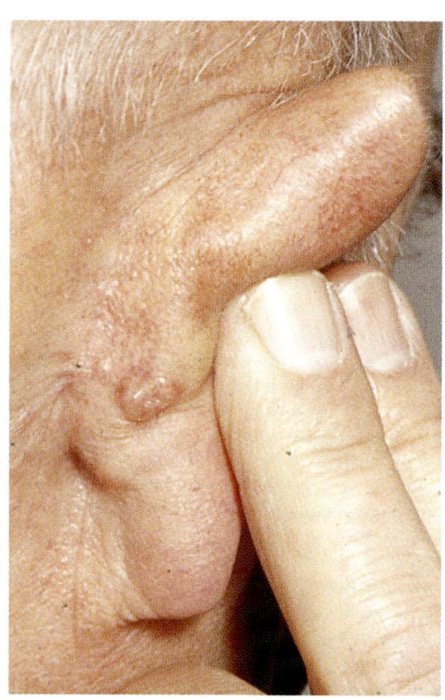

Lokalisation Ohr

Erscheinungsbild Auf der Ohrrückseite ist ein kleines hautfarbenes Knötchen gewachsen, das keine Schmerzen verursacht. Es befindet sich direkt im Auflagebereich der Brillenbügel.

Ähnliche Krankheitsbilder

- Basaliom (▸ Kap. 7.45).
- Atherom (▸ Kap. 2.4).
- Narbenkeloid (▸ Kap. 15.36).
- Verruca vulgaris (gewöhnliche Warze, ▸ Kap. 9.12).

Kommentar Durch den chronisch-mechanischen Druck des Brillenbügels kommt es zu einer gutartigen Epithelwucherung, die auch Rhagaden und Entzündungen hervorrufen kann.

Therapie

- Beseitigung des chronischen Drucks: Es genügt in der Regel ein leichteres Brillengestell mit anders geformten Bügeln.

4.7 Ohrläppchenrhagade

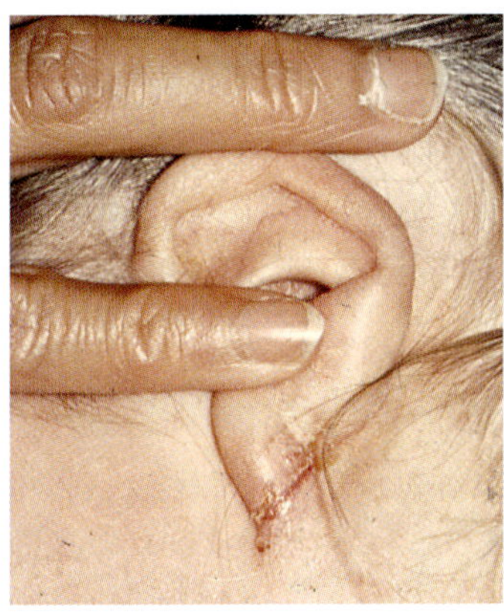

Lokalisation Ohr
Erscheinungsbild Blutig tingierter Hauteinriss am Ohrläppchen.

Ähnliche Krankheitsbilder

- Allergisches Kontaktekzem (▸Kap. 4.8).

Kommentar Es handelt sich um ein typisches Symptom beim atopischen Ekzem. Die Haut in diesem Bereich ist häufig ekzematös verändert, trocken, leicht vulnerabel. Die exponierte Gesichts- und Ohrhaut wird z. B. durch Aeroallergene gereizt, aber auch durch kalte Luft, Sonnenlicht, Haarshampoos. Auch ein Zinkmangel kann Ekzeme hervorrufen.

Therapie

- Lokal: Pflege mit rückfettenden und harnstoffreichen sowie antiseptischen Externa; antientzündlich mit milden Glucocorticoiden, Calcineurin-Inhibitoren.

4.8 Nickel-Kontaktekzem

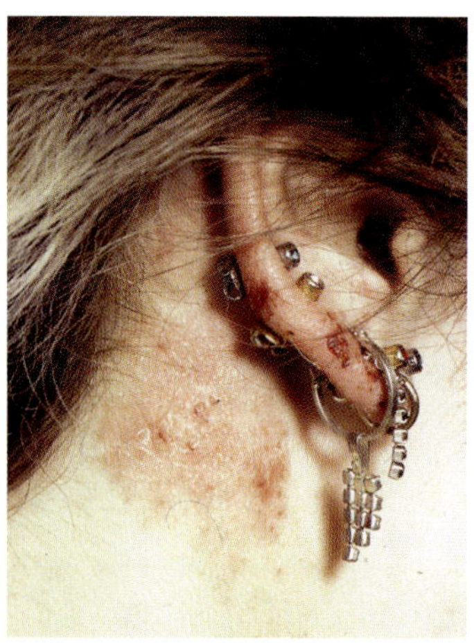

Lokalisation Ohr
Erscheinungsbild Im Kontaktbereich der Haut mit nickelhaltigem Ohrschmuck und über dieses Areal hinaus hat sich ein akutes bis chronisches, erythematöses, schuppendes und nässendes Ekzem entwickelt. Es besteht Juckreiz, am Ohrläppchen ist die Haut blutig gekratzt.

Ähnliche Krankheitsbilder

- Seborrhoisches Ekzem (▸ Kap. 7.15).
- Psoriasis vulgaris (▸ Kap. 1.3).
- Läuseekzem (▸ Kap. 1.2).

Kommentar Nickel ist eine der häufigsten Ursachen für Kontaktallergien, in Modeschmuck, Jeansknöpfen, Töpfen, Schlüsseln, aber auch in einigen Nahrungsmitteln enthalten.

Therapie

- Lokal: im akuten Zustand externe Glucocorticoide.
- Allgemeine Maßnahmen: Allergenmeidung.

5 Lippen

5.1 Cheilitis actinica

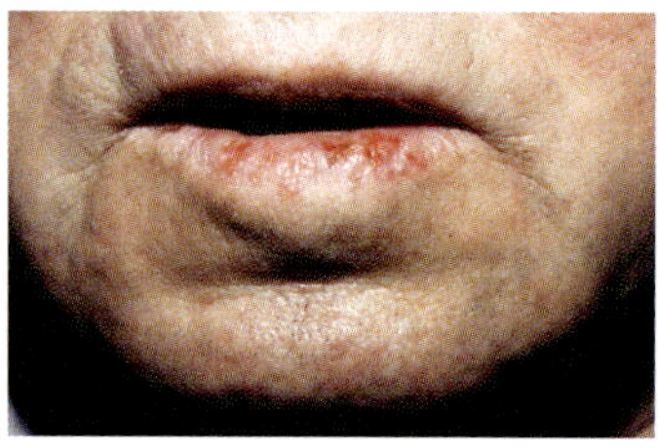

Lokalisation Lippe
Erscheinungsbild Weißliche Verfärbungen und Verdickung des Lippenrots, Erosionen, gelegentlich auch fest haftende Hyperkeratosen, die nicht abheilen. Keine Beschwerden.

Ähnliche Krankheitsbilder

- Artefakte durch Kauen auf den Lippen, Zahnspange, schlecht sitzende Prothese.
- Herpes labialis (Kruste auf sonst gesundem Lippenrot).
- Lichen ruber mucosae (Knötchenflechte der Schleimhaut, ▶ Kap. 6.5).

Kommentar Durch chronische UV-Exposition, Veränderung im Sinne aktinischer (durch UV-Strahlen verursachter) Keratosen (als Vorstufe des Lippenkrebses – Spinaliom), oft auch in Verbindung mit Rauchen. Typisch: fehlende Abheilung, Blutung, sonst keine Beschwerden.

Therapie

- Photodynamische Therapie evtl. davor mit Dermabrasion oder fraktioniertem CO_2-Laser und dann Auftragen des 5-Aminolävulinsäure-Gels mit Belichtung nach 4-stündiger Einwirkzeit mittels Rotlicht und Simultankühlung.
- Exzision des krankhaft veränderten Lippenrots, plastische Rekonstruktion des Lippenrots.

5.2 Plattenepithelkarzinom (Spinaliom), Cheilitis actinica

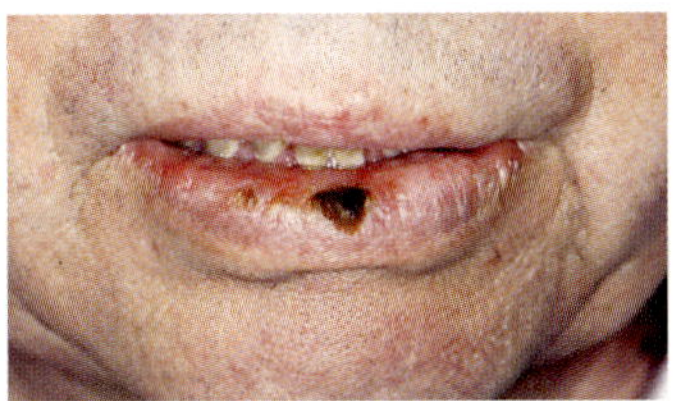

Lokalisation Lippe

Erscheinungsbild Plattenepithelkarzinom: knotige Aufwerfungen, Erosionen; Cheilitis actinica: krustige Auflagerungen, weißliche Verfärbungen des Lippenrots, Hyperkeratosen.

Ähnliche Krankheitsbilder

- Herpes labialis (Kruste auf gesundem Lippenrot) heilt nach ca. 1 Woche wieder ab.

Kommentar Die Veränderungen der Lippe rechts und links des mittigen Spinalioms entsprechen einer aktinischen Keratose. Ausgelöst durch chronische UV-Exposition, oft auch in Verbindung mit Rauchen. Typisch: fehlende Abheilung, Blutung, sonst keine Beschwerden. Das Plattenepithelkarzinom der Lippe kann in bis zu 5 % in die Lymphknoten metastasieren.

Therapie

- ▸ Kap. 5.3.
- Cheilitis actinica: photodynamische Therapie, Ingenolmebutat-Creme, Kryotherapie (–196 °C), 5-Fluorouracil, Imiquimod, operative Vermillonektomie (operative Entfernung des Lippenrots).

5.3 Plattenepithelkarzinom (Spinaliom)

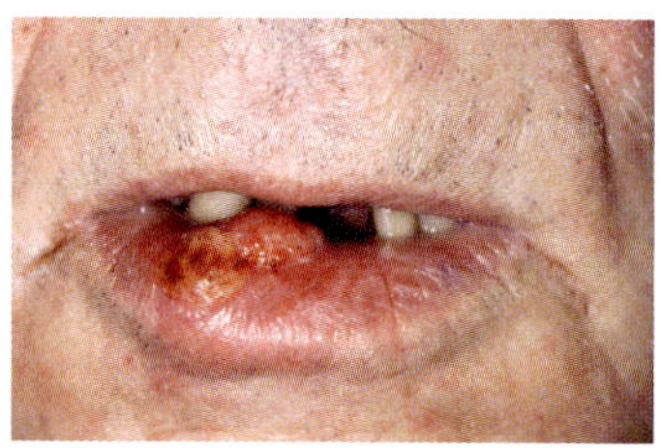

Lokalisation Lippe
Erscheinungsbild Schmerzloser, hautfarbener Tumor mit Erosionen und Blutkrusten.

Ähnliche Krankheitsbilder

- Amelanotisches malignes Melanom: Schwarzer Hautkrebs, der so entartet ist, dass er nicht mehr zur Pigmentbildung fähig ist. Der Tumor ist dann rötlich.

Kommentar Meist Folge chronischer UV-Lichtexposition, daher meist auf der Unterlippe lokalisiert, die als sog. „Sonnenterrasse" intensiv bestrahlt wird. Vorstufe ist eine Cheilitis actinica (Entzündung der Lippe infolge chronischen UV-Strahlenschadens). Begünstigende Faktoren sind Rauchen (besonders Pfeife durch langen Kontakt und damit lange Einwirkzeit der Kanzerogene), Alkohol, scharfe Speisen, chronisch mechanische Irritation (Prothesen). Wächst lokal invasiv und kann über die Lymphwege metastasieren. Schmerzlos.

Therapie

- Exzision und plastische Lippenrekonstruktion. Ab einem gewissen Tumorstadium evtl. Neckdissektion (Ausräumung der Halslymphknoten).

5.4 Angiom

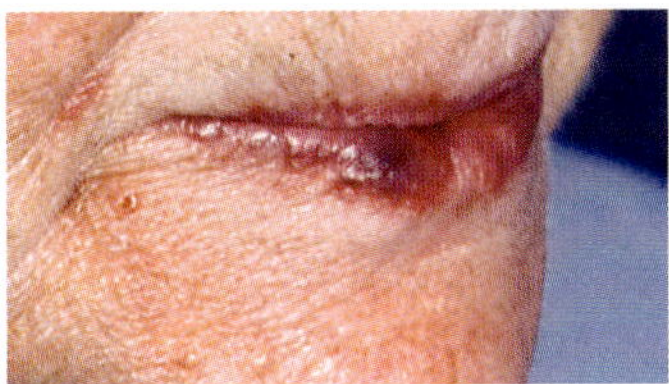

Lokalisation Lippe
Erscheinungsbild Unscharf begrenzter, hautfarbener bis bläulicher Blutgefäßknoten mit lividem Zentrum, teilweise wegdrückbar. Schmerzlos.

Ähnliche Krankheitsbilder

- Melanom (▸ Kap. 15.28).
- Plattenepithelkarzinom (▸ Kap. 5.2).

Kommentar Gutartige Gefäßvermehrung. Wenn die vielfach geknäuelten und verschlungenen Gefäße thrombosiert sind, ist der Farbton nicht immer wegdrückbar.

Therapie

- Bei einem größenkonstanten Zustand im Erwachsenenalter ist keine Therapie notwendig, da kein Krankheitswert besteht.
- Ästhetische Korrekturen mit Gefäßlaser, Farbstofflaser, langgepulster Neodym-Yag-Laser möglich.
- Das Hämangiom des Kleinkinds ist anders zu bewerten (▸ Kap. 10.12). Mögliche Therapien: Exzision, Farbstofflaser, der selektiv Blutgefäße zerstört.

5.5 Quincke-Ödem (syn. Angioödem) mit Mittelrhagade

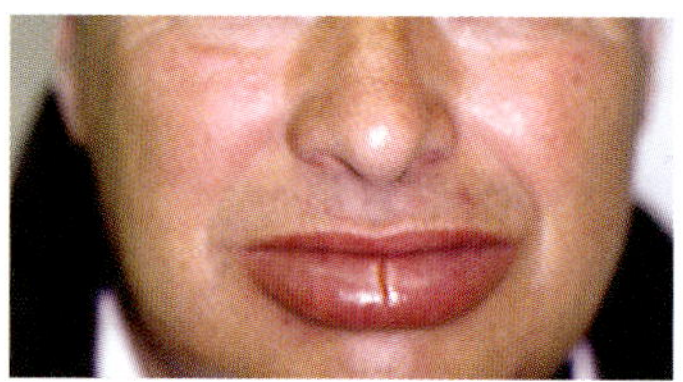

Lokalisation Lippe

Erscheinungsbild Plötzliches Auftreten einer Lippenschwellung, meist Spannungsschmerz, eventuell Juckreiz. Rückbildung innerhalb von Stunden bis 3 Tagen. Kann von Urtikaria (Nesselfieber) begleitet sein und auch an den Augenlidern, Zunge, Rachen und Kehlkopf auftreten. Die Rhagade (Hautriss) ist aufgrund der massiven Gewebespannung entstanden.

Ähnliche Krankheitsbilder

- Angioneurotisches Ödem.
- Erysipel (▸ Kap. 7.35).
- Kontaktdermatitis.
- Cheilitis granulomatosa.

Kommentar Bei Befall von Rachen und Kehlkopf können Schluckbeschwerden und Atemnot auftreten, es handelt sich dann um eine lebensbedrohliche Situation – Notfall! Ursächlich kommen eine Allergie vom Soforttyp oder ein Pseudoallergie infrage, z. B. durch eine Unverträglichkeit von Lebensmitteln oder Medikamenten. Auch toxische Einwirkungen durch einen Wespenstich o. Ä. können verantwortlich sein. Eine massive Ausschüttung des Botenstoffs Histamin führt zur Gefäßerweiterung mit Ödembildung im Gewebe. Es können daher Haut, Schleimhaut und das Herzkreislaufsystem betroffen sein. Schlimmstenfalls kommt es zum anaphylaktischen (allergischen) Schock. Seltener wird es durch einen Enzymmangel ausgelöst, der angeboren oder erworben sein kann („C1-Esterase-Inhibitor-Mangel“).

Therapie

- Notfalltherapie: Glucocorticoide, Antihistaminika, Adrenalin-Injektor; Überwachung.
- Bei bekanntem C1-Esterase-Inhibitor-Mangel: Substitution eines C1-Esterase-Inhibitor-Konzentrats i. v.

Praxistipp Empfehlen Sie dem Patienten das Führen eines Tagebuchs – was wurde gegessen und getrunken, welche Medikamente eingenommen. Auch, ob gerade oder vor kurzem ein Infekt bestand, kann dem Hautarzt weiterhelfen.

5.6 Perleche, Cheilitis angularis und Lippenrhagade

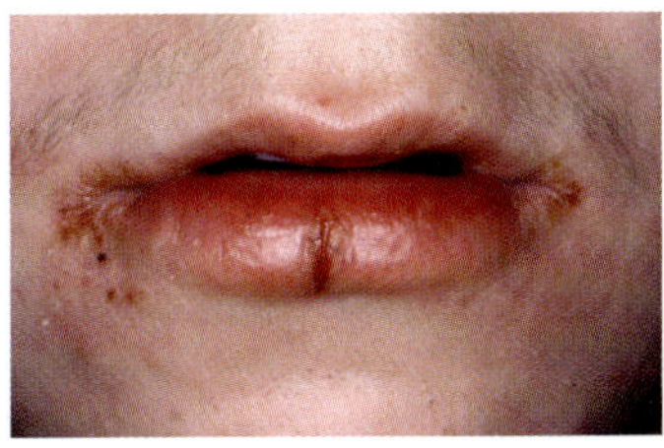

Lokalisation Lippen, Mundwinkel
Erscheinungsbild Ekzem der Mundwinkel mit Rötung, Schuppung, Rissen und blutigen Krusten, die sehr schmerzen. Die Lippen sind trocken, die Unterlippe weist eine mittelständige Rhagade auf.

Ähnliche Krankheitsbilder

- Cheilitis actinica (▶Kap. 5.1).
- Candidainfektion (Soor).
- Mangel von Spurenelementen, z. B. Zink, Eisen, Vitamin B.
- Kontaktekzem, z. B. gegen Lippenpflegemittel.

Kommentar Verschiedene Ursachen sind möglich: Atopisches Ekzem; habituelles Ekzem durch häufiges Lecken und Benetzen mit der Zunge; permanenter Speichelfluss im Alter bei Kieferatrophie und schlecht sitzender Prothese oder bei Hypersalivation (verstärkter Speichelfluss) bei Morbus Parkinson; Kontaktdermatitis; Candidainfektion; nach Herpes-simplex-Infektion; Bei Mundtrockenheit; Mangel von: Zink, Eisen, Vitamin B_{12}, Folsäure, Riboflavin; seltener bei HIV-Infektion, Tumorerkrankung, Diabetes mellitus.

Therapie

- Lokal: Bei Xerosis (trockener Haut): rückfettende Pflege, eher keine Mineralölprodukte. Besser nutritive Fette: Wollwachsalkoholsalbe DAB, Sheabutter o. ä.; bei Nässen und Mykose: Pasta zinci mit darin eingearbeitetem Antimykotikum (z. B. Nystatin); bei bakterieller Superinfektion: antibakterielle Creme, z. B. mit Fusidinsäure, Retapamulin; bei atopischem oder kontaktallergischem Ekzem: Cremes und Salben mit Glucocorticoiden oder mit Calcineurin-Antagonisten Tacrolimus oder Pimecrolimus.
- Allgemeine Maßnahmen: Anpassung des Zahnersatzes; Substitution bei Mangelerkrankung.

5.7 Lippenekzem

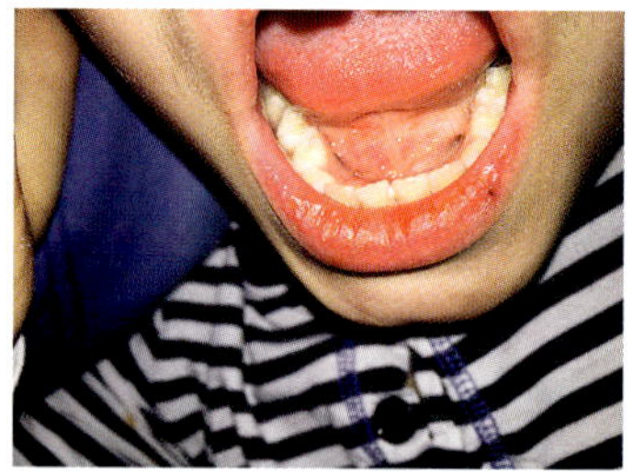

Lokalisation Lippen
Erscheinungsbild Trockene eingerissene Lippen, die schmerzen.

Ähnliche Krankheitsbilder

- Kontaktdermatitis gegen Lippenpflegeprodukte.
- Atopisches Lippenekzem.
- Mangel an Zink, Eisen, Vitamin B_{12}.

Therapie

- Trinkzufuhr erhöhen.
- Fettpflege mit Salben, Panthenol kann enthalten sein.
- Keine Mineralöl enthaltende Fettstifte, keine Vaseline, da es sonst schnell zu einer Okklusion und darunter liegendem Feuchtigkeitsstau mit Mazeration kommt. Der häufig zu hoch konzentrierte Glyceringehalt zieht zudem Feuchtigkeit aus den Lippen heraus.

6 Mund

6.1 Aphthen

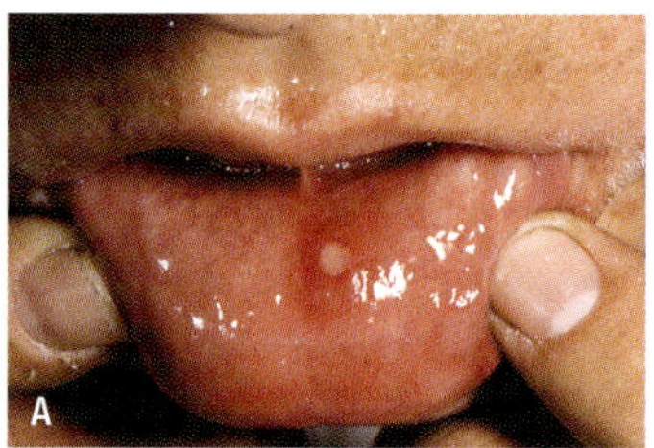

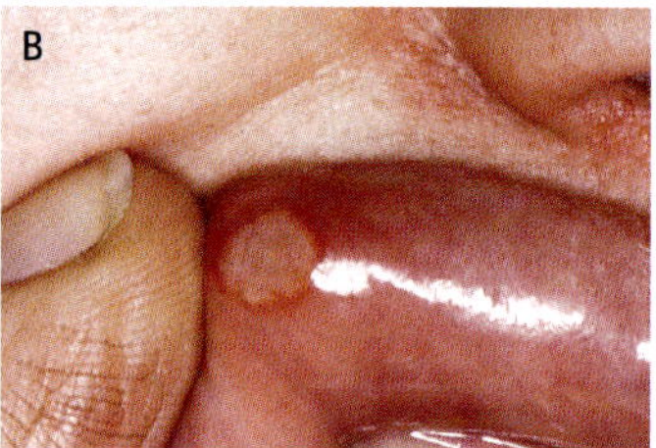

Lokalisation Mundschleimhaut
Erscheinungsbild Flache, fibrinös belegte Ulzeration, umgeben von geröteter und geschwollener Mundschleimhaut **A** bzw. einem geröteten Randsaum **B** im Bereich der Unterlippe. Sehr schmerzhaft.

Ähnliche Krankheitsbilder

- Herpes simplex (▸Kap. 7.6) oder Herpes zoster: meist mehrere Läsionen, gruppiert angeordnet.
- Coxsackievirus-Infektionen.
- Ulcus durum bei Syphilis (▸Kap. 17.12). Primäraffekt an der Eintrittspforte bei Oralverkehr. Schmerzlos.
- Schleimhautpemphigoid: Antikörper gegen Interzellularsubstanz führen an der Schleimhaut zu vernarbenden, flachen Ulzerationen. Meist sind die Konjunktiven schwer befallen.
- Pemphigus vulgaris (▸Kap. 6.3): Autoantikörper gegen Interzellularsubstanz führen an der Schleimhaut zu Erosionen und an der Haut zu intraepidermaler Blasenbildung.
- Lichen ruber mucosae (Knötchenflechte der Schleimhaut, ▸Kap. 7.30): lymphozytäre Entzündung mit zytotoxischem Untergang basaler Epidermiszellen, die erosive Form ist sehr schmerzhaft und gilt als Präkanzerose.

- Erythema exsudativum multiforme majus (ausgeprägter Ausschlag): durch antigene Strukturen von Arzneimitteln oder (seltener) Herpes simplex ausgelöste zytotoxische Reaktion an der Epidermis, in schweren Fällen auch an der Schleimhaut.
- Plattenepithelkarzinom (▸Kap. 5.2): derber Randwall, nicht heilend, Diagnosesicherung durch Biopsie.

Kommentar Aphthen sind nicht-infektiöse oberflächliche Defekte des Schleimhautepithels im Mund oder Genitalbereich. Ursachen: habituelle (wiederkehrende) Aphthen, oftmals chronisch rezidivierend ohne erkennbare Ursache, aber auch als Vorboten grippaler Infekte, Menstruation, bei Ernährungsmangelzuständen, nach Genuss irritativ wirkender Nahrungsmittel, Magenerkrankungen; im Rahmen einer Grunderkrankung: Autoimmunerkrankungen wie Morbus Behcet, Morbus Crohn, Colitis ulcerosa oder bei HIV-Infektion.

Therapie

- Lokal: Glucocorticoid-Haftsalbe oder -Lutschtablette; Lokalanästhetische Lutschbonbons; Antiseptische Mundspülungen mit Kamillen- oder Chlorhexidindigluconat-Lösung; Betupfen mit Kristallviolettlösung; Low-Level-Lasertherapie soll ebenfalls hilfreich sein.
- Systemisch: In schweren Fällen Versuch mit Colchicin oder Dapson.
- Allgemeine Maßnahmen: Vermeiden von scharfen und sauren Speisen und Getränken; Behandlung eines möglichen Mangelzustands.

6.2 Speichelzyste

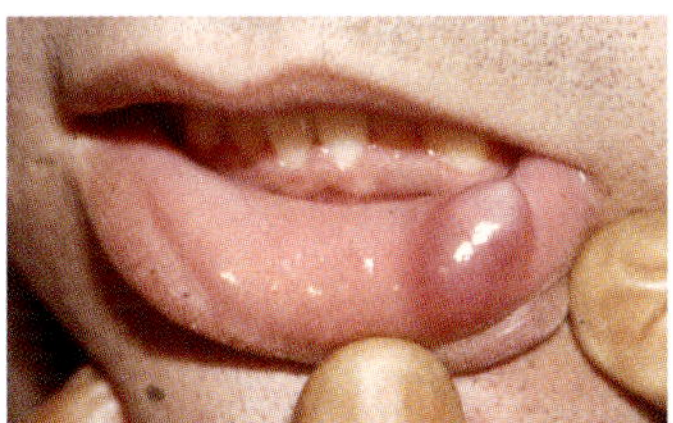

Lokalisation Mundschleimhaut
Erscheinungsbild Leicht geröteter, zystischer Knoten mit durchschimmerndem weißlichem Inhalt.

Ähnliche Krankheitsbilder

- Tumor anderer Genese.
- Insektenstich.
- Folge eines Traumas mit Ödem und Hämatom (Biss).

Kommentar Bissverletzung führt zu einer Verlegung des Speicheldrüsenausführungsganges, sodass der Speichel nicht abfließen kann und die Drüse anschwillt.

Therapie

- Inzision, ggf. Exzision.

6.3 Pemphigus vulgaris

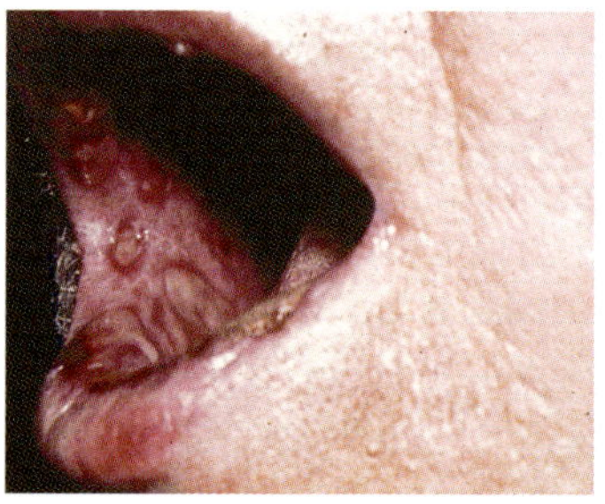

Lokalisation Wangenschleimhaut
Erscheinungsbild Großflächige, mit Fibrin belegte Erosionen mit sehr gerötetem Randsaum, stark schmerzhaft.

Ähnliche Krankheitsbilder

- Aphthen sowie die weiteren dort (▸Kap. 6.1) genannten Krankheitsbilder.

Kommentar In 50 % der Fälle beginnt der Pemphigus vulgaris im Bereich der Mundschleimhaut. Autoantikörper gegen Interzellularsubstanz führen an der Haut zu intraepidermaler Blasenbildung, an der Schleimhaut zu Erosionen.

Therapie

- Lokal: Glucocorticoid-Haftsalbe; lokalanästhetische Lutschbonbons; antiseptische Mundspülungen mit Kamillen- oder Chlorhexidindigluconat-Lösung.
- Systemisch: Glucocorticoide, evtl. in Kombination mit Azathioprin.
- Allgemeine Maßnahmen: Vermeiden harter, scharfer und saurer Speisen und Getränke.

6.4 Pemphigus vegetans

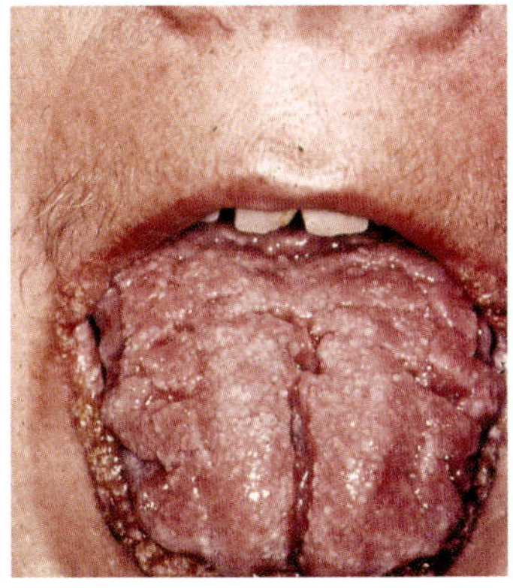

Lokalisation Zunge
Erscheinungsbild Papillomatöse Wucherungen der Zunge mit medianer Längsfurche. Lippen und Nasenschleimhaut sind ebenfalls betroffen und hämorrhagisch tingiert. Mundgeruch durch Superinfektion mit Bakterien und Pilzen. Schmerzen.

Ähnliche Krankheitsbilder

- Erythema exsudativum multiforme majus (▸ Kap. 7.30): zytotoxisch bedingte Haut- bzw. Schleimhautentzündung und -ablösung bei Arzneimittelunverträglichkeit oder nach Herpes-simplex-Infektion.
- Lingua plicata (▸ Kap. 6.10).
- Plattenepithelkarzinom (▸ Kap. 5.3).
- Zahnimpressionen (▸ Kap. 6.12).

Kommentar Diese Unterform des Pemphigus vulgaris ist durch vegetierende (wuchernde) Hautveränderungen gekennzeichnet, die zu Superinfektionen neigen und in erster Linie in den intertriginösen Hautarealen auftreten, selten auch die Schleimhaut befallen können. Es kommt, wie beim Pemphigus vulgaris, zur Zerstörung der Interzellularsubstanz im Bereich der Epidermis (intraepidermal) durch Autoantikörper. Die resultierenden Erosionen bilden, anstatt abzuheilen, vegetierende Granulationen aus.

Therapie

- Lokal: Glucocorticoid-Haftsalbe; lokalanästhetische Lutschbonbons; antiseptische Mundspülungen mit Kamillen- oder Chlorhexidindigluconat-Lösung.
- Systemisch: Immunsuppressiv mit Glucocorticoiden, evtl. in Kombination mit Azathioprin.

6.5 Lichen ruber mucosae

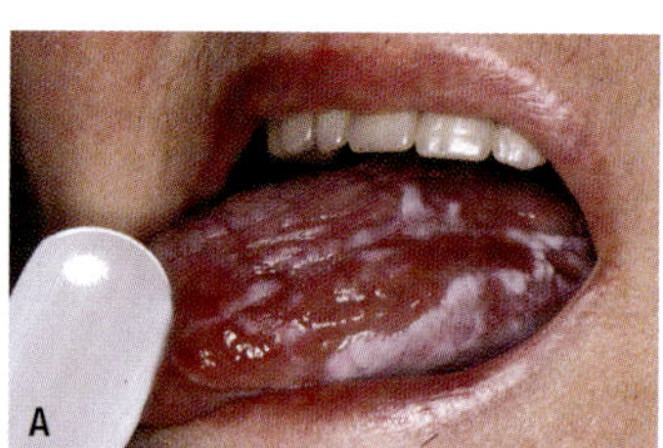

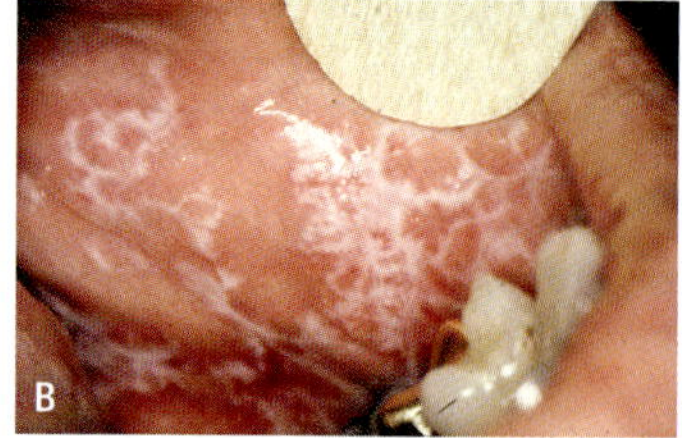

Lokalisation Zunge

Erscheinungsbild Weiße, nicht abwischbare, subjektiv asymptomatische Beläge an der Zunge **A** und an der Wangenschleimhaut **B**, teils plaqueartig erhaben, teils streifig mit entzündlich geröteten Säumen.

Ähnliche Krankheitsbilder

- Soor (▸Kap. 6.7): Candidainfektion, Beläge sind abwischbar, riechen süßlich.
- Orale Haarleukoplakie: bei HIV-Patienten auftretende Infektion mit Epstein-Barr-Virus: die seitlichen Zungenränder weisen weißliche Längsstreifen auf.
- Leukoplakie (▸Kap. 6.6): verrukös oder erosiv (warzenartig) als Ausdruck plattenepithelialer Dysplasie, besonders bei Rauchern oder Alkoholabusus – Präkanzerose!
- Plattenepithelkarzinom.
- Leucoplacia simplex: bei chronisch-mechanischer Irritation, z. B. durch Prothesendruckstellen im Sinne einer Schwiele.
- White sponge nevus: Naevus, der oft erst durch Biopsie von anderen Leukoplakien unterscheidbar wird.

Kommentar In bis zu 75 % geht der Lichen ruber planus der Haut mit Mundschleimhautveränderungen einher. Es handelt sich um eine lymphozytäre Entzündung mit zytotoxischem Untergang von basalen Epidermis- bzw. Mucosazellen. Auch die Speiseröhre und Genitalschleimhaut sowie Nägel und Haare können betroffen sein. Es kann zu Haarausfall kommen. Die kahlen Stellen bleiben für immer haarlos, weil die Haarkanäle vernarben. Die weißen, streifigen Veränderungen kommen durch eine Verdickung des Stratum granulosum zustande und werden als „Wickham-Streifen" bezeichnet. Es besteht ein geringes Entartungsrisiko.

Therapie

- Lokal: mit Glucocorticoid-Haftsalbe; Ciclosporin-Schleimhaut-Haftsalbe (Sandimmun® Optoral Lösung 2,5 ml; stomahesive Adhäsivpaste zu 10,0 g)

6

- Systemisch bei ausgedehntem Befall: Immunsuppressiva: Glucocorticoide und Acitretin in Kombination; Ciclosporin; Azathioprin, Mycophenolat Mofetil, Immunologika: TNF-alpha-Blocker. Alle Therapeutika im Off-Label-Use.
- Allgemeine Maßnahmen: Vermeiden von Irritanzien wie scharfen und sauren Speisen, Alkohol, Nicotin; Korrektur schlecht sitzenden Zahnersatzes.

6.6 Leukoplakie

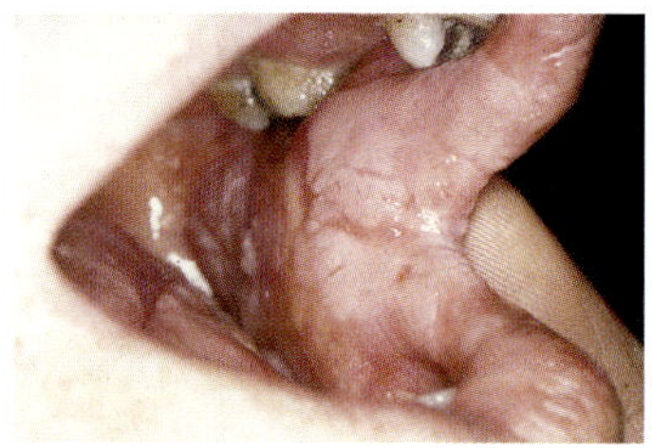

Lokalisation Wangenschleimhaut
Erscheinungsbild Verdickte, weißlich verfärbte Wangenschleimhaut. Subjektiv asymptomatisch.

Ähnliche Krankheitsbilder

- Lichen ruber mucosae sowie die dort (▸ Kap. 6.5) genannten Krankheitsbilder.

Kommentar Es handelt sich um eine Reaktion auf ein chronisches Irritans, z. B. Nicotin, evtl. in Verbindung mit Alkohol, desolatem Zahnstatus. Die Schleimhaut entwickelt eine reaktive verstärkte und beschleunigte Verhornung, ggf. mit Dysplasien (Präkanzerose). Jede Leukoplakie sollte histologisch abgeklärt werden, dies kann auch der Zahnarzt mittels Bürstenbiopsie durchführen.

Therapie

- Noxe abstellen! Bei fehlender Rückbildung ggf. chirurgische Exzision.

6.7 Soor

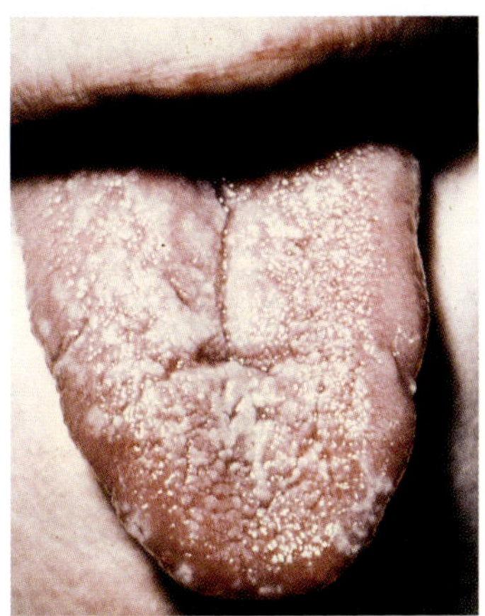

Lokalisation Zunge
Erscheinungsbild Weiße, krümelige Beläge, teilweise abwischbar, süßlicher Geruch. Kann brennen.

Ähnliche Krankheitsbilder

- Lichen ruber mucosae sowie die dort (▸Kap. 6.5) genannten Krankheitsbilder.

Kommentar Durch *Candida albicans* hervorgerufene Infektion. Sie wird durch Immunsuppression, Diabetes mellitus, Glucocorticoid-Sprays, Antibiotikatherapie begünstigt.

Therapie

- Lokal: Nystatin oder Amphotericin B als Haftsalbe, Lutschtablette, Lösung, Gel.
- Systemisch: Bei Befall des gesamten Gastrointestinaltrakts mit Nystatin Dragees oder Tropfen kombinieren. Kefir wirkt protektiv durch Verdrängung der pathogenen Candida-Spezies mit den apathogenen

Hefepilzkulturen des Kefirs. Auch eine ballaststoffreiche Ernährung und das Vermeiden von raffiniertem Zucker und Weißmehl wirken schützend.

Praxistipp Nach Anwendung eines Glucocorticoidsprays sollte direkt danach gegessen, getrunken oder der Mund ausgespült werden, damit das Glucocorticoid nicht schon auf der Zunge seine immunsuppressiven Eigenschaften entwickeln kann und sich ein Soor entwickelt. Eine gesunde Darmflora ist wichtige Voraussetzung für die Verhinderung der weiteren Ausbreitung des Hefepilzes. Besonders hilfreich ist hier Kefir, der nicht pathogene Hefekulturen enthält und die pathogenen Spezies im Darm verdrängen kann sowie ballaststoffreiche Kost, die die gesunde Darmflora stabilisiert.

6.8 Schwarze Haarzunge (Lingua villosa nigra)

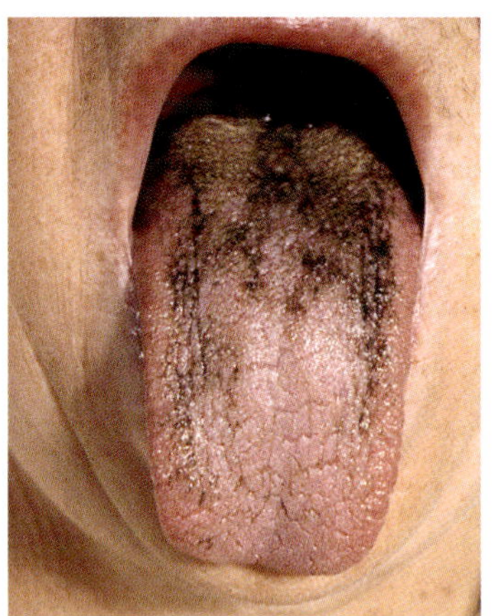

Lokalisation Zunge
Erscheinungsbild Braun-schwarz verfärbte, wie Haare der Zunge aufsitzende Hyperkeratosen (übermäßige Verhornung). Subjektiv asymptomatisch.

Ähnliche Krankheitsbilder

- Aromatische Beläge bei mangelnder Mundhygiene oder nach dem Lutschen eines braunen Bonbons.

Kommentar Verstärkte Verhornung und verringerte Hornabstoßung der Zungenpapillen. Auftreten bei Rauchern, schlechter Mundhygiene, Magen-Darm-Erkrankungen, Einnahme von Glucocorticoiden oder Antibiotika. Gleichzeitige Superinfektion mit Candida und Bakterien ist die Regel.

Therapie

- Lokal: Nystatin oder Amphotericin B als Haftsalbe, Lutschtablette, Lösung, Gel.
- Allgemeine Maßnahmen: tägliches Abbürsten der Zunge beim Zähneputzen; Zungenbürste.
- Lutschen von Vitamin-C-Tabletten; Rauchen aufgeben.

6.9 Lingua geographica

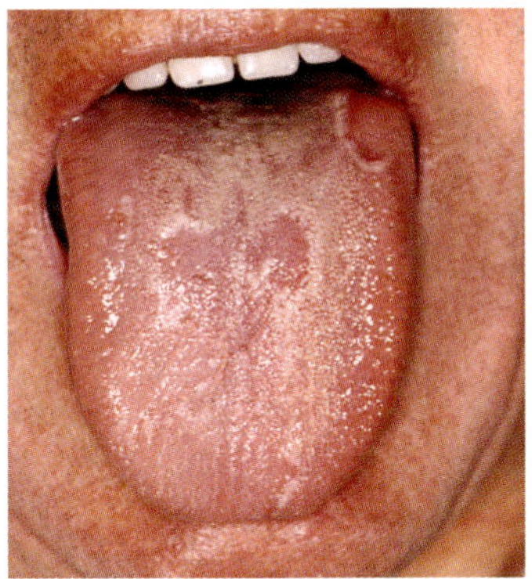

Lokalisation Zunge
Erscheinungsbild Erythematöse Areale mit ringförmigen, weißlichen, erhabenen Rändern. Kann leicht brennen oder ist asymptomatisch.

Ähnliche Krankheitsbilder

- Soor (▸ Kap. 6.7).
- Lichen ruber mucosae (▸ Kap. 6.5).
- Orale Haarleukoplakie: bei HIV-Patienten auftretende Infektion mit Epstein-Barr-Virus.
- Plattenepithel-Karzinom.
- Leucoplacia simplex: bei chronisch-mechanischer Irritation, z. B. durch schlecht sitzende Prothese im Sinne einer Schwiele.
- Verruköse Leukoplakie: durch chemische und physikalische Noxen wie Tabak, Alkohol, desolater Zahnstatus, schlecht sitzender Zahnersatz.
- Zahnimpressionen am Zungenrand.

Kommentar Harmlose, in der Ausdehnung innerhalb von Tagen wechselnde unregelmäßige Abschilferung der oberen Schleimhautschichten im Bereich der filiformen Papeln der Zunge. Öfter bei Psoriasis vulgaris.

Therapie

- Nicht notwendig. Meiden scharfer Speisen.

6.10 Lingua plicata

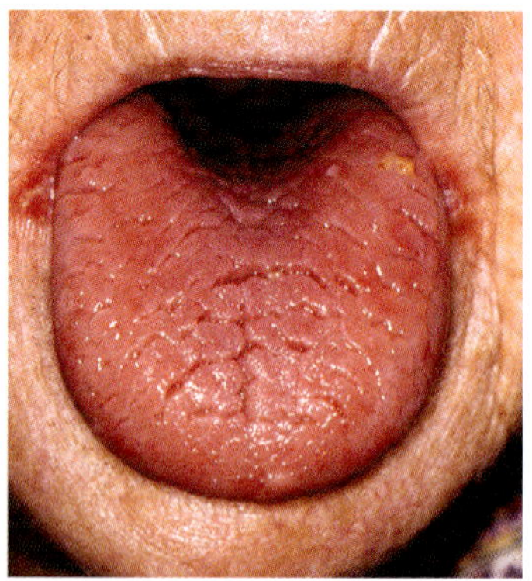

Lokalisation Zunge
Erscheinungsbild Zunge ohne Papillen und Belag mit tiefen Furchen. Subjektiv asymptomatisch.

Ähnliche Krankheitsbilder

- Möller-Hunter-Glossitis (▸ Kap. 6.11), syn. Lackzunge bei perniziöser Anämie (Mangel an Vitamin B_{12}).
- Chronisch atrophischer Soor.
- Glossitis interstitialis et profunda bei tertiärer Syphilis.
- Pflastersteinrelief der Zunge bei Cowden-Syndrom: Genodermatose mit assoziierten Malignomen und richtungsweisenden Zungenveränderungen.

Kommentar Harmlose, meist angeborene Normvariante ohne Krankheitswert. Eine autosomale Vererbung wird beschrieben. Es kann ein wichtiges Leitsymptom des Melkersson-Rosenthal-Syndroms sein, bei dem außerdem eine Cheilitis granulomatosa (Entzündung der Lippen, mit histologisch nachweisbarem granulomatösem Entzündungsmuster) und eine Fazialisparese (schlaffe Lähmung des Gesichtsnervs) bestehen.

Therapie

- Nicht erforderlich.

6.11 Lackzunge (Möller-Hunter-Glossitis)

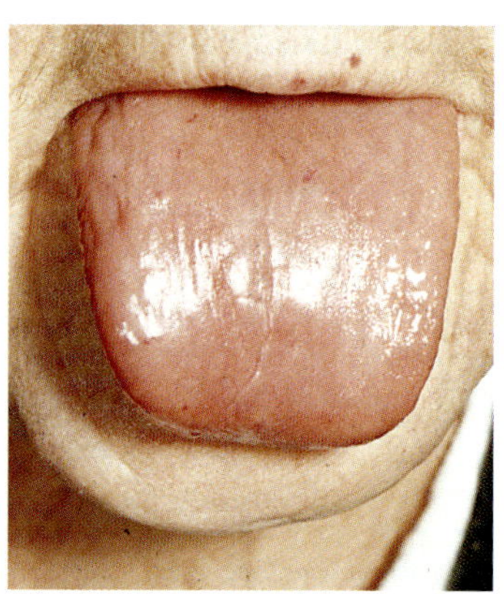

Lokalisation Zunge
Erscheinungsbild Zunge mit glatt glänzender Oberfläche (Lackzunge). Subjektiv leichtes Brennen. Die Patientin zeigt eine anämische Blässe.

Ähnliche Krankheitsbilder

- Eisenmangel.
- Atrophie bei chronischem Soor.

Kommentar Diese entzündliche Atrophie der Zunge ist ein charakteristisches Merkmal einer perniziösen Anämie bei Vitamin-B_{12}- oder Folsäuremangel.

Therapie

- Mangelzustand behandeln. Es genügt nicht immer, Vitamin B_{12} oral zuzuführen. Bei einer chronischen Gastritis ist die parenterale Gabe indiziert, da es sonst weiterhin zu Resorptionsstörungen über den Magen-Darm-Trakt kommt.

6.12 Zungenbelag mit geschwollenen Papillen

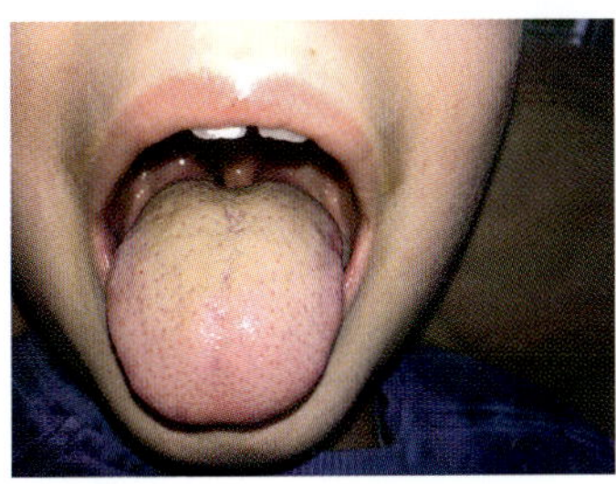

Lokalisation Zunge
Erscheinungsbild Deutlich geschwollene rote Papillen.

Ähnliche Krankheitsbilder

- Scharlachzunge, Erdbeerzunge.

Kommentar Virale Infekte können unspezifisch zu einer Papillenschwellung führen.

Therapie

- Im Rahmen des Infekts, symptomatisch.

6.13 Zahnimpressionen

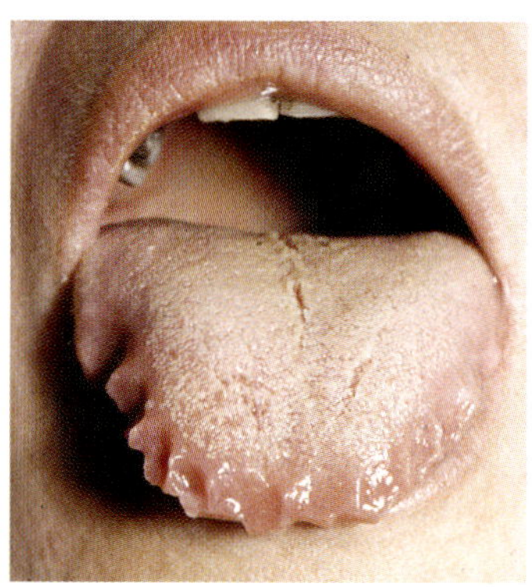

Lokalisation Zunge
Erscheinungsbild Impressionen der Zähne am Zungenrand.

Ähnliche Krankheitsbilder

- Plattenepithelkarzinom

Kommentar Bedingt durch scharfe Zahnkanten, Zungenpressen oder krankhafte Zungenvergrößerung (durch Ablagerung von Amyloid, Ödem, entzündliche oder tumoröse Prozesse), in der Regel jedoch harmloses Symptom.

Therapie

- Wenn möglich, scharfe Zahnkanten durch Zahnarzt glätten lassen. Wenn keine krankhafte Zungenvergrößerung vorliegt, ist keine weitere Therapie nötig.
- Ggf. Karzinom durch Biopsie ausschließen.

7 Gesicht

7.1 Scharlach

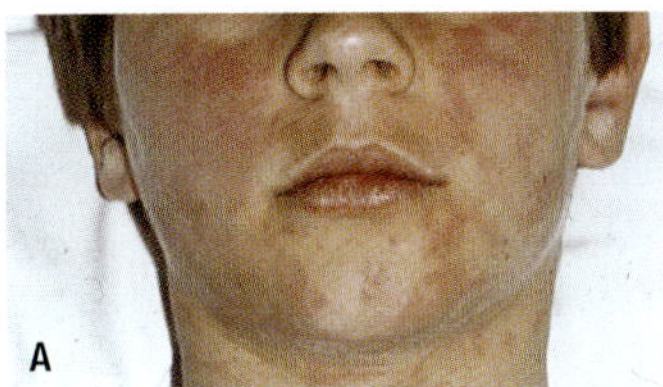
A

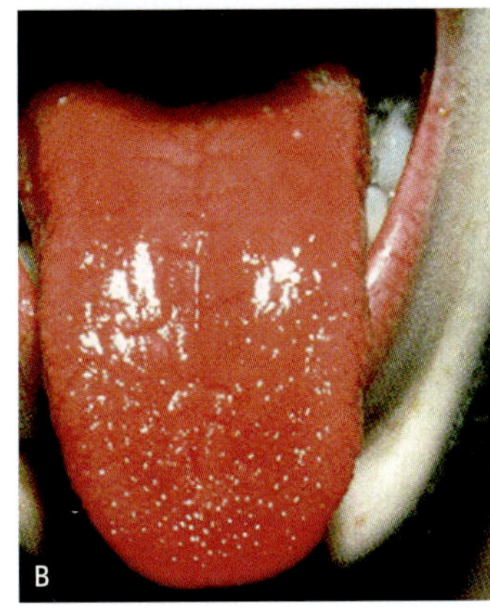
B

Lokalisation Gesicht

Erscheinungsbild Man erkennt ein hellrotes, fleckiges Exanthem (Ausschlag, von innen kommend), das die periorale Zone freilässt, was ein charakteristisches Zeichen für Scharlach ist. Das Exanthem tritt am gesamten Körper auf, Beginn meist in der Leistenbeuge und an den proximalen (rumpfnahen) Oberschenkeln und Armbeugen. Es kann jedoch genauso gut ein Exanthem aus Stecknadelkopf großen deutlich geröteten einzeln stehenden Papeln sein, die zunächst nur am oberen Rumpf auftreten. Die hier abgebildete Zunge zeigt eine Rötung und Schwellung der Papillen, sodass der Eindruck einer „Himbeerzunge" entsteht, ebenfalls ein charakteristisches Zeichen des Scharlachs. Kurz vor Ausbruch des Exanthems bestehen bereits eine Pharyngotonsillitis (Entzündung von Rachen und Rachenmandeln), Fieber und druckdolente Lymphknotenschwellungen. Juckreiz möglich.

Ähnliche Krankheitsbilder

- Virusexantheme: Masern, Röteln (▸Kap. 7.3), Epstein-Barr-Virus, Varizellen (▸Kap. 7.4), HIV.
- Arzneimittelexanthem: zentripetale Ausbreitung von den Extremitäten auf den Rumpf.
- Urtikaria (▸Kap. 7.29): flüchtiges intradermales Ödem mit Rötung und Juckreiz als Reaktion auf eine allergische oder pseudoallergische Histaminausschüttung.
- Syphilis-Exanthem im Stadium II der Syphilis (▸Kap. 15.2).

Kommentar Es handelt sich um eine Streptokokkeninfektion des oberen Respirationstrakts, bei dem das von den Bakterien gebildete Scharlacherythrotoxin das charakteristische Exanthem und die Himbeerzunge hervorruft. Der Infekt wird von Fieber und schwerem Krankheitsgefühl begleitet. Die Ansteckung erfolgt über Tröpfcheninfektion, Inkubationszeit 2–5 Tage, Auftreten meist im Kindesalter. Das Immunsystem bildet Antikörper gegen das Scharlachtoxin, nicht jedoch gegen die Streptokokken, sodass auch nicht an Scharlach erkrankte Personen mit Streptokokkeninfekt im Sinne einer Angina tonsillaris eine Ansteckungsquelle darstellen. Eine Antibiose ist zu empfehlen, da als Komplikationen rheumatisches Fieber mit Endokarditis (Entzündung der Herzinnenhaut), Arthritis (Gelenkentzündung) und Glomerulonephritis (eine Form der Nierenentzündung) sowie Otitis (Ohrentzündung), Sinusitis (Entzündung der Stirn- oder Kiefernhöhle) und Myokarditis (Herzmuskelentzündung) auftreten können, was zu Dauerschäden führen kann.

Therapie

- Bei akutem, juckenden Exanthem: Polidocanol in Lotio alba aquosa; evtl. Dimetinden-Tropfen.
- Bettruhe.
- Fiebersenkung mit Paracetamol und/oder Wadenwickel; Antibiose mit Penicillin oder Cephalosporinen, bei Penicillinallergie auch Clindamycin, Erythromycin oder Azithromycin. Empfohlene Therapiedauer 10 Tage.

- Das Exanthem heilt unter Zurücklassen sehr rauer Papeln und manchmal großflächiger Abschuppung von den Handflächen ab. Hier sollte eine milde Salbe verwendet werden.

Praxistipp Scharlach kann sehr unterschiedliche Symptome hervorbringen. Das Fieber muss nicht immer sehr hoch sein, manchmal geht der Krankheit schon 3–4 Tage eine auffällige Wangenrötung voraus und es tritt unter Umständen kein typischer Ausschlag im Gesicht auf. Auch Halsschmerzen müssen nicht stark sein. Die Himbeerzunge ist oft nur sehr dezent ausgeprägt. Der Beweis ist schnell und einfach beim Arzt mittels Rachenabstrich und Sofort-Test-Kit zu erbringen. Trotz rasch eingeleiteter Antibiose, bei der die Beschwerden und die Abgeschlagenheit schnell rückläufig sind, ist der Organismus geschwächt und anfällig für virale Zweitinfekte. Es sollte mindestens 1 Woche Erholung (ohne Kindergarten oder Schule) eingeplant werden.

7.2 Masern

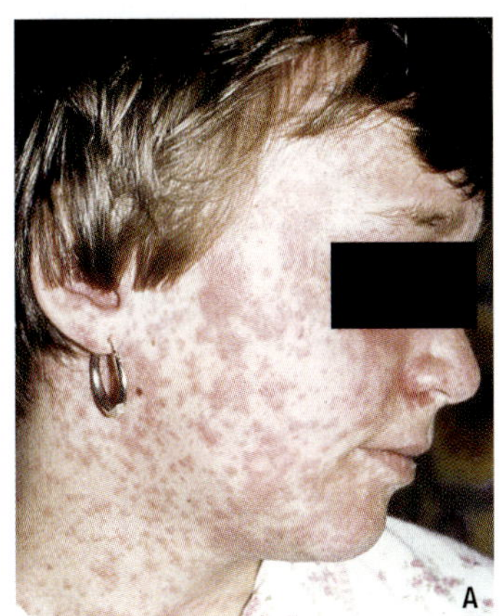

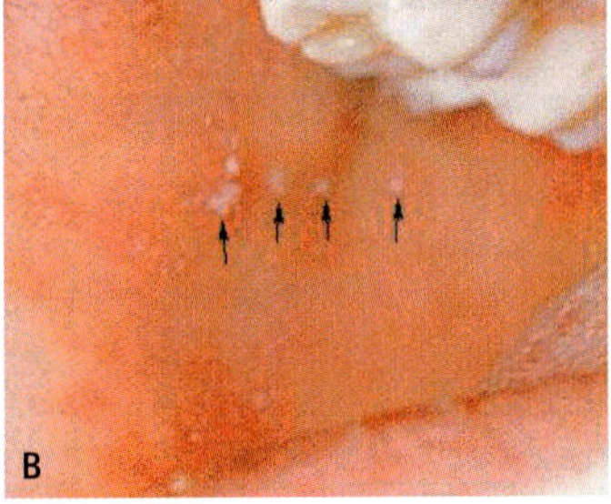

Lokalisation Gesicht
Erscheinungsbild Dunkelrotes, teils konfluierendes, großfleckiges Exanthem, das meist retroaurikulär beginnt und sich auf Stamm und Extremitäten ausbreitet. Die hier abgebildete Mundschleimhaut zeigt ebenfalls erythematöse Flecken im Sinne eines Enanthems (Ausschlag der Schleimhäute) sowie weiße Flecken, die als sog. „Koplik-Flecken" charakteristisch für Masern sind. Es besteht ein reduzierter Allgemeinzustand, Fieber, Infekt der oberen Luftwege, oft auch Konjunktivitis, verbunden mit Lichtscheu.

Krankheitsbilder

- Andere Virusexantheme: Röteln (▸Kap. 7.3), Epstein-Barr-Virus, Varizellen (▸Kap. 7.4), HIV.
- Scharlach (▸Kap. 7.1).
- Arzneimittelexanthem: zentripetale (von der Peripherie zum Zentrum ziehende) Ausbreitung von den Extremitäten auf den Rumpf.
- Urtikaria (▸Kap. 7.29): flüchtiges intradermales Ödem mit Rötung und Juckreiz als Reaktion auf eine allergische oder pseudoallergische Histaminausschüttung.
- Syphilisexanthem im Stadium II der Syphilis (▸Kap. 15.2).

Kommentar Erreger ist das Masernvirus, welches durch Tröpfcheninfektion übertragen wird. Inkubationszeit 10–14 Tage. Es wird empfohlen, Kinder ab dem 15. Lebensmonat mit einem Lebendimpfstoff gegen Masern zu impfen, da Masern von schweren Komplikationen begleitet werden können: Masern-Krupp mit Atemnot, Otitis media mit Trommelfellperforation, Bronchopneumonie, Enzephalitis mit Folgeschäden, wie erhöhtem Hirndruck, Krämpfen, Koma, kindlichen Entwicklungsstörungen.

Therapie

- Symptomatisch: Bettruhe.
- Fiebersenkung mit Paracetamol und/oder Wadenwickeln.

- Bei Immundefizienten kann innerhalb der ersten Wochen nach Exposition eine passive Immunisierung mit Immunglobulinen i. v. erfolgen.
- Lotio alba aquosa auf die Hautveränderungen, um einen kühlenden Effekt zu erzielen.
- Polidocanolhaltige Lotion oder Creme.
- Pures Aloe Vera Gel.

7.3 Röteln

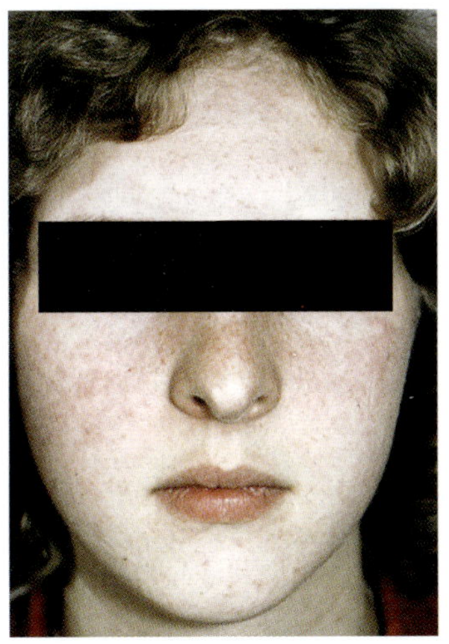

Lokalisation Gesicht

Erscheinungsbild Stecknadelkopfgroße, erythematöse, flache Papeln, die nicht konfluieren. Beginn schmetterlingsförmig im Gesicht, Ausbreitung nach retroaurikulär und auf den Rumpf, dann zentrifugal auf die Extremitäten. Fieber maximal 38 °C, zervikale (am Hals gelegene) und okzipitale (am Hinterhaupt gelegene) Lymphknotenschwellung, Arthralgien (Gelenkschmerzen), Milzschwellung möglich. Der Allgemeinzustand ist nur leicht verschlechtert, es besteht ein leichter respiratorischer Infekt.

Ähnliche Krankheitsbilder

- Andere Virusexantheme: Röteln (▶ Kap. 7.3), Epstein-Barr-Virus, Varizellen (▶ Kap. 7.1), HIV.
- Scharlach.
- Arzneimittelexanthem: zentripetale (von der Peripherie zum Zentrum ziehende) Ausbreitung von den Extremitäten auf den Rumpf.
- Urtikaria (▶ Kap. 7.29): flüchtiges intradermales Ödem mit Rötung und Juckreiz als Reaktion auf eine allergische oder pseudoallergische Histaminausschüttung.
- Syphilisexanthem im Stadium II der Syphilis (▶ Kap. 15.2).

Kommentar Das Rötelnvirus wird über Tröpfcheninfektion übertragen, Inkubationszeit 2–3 Wochen. Eine Rötelnimpfung mit Lebendimpfstoff wird bei Mädchen spätestens vor der Pubertät empfohlen, da im Falle einer Schwangerschaft die sonst eigentlich subjektiv leichte Erkrankung zur gefürchteten Rötelnembryopathie (Erkrankung des Embryos) mit schweren Behinderungen oder zum Fruchttod führen kann. Aus diesem Grund stellt eine Rötelninfektion in der Schwangerschaft eine Indikation zur Schwangerschaftsunterbrechung dar. Es ist möglich, innerhalb von 14 Tagen nach Kontakt einer Schwangeren mit einer infizierten Person, mit der vorsorglichen Gabe von Immunglobulinen (i. v. und i. m.), den Krankheitsausbruch zu verhindern. Bei konzeptionsfähigen Frauen muss 3 Monate nach der Impfung eine sichere Kontrazeption gewährleistet sein. Seltene Komplikation bei Röteln: Enzephalitis.

Therapie

- Meist ist keine Therapie erforderlich, außer Kindergarten- und Schulverbot bis eine Woche nach Abblassen des Exanthems.
- Symptomatisch: Bettruhe.
- Ggf. Fiebersenkung mit Paracetamol und/oder Wadenwickeln.
- Lotio alba aquosa auf die Hautveränderungen, um einen kühlenden Effekt zu erzielen.

7.4 Windpocken, Varizellen

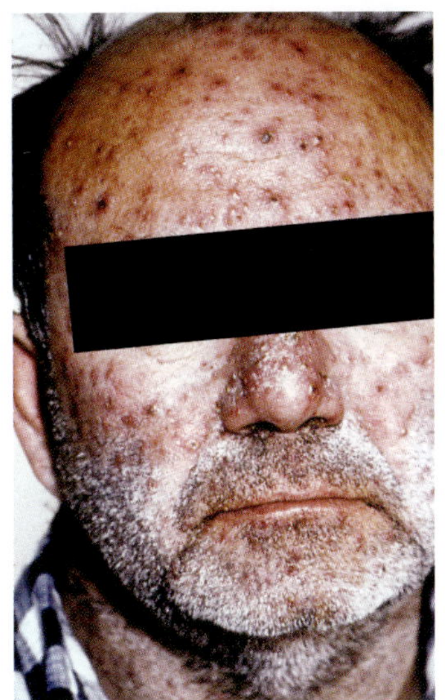

Lokalisation Gesicht

Erscheinungsbild In Schüben auftretende, stark juckende, klare Bläschen, die eintrüben und innerhalb einer Woche abtrocknen und Krusten bilden. Die Effloreszenzen können hämorrhagisch (einbluten) und nekrotisch werden. Es findet sich ein Nebeneinander von Bläschen in allen Entwicklungsstadien, weshalb man auch von „Sternhimmel" spricht. Die Effloreszenzen befallen auch die Kopfhaut und die Schleimhäute mit fibrinös belegten Erosionen mit gerötetem Saum. Beim Aufkratzen der juckenden Bläschen verbleiben schüsselförmige Narben.

Ähnliche Krankheitsbilder

- Ekzema herpeticatum (▸Kap. 9.5): ungebremste Ausdehnung von Herpesbläschen im Gesicht eines Neurodermitikers.
- Arzneimittelexanthem.

- Erythema exsudativum multiforme (▶ Kap. 7.30).
- Andere Virusexantheme bei: Röteln (▶ Kap. 7.3), Epstein-Barr-Virus, Varizellen (▶ Kap. 7.4), HIV.
- Scharlach (▶ Kap. 7.1).

Kommentar Hochkontagiöse Erkrankung durch Varicella-Zoster-Virus. Der Bläscheninhalt ist hochinfektiös. Doch auch im Prodromalstadium (Phase vor Ausbruch der Erkrankung) mit leichtem Fieber und Kopfschmerzen besteht schon 2 Tage vor Exanthemausbruch Infektiösität! Tröpfcheninfektion, Inkubationszeit 11–21 Tage. Die Viren können zeitlebens in den Nervenganglien persistieren und im Falle einer Immunsuppression oder im Alter als Gürtelrose (Herpes zoster) erneut klinisch manifest werden. Komplikationen: Superinfektion der Bläschen mit Bakterien, Enzephalitis, Pneumonie, beides eher im Erwachsenenalter. Im ersten Trimenon der Schwangerschaft einer seronegativen Frau besteht die Gefahr einer Varizellenembryopathie. Die Infektion der Mutter vor der Entbindung bedeutet eine große Gefahr für das Kind, weshalb die Geburt hinausgezögert oder eine passive Immunisierung empfohlen wird. Eine Immunisierung einer Schwangeren kurz vor der Entbindung ist mit Immunglobulinen innerhalb von 3 Tagen nach Kontakt mit einer infizierten Person möglich.

Therapie

- Lokal: Juckreiz mit externer 5 % polidocanolhaltiger Lotio alba aquosa behandeln, welche auch bakteriellen Superinfektionen vorbeugt.
- Systemisch: bei schweren Verläufen oder Immunsuppression: Valaciclovir über 7 Tage 3 × 1000 mg/Tag p. o., Brivudin 1 × tägl. über 7 Tage; symptomatische Therapie von Fieber und Kopfschmerzen, z. B. mit Paracetamol. Gegen den Juckreiz orale Antihistaminika.

7.5 Herpes zoster (Gürtelrose)

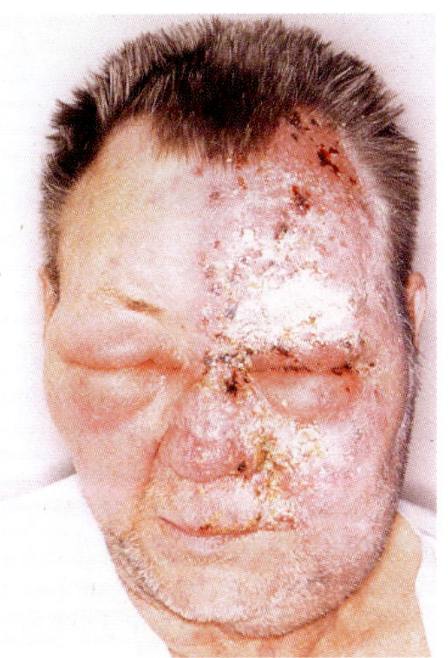

Lokalisation Gesicht

Erscheinungsbild Die Hautveränderungen sind streng auf eine Körperhälfte (hier im Gesicht) beschränkt und überschreiten nicht die Mittellinie. Befallen werden die sensiblen Hautnerven, hier zu sehen der 1. und 2. Ast des linken Nervus trigeminus (Gesichtsnerv). Zu einem ganz frühen Zeitpunkt findet sich nur eine umschriebene Rötung bei oft stärkeren Schmerzen. Dann treten in den entsprechenden Dermatomen (von einem Rückenmarksnerv versorgtes Hautsegment) gruppiert stehende Bläschen auf entzündlich geröteter Haut auf, wie auch beim Herpes simplex (▸ Kap. 7.6). Auf dem Foto ist das Bläschenstadium bereits abgeklungen und man sieht das Krustenstadium, in dem es zur Abtrocknung mit Ausbildung von Krusten kommt. In diesem Fall sind sogar Nekrosen (Zelluntergänge, kenntlich an den schwarzen Krusten) aufgetreten, die unter Ausbildung von Narben abheilen werden. Die Erkrankung verläuft über 2–3 Wochen. Meist starke Schmerzen.

Ähnliche Krankheitsbilder

- Herpes simplex (▸ Kap. 2.2, ▸ Kap. 7.6, ▸ Kap. 15.7).
- Pyodermie (Hauteiterung, ▸ Kap. 7.11).
- Erysipel (Wundrose, ▸ Kap. 7.35).

Kommentar Der Bläscheninhalt enthält Varicella-Zoster-Viren und ist hochkontagiös! Varizellen (Windpocken) sind die Erstmanifestation einer Infektion mit dem Varizella-Zoster-Virus. Die Viren persisitieren nach der Erstinfektion in den meisten Spinalganglien (Nervenschaltstellen des Rückenmarks) und können im Falle einer Immunschwäche oder im Alter reaktiviert werden und führen dann nicht mehr zu Windpocken, sondern zur Gürtelrose. Die Ausbreitung erfolgt entlang derjenigen Nerven, die ein Dermatom (Hautsegment) sensibel innervieren. Es treten zunächst radikuläre (von der Nervenwurzel ausgehende) Schmerzen und bald darauf die typischen Hautveränderungen auf. Die Schmerzen machen sich aber auch diffus als Kopf- oder bei Auftreten am Rumpf als Rückenschmerzen bemerkbar. Komplikationen sind gefürchtet und treten besonders bei chronisch immundefizienten Patienten mit Diabetes mellitus, immunsuppressiver Medikation, Krebsleiden oder HIV-Infektion auf. Befallen sein können die Augenhornhaut, das Gehör, der Nervus facialis, der Nervus glossopharyngeus oder mehrere Dermatome gleichzeitig. Bei Ausbildung von Nekrosen bilden sich Narben aus. Der „Gürtel" schließt sich bei Gürtelrose nie. Es handelt sich immer um einen „halben Gürtel".

Therapie

- Lokal: Bei immunkompetenten Personen und klinisch mildem Verlauf genügt eine antiseptische austrocknende Lokaltherapie, z. B. Chlorhexidingluconat 2 % in Lotio alba aquosa, Capsaicin 0,025 % in Basiscreme DAC.
- Systemisch: Schmerztherapie: z. B. Paracetamol, Ibuprofen, Metamizol und Acetylsalicylsäure reichen oft nicht aus, man benötigt niedrigpotente Opioide wie z. B. Tramadol. Bei schweren Verläufen, Immunsupprimierten und Befall des Gesichts wird innerlich mit Virustatika, z. B. Aciclovir, Valaciclovir, Famaciclovir, Penciclovir, Brivudin behandelt.

7.6 Herpes labialis (syn. Herpes simplex)

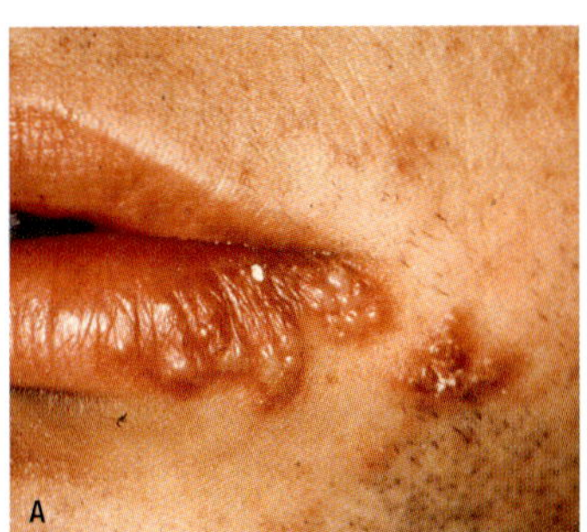

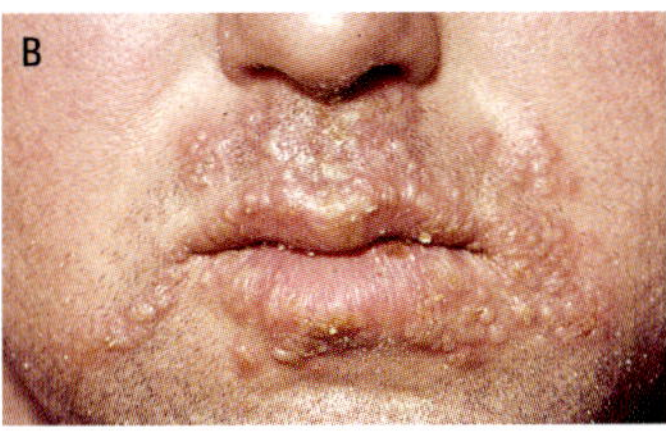

Lokalisation Lippe, perioral
Erscheinungsbild Trübe Bläschen, gruppiert angeordnet auf entzündlich gerötetem Grund. Schmerzhaft.

Ähnliche Krankheitsbilder

- Impetigo (▸ Kap. 7.11): bakterielle Infektion mit Staphylokokken oder Streptokokken.
- Follikulitis: Pusteln im Bereich der Follikelöffnungen bei bakterieller oder mykotischer Infektion.
- Akne (▸ Kap. 7.22): Pusteln im Bereich der Talgdrüsen-Haarfollikel, gleichzeitig Seborrhö, Mitesser.
- Periorale Dermatitis, syn. rosazeaartige Dermatitis, syn. „Stewardessen-Krankheit": gerötete Papeln und Bläschen von ca. 1–2 mm Durchmesser um Mund, in der Nasolabialregion und gelegentlich auch um die Augen mit Juckreiz. Ursächlich ist ein Entgleisen der gesunden Hautflora und bakterieller Besiedlung der Poren durch übermäßige Hautpflege mit Feuchtigkeitscremes oder nach längerer Verwendung von Glucocorticoidcremes im Gesicht (über 7 Tage; ▸ Kap. 7.28).

Kommentar Ca. 90 % aller Menschen weisen Antikörper gegen Herpes-simplex-Viren auf, Tendenz steigend mit dem Lebensalter. Im Verlauf von einer Woche verkrusten die Bläschen und trocknen ab. Herpes-simplex-Viren verbleiben nach Erstinfektion zeitlebens im sensiblen Ganglion (Nervenknoten) und wandern bei Reaktivierung durch Auslösefaktoren wie UV-Licht, Fieber, Infekte, Menstruation oder Stress zurück in die Haut. Der Patient spürt häufig kurz vor dem klinischen Ausbruch ein Kribbeln im betroffenen Areal.

Therapie

- Bei noch fehlenden Bläschen im Vorstadium (Kribbelsensationen) helfen Aciclovir-, Penciclovir-, Idoxuridin-, Foscarnet-Natrium-Creme sowie Zinksulfatgel mit und ohne Heparinzusatz; Aciclovir und Penciclovir können Resistenzen hervorrufen, nicht jedoch Zinksulfat.
- Im Bläschenstadium sind abtrocknende, antientzündliche Maßnahmen wirksam, z. B. Lotio zinci, um eine Superinfektion mit Bakterien zu verhindern. Die Viren lassen sich durch Aciclovir nicht mehr zurückdrängen, die Keratinozyten sind bereits von den Viren befallen; dennoch hilft Zinksulfatgel auch in diesem Stadium noch lindernd und krankheitsverkürzend.
- Bei milden Verläufen ist keine weitere Therapie nötig, erst bei häufigen Rezidiven (> 10 pro Jahr) ist eine Prophylaxe mit z. B. Valaciclovir oder Aciclovir empfehlenswert. Auch 0,05 % wässrige Zinksulfatlösung (Umschläge 1 × täglich 10 Minuten) oder Zinksulfatgel wirkt prophylaktisch virustatisch (▸ Kap. 2.2).

7.7 Ekzema herpeticatum bei atopischem Ekzem (Neurodermitis)

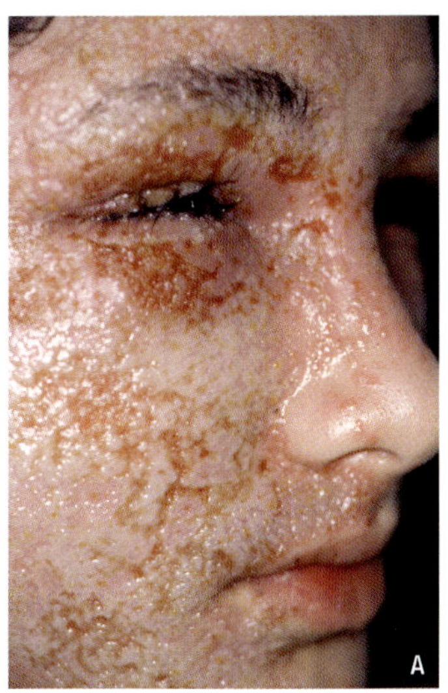

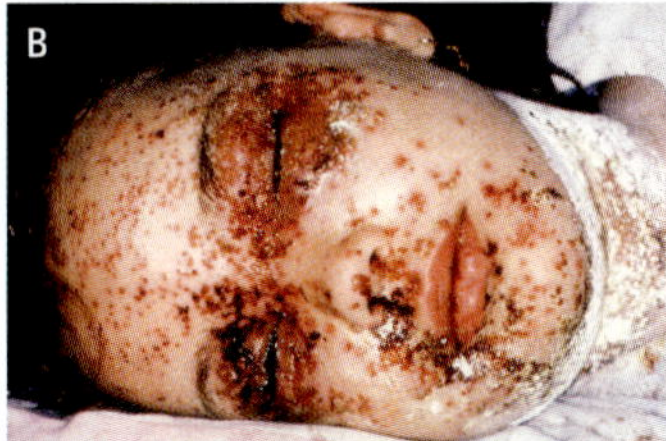

Lokalisation Gesicht

Symptome **A** Auf der Nase und Oberlippe noch zu erkennende Bläschen, die teilweise konfluieren und im übrigen Gesicht bereits geplatzt sind und zu multiplen Erosionen mit Verkrustungen geführt haben. **B** Hämorrhagische und nekrotische Krusten mit Schwellung von Augen und Gesicht. Herpesblasen sind nicht mehr erkennbar.

Ähnliche Krankheitsbilder

- Impetiginisiertes (borkiges) Ekzem: mit Staphylokokken besiedeltes und infiziertes eitriges Ekzem, dadurch gelbliche Krusten.
- Erythema exsudativum multiforme: allergische Reaktion mit zytotoxischen T-Zellen bei Arzneimittelunverträglichkeit oder nach Herpes-simplex-Infektionen.

Kommentar Schweres Krankheitsbild mit hohem Fieber und schwerem Krankheitsgefühl. Gefahr der Herpesenzephalitis besteht. Es entsteht meist durch Autoinokulation bei Patienten mit atopischem Ekzem und bestehendem Herpes labialis. Es kommt zu einer Superinfektion der durch das atopische Ekzem vorgeschädigten und abwehrgeminderten Haut mit Herpes-simplex-Viren. Es besteht gleichermaßen Ansteckungsgefahr bei Kontakt des Neurodermtitis-Patienten mit einer Person, die an einem Herpes labialis leidet.

Therapie

- Lokal: Antiseptika; Zinkschüttelmixtur, Lotio alba aquosa.
- Systemisch: Aciclovir, Valaciclovir, Famciclovir, Brivudin.

7.8 Verrucae planae (juvenile Flachwarzen)

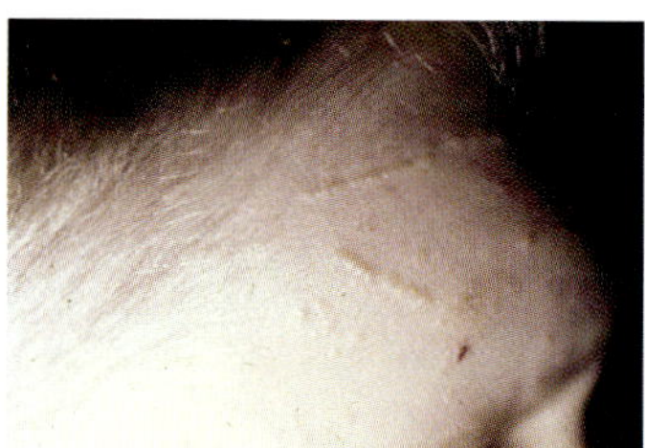

Lokalisation Gesicht

Erscheinungsbild Es zeigt sich keine „typisch warzenartige" Oberfläche dieser Warzen. Es sind vielmehr nur recht flache, 1–3 mm große Papeln, hautfarben, sehr unscheinbar. Immer multipel, oft strichförmig angeordnet infolge einer Kratz-Autoinokulation. Fast immer bei Jugendlichen.

Ähnliche Krankheitsbilder

- Aknepapeln

Kommentar Infektion durch HPV 3 (Humanes Papillomvirus vom Typ 3) oder HPV 10. Nicht nur im Gesicht, sondern auch auf den Handrücken auftretend.

Therapie

- Schlecht ansprechend auf Therapie. Versuch mit Vitamin-A-Säure, Imiquimod oder Kryotherapie, auch Farbstofflaser möglich.
- Man kann auch abwarten, da es meist zu spontanen Abheilungen kommt.

7.9 Lupus vulgaris (Tuberkulose)

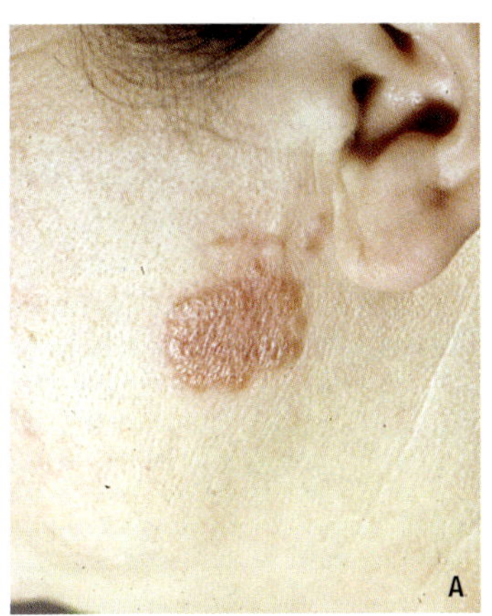
A

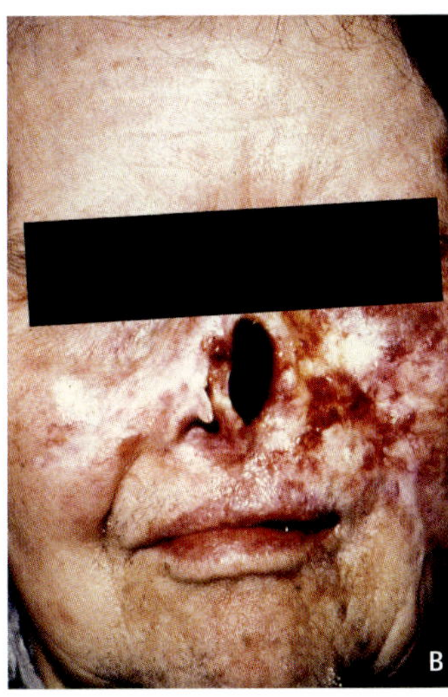
B

Lokalisation Wange
Erscheinungsbild **A** Plaqueförmiger, erhabener braun-roter Herd mit kleinen Knötchen, randwärtig betont, von 2–3 mm Durchmesser. Diese Knötchen sind das Leitsymptom, sie werden auf Druck mit einem Glasspatel, durch den man hindurchsehen kann apfelgeleefarben. Die Lymphknoten des Halses der befallenen Seite sind vergrößert. **B** Durch Ulzeration, Atrophie und Narbenausbildung ist es zur Zerstörung des Nasenknorpels und Bindegewebes mit Ektropium (Auswärtskehrung des Augenlides) gekommen, daher auch „Lupus mutilans“ genannt.

Ähnliche Krankheitsbilder

zu Bild **A**:

- Tinea faciei (▸Kap. 7.12).
- Syphilid.
- Tumorplaque.
- Sarkoidose.
- Leishmaniose.

zu Bild **B**:

- Ulcus terebrans: zerstörendes Basaliomwachstum.

Kommentar Es handelt sich um eine chronische Form der Hauttuberkulose, Infektion mit Mycobacterium tuberculosum. Der Lupus vulgaris war jahrzehntelang fast verschwunden, seit wenigen Jahren ist er aber wieder häufiger zu sehen. Beim Druck mit dem Glasspatel auf die Knötchen werden die Blutgefäße entleert und die Eigenfarbe des Tuberkuloseherds tritt unverfälscht hervor. Die ganz typische apfelgeleeartige Farbe entspricht einer granulomatösen Entzündung mit zentraler Nekrose (Verkäsung) des Gewebes. Wenn man mit einer dünnen Knopfsonde (Stahlstäbchen von 1 mm Dicke mit einem ca. 2 mm dicken Kopf) auf solch ein Knötchen drückt, bricht diese in die Haut in den verkäsenden Herd ein: Sondeneinbruchphänomen.

Therapie

- Kombination aus INH + Rifampicin + Ethambutol oder Pyrazinamid über mindestens 6 Monate. Ein kleiner Herd kann auch operativ entfernt werden.

7.10 Pseudofollikulitis barbae

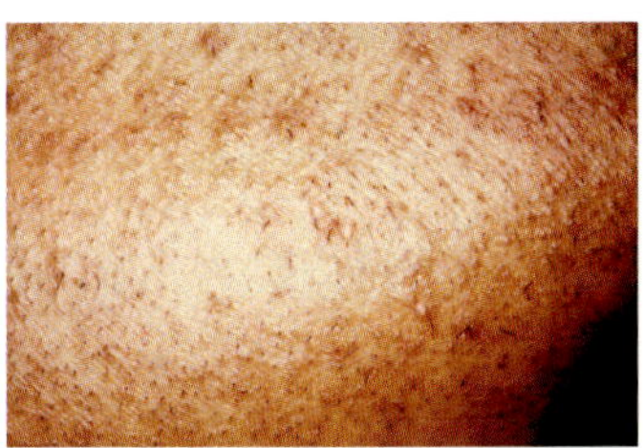

Lokalisation Bartbereich, Kinn, Wangen

Erscheinungsbild Einige Tage nach der Rasur rückwärts wieder in die Haut einwachsende Barthaare führen zu kleinen erythematösen Papeln und Pusteln.

Ähnliche Krankheitsbilder

- Follikulitis: bei Akne, Tinea barbae, *Malassezia*- oder Staphylokokken-Infektion.

Kommentar Harmlose Erkrankung, die kosmetisch störend ist.

Therapie

- Trocken- statt Nassrasur.
- Rasur vor dem Waschen des Gesichts und Benutzung eines Rasierpudersteins vor der Rasur, damit die Bartstoppeln trocken und hart sind.
- Elektrorasierer mit schlitzförmigen Scherblättern und rotierenden Messern benutzen, damit auch gekrümmte Haare erfasst werden können.
- Desinfektion nach Rasur mit Chlorhexidindigluconat-Lösung oder Octenidin, um Hautkeime zu reduzieren.
- Triclosan 1 % in Linimentum aquosum anstatt Rasierschaum verwenden.
- In schweren Fällen: Laserepilation und Isotretinoin-Low-Dose-Therapie (10 mg alle 2–3 Tage).

7.11 Impetigo contagiosa (Grindflechte)

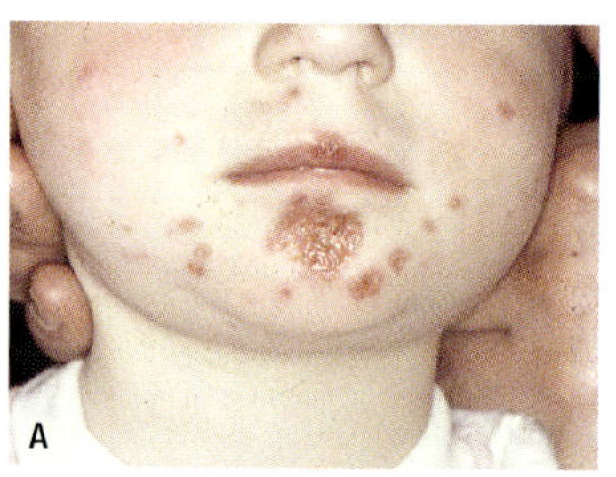

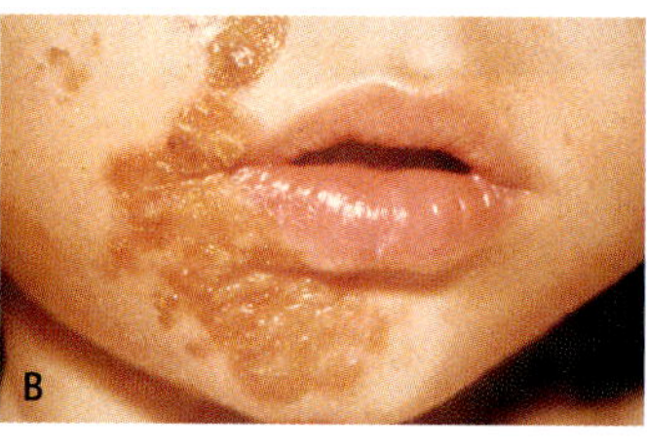

Lokalisation Gesicht
Erscheinungsbild Schlaffe, eitrige Blasen, erodierte Areale an den Stellen, an denen das Blasendach nicht mehr vorhanden ist. Honiggelbe Krusten.

Ähnliche Krankheitsbilder

- Superinfiziertes Ekzem

Kommentar Eine hochkontagiöse Infektion der Haut von (überwiegend kleinen) Kindern mit überwiegend Streptokokken, aber auch Staphylokokken. Die Ausbreitung erfolgt durch Schmierinfektion (Fingernägel!). Charakteristisch sind die honiggelben Krusten. Solange noch Krusten vorhanden sind, ist das Kind ansteckend. Da es sich meist um eine Streptokokkeninfektion handelt, muss immer an eine Mitbeteiligung der Nieren gedacht werden – darum systemische Therapie mit Penicillin. Das erkrankte Kind darf nicht in Kontakt zu anderen Kindern kommen (Kindergarten), da sich die Impetigo epidemieartig ausbreiten kann. Kinder mit Neurodermitis sind besonders anfällig.

Therapie

- Systemisch: Penicillin, Cephalosporine, Clindamycin, Erythromycin.
- Lokal: Pyoktaninlösung 0,10 %, Lotio alba aquosa; bei Staphylokokken wirken auch Fusidinsäurecreme, Retapamulin, Mupirocin, Tyrothricin u. a.

- Allgemeine Maßnahmen: äußerste Hygiene; Abdeckung der Herde mit Gaze zur Vermeidung einer Schmierinfektion.
- Bei Juckreiz: Dimetinden-Tropfen.

Praxistipp Das Folgende sollte beachtet werden.
- Hände waschen nach Kontakt mit dem erkrankten Kind verhindert eine weitere Keimausbreitung, Hände waschen auch in Kindergarten und Schule besonders bei Ausbruch dieser Erkrankung!
- Die Fingernägel der Kinder sollten kurz geschnitten sein.
- Wäsche und Handtücher sollten bei mindestens 60 °C gewaschen werden.

7.12 Tinea faciei

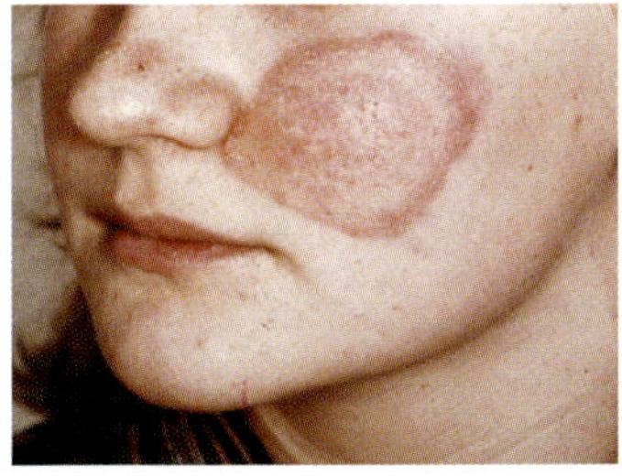

Lokalisation Wange
Erscheinungsbild Ringförmiger Herd mit peripher gerötetem und schuppendem Randwall. Zentral abgeblasstes Areal und eine zweite innen liegende, blassrote Ringstruktur.

Ähnliche Krankheitsbilder
- Ekzem.
- Fixes Arzneimittelexanthem.
- Lupus erythematodes der Haut (▸ Kap. 7.49).
- Erythema anulare centrifugum.
- Erythema chronicum migrans (▸ Kap. 7.40).

Kommentar Durch Dermatophyten (Fadenpilze) verursachte Infektion der Haut, die sich von zentral nach peripher ausbreitet. Der gerötete äußere Ring entspricht dem aktiven Herd, die zentrale Verblassung einer Abheilung. Der innen liegende Ring entspricht einer weiteren Ausbreitung eines aktiven Herds vom Zentrum ausgehend. Es empfiehlt sich eine Pilztypisierung mittels Nativpräparat und Pilzkultur. Die Entnahme erfolgt aus Schuppen des aktiven Randwalls. Ergibt die Kultur einen zoophilen Pilz (Hauptwirt Tier), sollten die Haustiere mit untersucht und ebenfalls behandelt werden.

Therapie

- Lokal: 4–7 Wochen 2 × täglich, z. B. mit Ciclopiroxolamin, Azolen oder Tolnaftat in Creme oder Salbe.
- Systemisch: bei ausgedehnten Befunden, wie in diesem Fall, Kombination mit systemischen Antimykotika. Dauer der p. o. Behandlung 26 Wochen: Griseofulvin (mikronisiert) 2 × 250 mg pro Tag; Fluconazol 1–2 mg/kg Körpergewicht pro Tag; Itraconazol 2 × 200 mg pro Tag, Terbinafin 1 × 250 mg pro Tag.

7.13 Tinea barbae (tiefe Trichophytie)

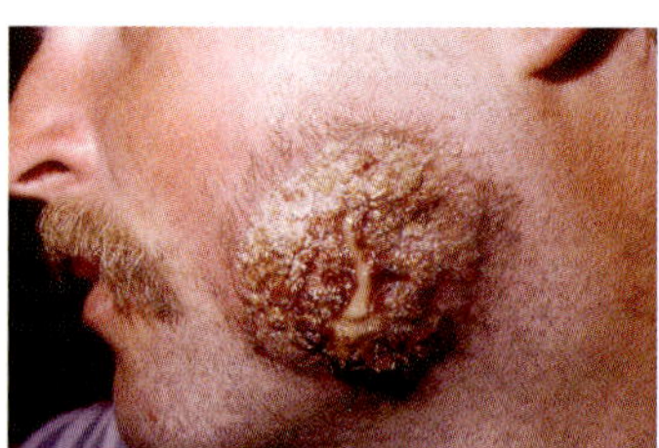

Lokalisation Wange
Erscheinungsbild Umschriebene, stark entzündliche, fast kreisrunde Hautveränderung, einhergehend mit einer ausgeprägten Verdickung der Haut. Es finden sich an die Follikel gebundene eitrige Abszesse, die Haare lassen sich leicht herausziehen. Die Lymphknoten am Hals sind meist verdickt.

Ähnliche Krankheitsbilder

- Pyodermie (▶ Kap. 7.11).
- Tumor.

Kommentar Oft kommt es zu Verwechslungen mit einer primär bakteriellen Infektion, da viel Eiter gebildet wird. Primär liegt aber eine Pilzinfektion vor, bei der es allerdings leicht zu einer sekundären bakteriellen Superinfektion kommen kann. Die Pilzelemente wandern längs der Barthaare in die Tiefe und bewirken so eine tief liegende Infektion der Haut. Daher reicht auch eine alleinige topische Therapie nicht mehr aus, da die Wirkstoffe nicht so tief eindringen können. Eine systemische antimykotische Therapie ist unumgänglich.

Therapie

- Systemisch: Antimykotika wie Griseofulvin (mikronisiert) 2 × 250 mg pro Tag, Fluconazol 1–2 mg/kg Körpergewicht pro Tag, Itraconazol 2 × 200 mg pro Tag, Terbinafin 1 × 250 mg pro Tag. Dauer der Behandlung 4–7 Wochen.
- Lokal: ergänzend Ciclopiroxolamin und Triphenylmethanfarbstoffe.

7.14 Candidose

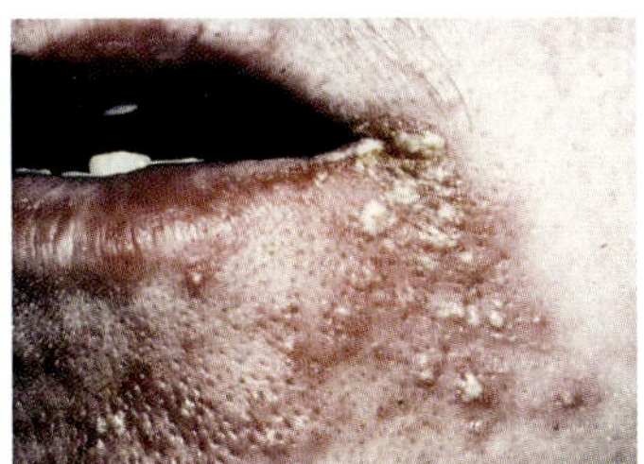

Lokalisation Mund/Kinn
Erscheinungsbild Erythematöse, entzündlich geschwollene Haut mit Pusteln, Schuppen und Krusten. Brennen und Juckreiz.

Ähnliche Krankheitsbilder

- Follikulitis, Pyodermie (▸ Kap. 7.11).
- Herpes labialis/simplex (▸ Kap. 7.6).
- Akne papulopustulosa (▸ Kap. 7.22).
- Rosacea papulopustulosa (▸ Kap. 7.26).
- Periorale Dermatitis (▸ Kap. 7.28).

Kommentar In der Regel durch *Candida albicans* hervorgerufene Infektion infolge einer Störung der Immunabwehr bei Diabetikern, Tumorerkrankten, Einnahme von Immunsuppressiva oder Antibiotika. Der saprophytäre Hefepilz kann unter begünstigenden Umständen aus seiner nicht pathogenen Sprossform, in der er beim Menschen häufig auf Haut und Schleimhäuten anzutreffen ist, in die pathogene Myzelform auswachsen und zu Entzündungen führen. Dies geschieht insbesondere, wenn ein feuchtwarmes Klima vorherrscht und das normale Gleichgewicht der Hautkeimflora, z. B. durch Antibiotika oder Glucocorticoide, gestört wird.

Therapie

- Lokal: 2–3 x/Tag über ca. 2–3 Wochen: Zinkpaste mit Nystatin, Natamycin oder Azolen; Triphenylmethanfarbstoffe.
- Allgemeine Maßnahmen: Provokationsfaktoren ausschalten. Vorbeugung durch Trinken von Kefir, das mit seinen Hefepilzkulturen die pathogenen Candida-Stämme im Darm vertreibt. Ballaststoffreiche Nahrung. Meiden von raffiniertem Zucker und Weißmehlprodukten.

7.15 Seborrhoisches Ekzem

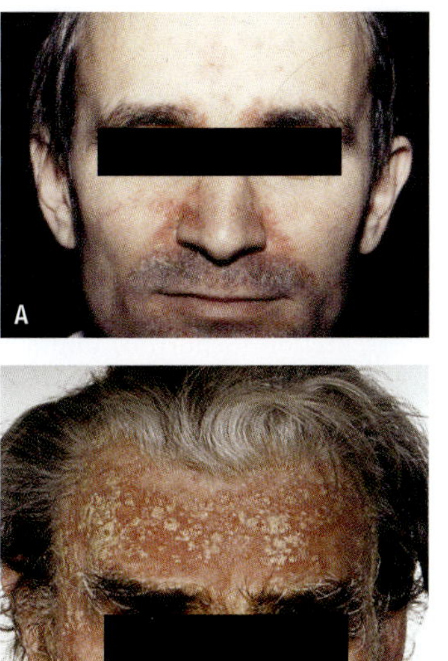

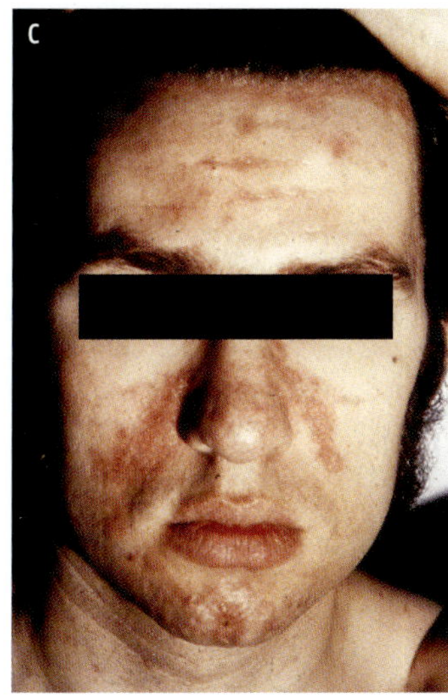

Lokalisation Gesicht

Symptome **A + C** Im zentralen Stirnbereich, an den Augenbrauen und in der Nasolabialfalte, aber auch am Stirn-Haaranstz und oft in den Ohren, treten fettig-gelbliche, kleieförmige Schuppen auf scharf begrenztem Erythem auf. Vereinzelt erkennt man, dass die Rötungen follikulär betont sind. **B** Maximalvariante. Erythematöse Plaques, die mit fettig gelben Schuppen belegt sind.

Ähnliche Krankheitsbilder

- Psoriasis vulgaris (▸Kap. 1.3, ▸Kap. 4.2).
- Atopische Dermatitis (▸Kap. 7.17 und ▸Kap. 7.18).
- Kontaktekzem (▸Kap. 4.8).
- Rosazea (▸Kap. 7.26).
- Periorale Dermatitis (▸Kap. 7.28).

Kommentar Häufig befallen sind auch behaarter Kopf, Ohren und die Schweißrinne an Brust und Rücken. Hier sollte man also auch explizit nach Rötungen und Pickeln in Brustmitte oder am Rücken fragen. Ursächlich vermutet man verstärkte Talgsekretion (Seborrhö) und ein Aussprossen der Saprophyten *Malassezia* sp. *globosa* und *furfur*, syn. *Pityrosporum ovale,* die zur physiologischen Flora des Talgdrüsenfollikels gehören. Es ist ein Sprosspilz, der erst durch Auswachsen in seine Myzelform zu entzündlichen Hautreaktionen führt. *Malassezia globosa* soll wesentlich häufiger als *Malassezia furfur* vorkommen: Dieser Stamm bildet mehr als 50 Enzyme, darunter 14 Lipasen. Da der Hefepilz keine eigene Fettsäuresynthese betreiben kann, ist er vom Hautfett des Menschen abhängig. Lipophile Hefen spalten die Triglyceride im Talg (Sebum) in die Bestandteile Glycerin und freie Fettsäuren auf. Ein Teil (gesättigte Fettsäuren) wird von *Malassezia* verstoffwechselt, der andere Teil (ungesättigte Fettsäuren) gelangt in die tieferen Epidermisschichten und führt dort zu Hautreizungen, die als Ekzem mit Rötung und Schuppung klinisch sichtbar werden.

Therapie

- Lokal: Antimykotika: Azole, Ciclopiroxolamin; Dithranol 0,05 %; Glucocorticoide in der entzündlichen Anfangsphase, alternativ Pimecrolimus; begleitend sollte auch immer der Kopf als *Malassezia*-Reservoir mitbehandlet werden; die in Form von Shampoos oder Lösungen mit Ketoconazol, Ciclopiroxolamin, Selendisulfid, Dipyrithion, Piroctonolamin.
- In schweren Fällen eigenen sich auch systemische Mittel gegen Seborrhö wie antiandrogene Kontrazeptiva oder auch Isotretinoin (Vorsicht bei Frauen auf Kontrazeption achten, embryotoxisch) in der

Kurzzeittherapie über 6 Monate in hohen Dosen oder in der Dauertherapie in niedrigen Dosen.

7.16 Milchschorf

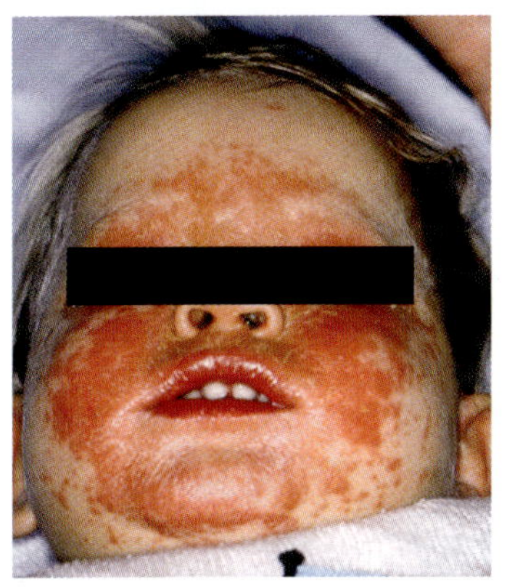

Lokalisation Gesicht
Erscheinungsbild Zentrofazial betonte, erythematös schuppende Herde bei einem Kleinkind. An den Augenrändern erkennt man große gelbliche Schuppen. Es finden sich einzelne Streupapeln im Randbereich der großflächigen Plaques. Ausgeprägter Juckreiz, Spannungsgefühl.

Ähnliche Krankheitsbilder

- Seborrhoisches Ekzem, das deutlich weniger juckt.

Kommentar Eine besonders exsudative Form der Neurodermitis, die wegen der heftigen Entzündung mit Nässen einhergeht und zu Krusten führen kann (▸Kap. 7.19). Nicht mit Gneis zu verwechseln. Betroffen sind nur Säuglinge und Kleinkinder.

Therapie

- Lokal: Harnstoffcremes 2 × täglich; milde, nicht halogenierte Glucocorticoide 1–2 × täglich; Präparationen mit Sheabutter und lamellären hautähnlichen Lipiden (Derma-Membran-Struktur/Pflege). Bei gleichzeitigem Kopfhautbefall: Öle und Ölmischungen, um die Schuppen abzuweichen.
- Allgemeine Maßnahmen: Antihistaminika bei Juckreiz; potenzielle Allergene meiden.

7.17 Atopisches Ekzem (Neurodermitis)

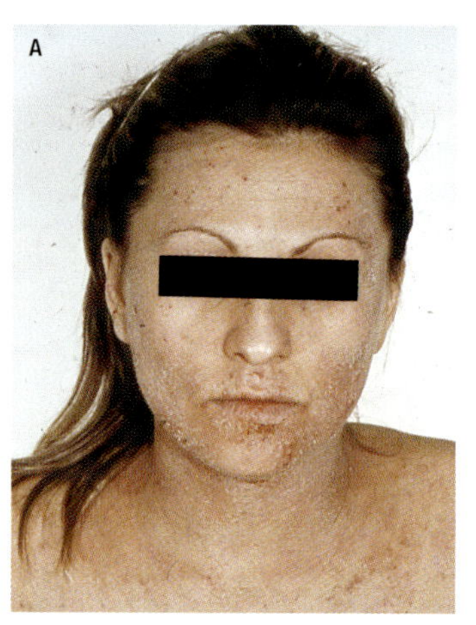

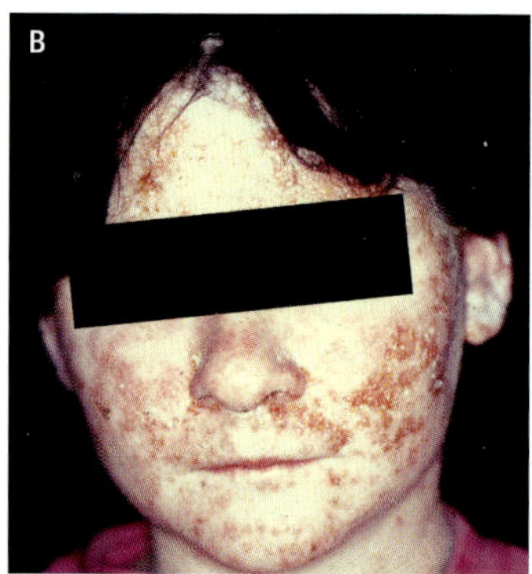

Lokalisation Gesicht, Hals
Symptome An den luft- und lichtexponierten Arealen von Gesicht, Hals, Dekolletee zeigen sich erythematöse Papeln, Schuppung, gelbliche Krusten und Exkoriationen (Kratzeffekte) sowie trockene, rissige Lippen **A**. Bei diesem Patienten **B** finden sich ausgedehnte erythematös-gelbliche Krusten. Nässen und Krustenbildung sind Ausdruck eines akuten Ekzemschubs, die gelbliche Färbung spricht für eine bakterielle Superinfektion mit Staphylokokken.

Ähnliche Krankheitsbilder

- Periorale Dermatits (▶ Kap. 7.28).
- Kontaktdermatitis (▶ Kap. 4.8).

Kommentar Es handelt sich um eine chronische oder chronisch-rezidivierende Erkrankung mit genetischer Prädisposition für die Entwicklung von Allergien und einer reduzierten Erregerabwehr. Sie geht mit leicht irritierbarer, trockener Haut, Ekzemen und Juckreiz, Pollinosis, allergischer Rhinokonjunktivitis und Asthma bronchiale allergicum oder Nahrungsmittelallergien einher. Entsprechend der genetischen Determinierung ist die Familienanamnese für Allergien meist positiv. Die Erregerabwehr der atopischen Haut ist herabgesetzt, sie ist verstärkt mit Staphylokokken besiedelt und neigt zu bakteriellen, aber auch viralen und mykotischen Superinfektionen. Staphylokokken produzieren Toxine, welche gleichzeitig als sog. Superantigene wirken und eine pathologische Immunantwort auslösen. Ein Ekzem wird so getriggert oder zusätzlich verschlechtert.

Therapie

- Lokal: Harnstoffsalben; Fettsalben; Glucocorticoide; Calcineurin-Inhibitoren Pimecrolimus, Tacrolimus; Antiseptika.
- Systemisch: Antihistaminika; Antibiotika; UV-Strahlentherapie; Hyposensibilisierung; Glucocorticoide oder andere Immunsuppressiva.
- Allgemeine Maßnahmen: Stabiliserung der Hautschutzbarriere durch rückfettende und Barriere regenerierende Cremes, Salben oder Lipolotionen. Als besonders gut verträglich gelten Zubereitungen aus lamellär geschichteten hautähnlichen Lipiden, teilweise erhältlich mit antibakteriell wirksamem Mikrosilber. Diese Cremes nennt man auch Dermamembranstruktur Cremes bzw. Cremes mit hautverwandten Lipiden. Sie sind ohne Duftstoffe, Konservierungsstoffe und Emulgatoren erhältlich. Aber auch milde klassische Öl-in-Wasser-Emulsionen und Lipolotionen sind zur Barrierestabilisierung geeignet. Mineralöle in zu großen Konzentrationen führen allerdings zu einem Okklusiveffekt, der oft als unangenehm und schwitzig beschreiben wird.

- Meidung von Allergenen und Irritanzien (häufiger Wasserkontakt, Chemikalien, Detergenzien, Wolle, Kosmetika, Schweiß); Meidung von Inhalationsallergenen (ermittelbar durch Allergietests); bei Nahrungsmittelunverträglichkeiten entsprechende Diät; Behandlung chronisch-bakterieller Infekte im Hals-Nasen-Ohrenbereich, da sie als Trigger-Faktor gelten.

7.18 Atopisches Ekzem mit chronischen Veränderungen (syn. Neurodermitis)

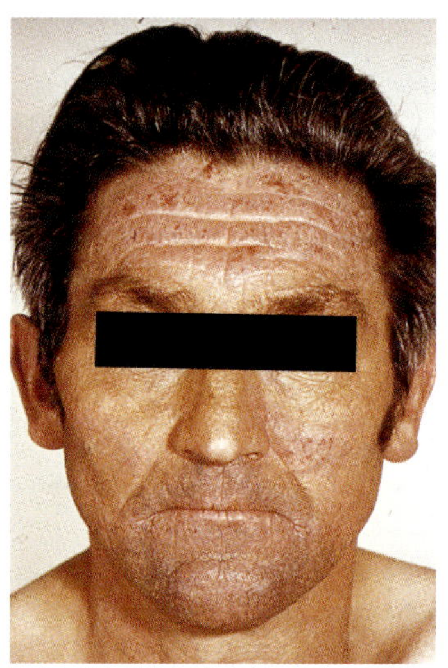

Lokalisation Gesicht
Erscheinungsbild Im Gesicht, besonders an der Stirn, findet sich eine trockene, leicht schuppende Haut mit verdickten Hautfalten (Lichenifikation) und mit blutigen Krusten. Die lateral ausgedünnten Augenbrauen sind ein typisches Charakteristikum für die zugrunde liegende atopische Diathese. Es besteht chronischer Juckreiz.

Ähnliche Krankheitsbilder

- Aktinisches Retikuloid: bei chronischer entzündliche Hauterkrankung UV-Exposition und verstärkter Lichtempfindlichkeit auftretende chronisch-entzündliche Hauterkrankung
- Kontaktekzem (▸ Kap. 4.8).
- Psoriasis vulgaris (▸ Kap. 1.3, ▸ Kap. 4.2).

Kommentar Die Lichenifikation (Hautverdickung mit Infiltration durch Entzündungszellen) weist auf chronisch entzündete Haut mit einhergehendem Juckreiz hin. Die Auslöser sind in erster Linie Aeroallergene und Irritanzien, die die exponierte Gesichtshaut bei gleichzeitig bestehender genetischer Prädiposition (atopische Diathese) reizen. Die Haut des Neurodermitikers ist in erhöhtem Maße mit Staphylokokken besiedelt, die Keimdichte kann bis zu 106 Keime pro cm^2 betragen. Die Staphylokokken produzieren Toxine, die als sogenannte Superantigene wirken und eine pathologische Immunantwort auslösen, was zu einer Verschlechterung des Ekzems führt.

Therapie

- Lokal: Harnstoffsalben und Fettsalben im chronischen Stadium, Präparationen mit Sheabutter und lamellären hautähnlichen Lipiden (Derma-Membran-Struktur/Pflege); Lösungen, feuchte Umschläge, Lipolotionen; O/W-Grundlagen im akuten Stadium, Glucocorticoide; Calcineurin-Inhibitoren; Antiseptika.
- Systemisch: Antihistaminika; Antibiotika; UV-Strahlentherapie; Hyposensibilisierung; Glucocorticoide oder andere Immunsuppressiva.
- Allgemeine Maßnahmen: Allergene und Irritanzien meiden (▸ Kap. 7.17).

7.19 Atopisches Ekzem des Kleinkinds (Neurodermitis)

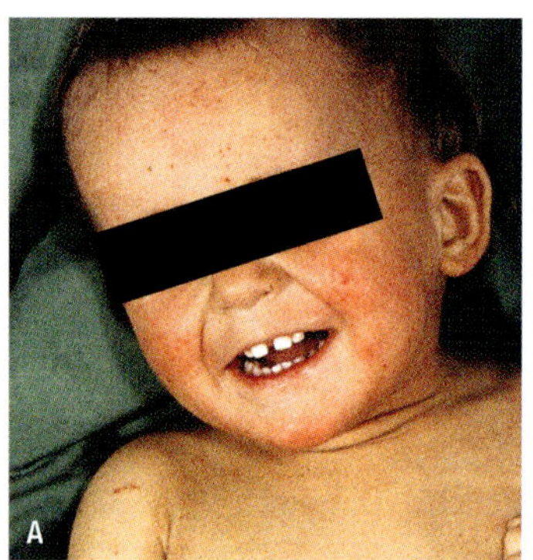

A

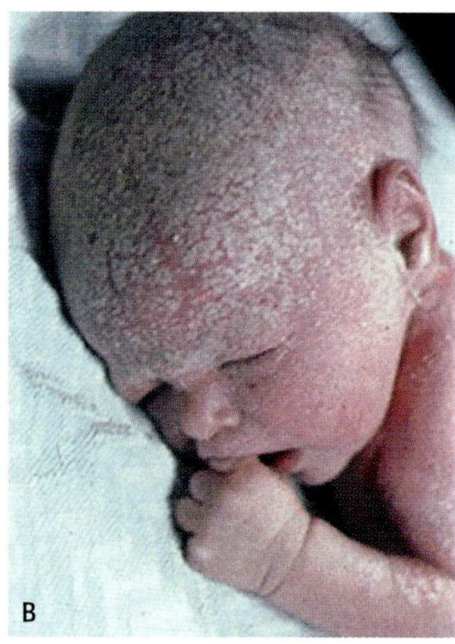

B

Lokalisation Gesicht

Erscheinungsbild Im Gesicht erkennt man fleckige, unscharf begrenzte Erytheme mit Schuppen, die wie gekochte Milch aussehen. Es besteht starker Juckreiz. Das Kind weint viel und trinkt schlecht.

Ähnliche Krankheitsbilder

- Seborrhoisches Ekzem (▸ Kap. 7.15).
- Kontaktekzem (▸ Kap. 4.8).

Kommentar Es handelt sich um ein Kind mit atopischer Diathese,das auf typische Neurodermitis-Triggerfaktoren mit Hautekzemen reagiert. Triggerfaktoren sind:

- Nahrungsmittelallergien, gehäuft durch Eier, Milcheiweiß, Nüsse, Fisch, Zitrusfrüchte, Soja.
- Bakterielle Infekte mit bakteriellen Superantigenen.
- Irritanzien, wie trockene Luft, Wasser, Reinigungsmittel, Wolle.

- Aeroallergene, wie Pollen, Tierhaare, Hausstaubmilben.
- Psychische Stresssituation.

Milchschorf ist eine sehr typische ekzematöse Erscheinung im Gesicht des kleinen Kindes und wird oft mit Gneis verwechselt, obwohl Gneis völlig anders aussieht. Gneis ist eine umschriebene Ansammlung von fettigen gelblichen Schuppenkrusten auf dem noch sehr schwach behaarten Kopf des Säuglings, ohne Entzündungszeichen (Rötung usw.). Gneis ist völlig harmlos – man braucht die Krusten nur mit Öl oder Oleogelen abzuweichen und auszukämmen.

Therapie

- Lokal: Harnstoffsalben und Fettsalben; Präparationen mit Sheabutter und lamellären hautähnlichen Lipiden (Derma-Membran-Struktur-Pflege). Glucocorticoid-Cremes und -Salben; Calcineurin-Inhibitoren; Antiseptika, z. B. Eosinlösung.
- Allgemeine Maßnahmen: Meiden von verschlechternden Nahrungsmitteln, Allergenen und Irritanzien.

7.20 Fazies atopica

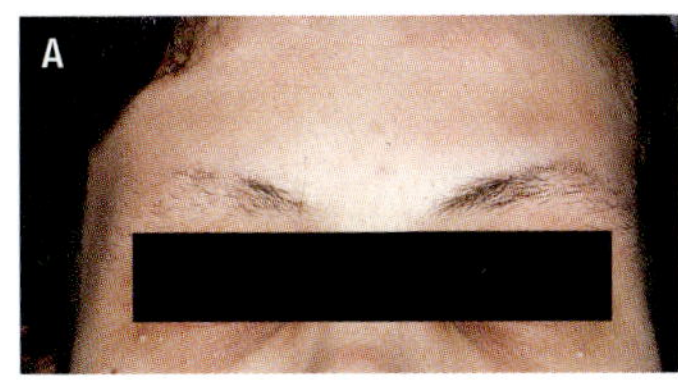

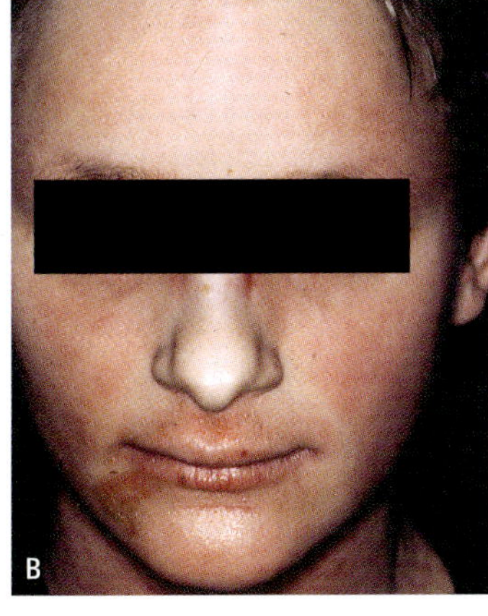

Lokalisation Gesicht
Symptome Hier finden sich mehrere typische Veränderungen auf einem Bild: diffuse unscharf begrenzte Rötungen an der Stirn und den Wangen als Ausdruck eines akuten Ekzems, lateral ausgedünnte Augenbrauen (Hertoghe-Zeichen), halonierte (dunkel umrandete) Augen, die eingefallen wirken, und die Dennie-Morgan-Falten (doppelte Unterlidfalten). Nebenbefundlich finden sich bei **A** in typischer Lokalisation ca. 12 mm durchmessende weiße, kugelige Hornzysten (Milien). Die trockenen, ekzematisierten Lippen und die Mundwinkelekzeme (Perleches) bei **B** sind ebenfalls charakteristische Stigmata des Atopikers.

Ähnliche Krankheitsbilder

- Keine.

Kommentar Es handelt sich um charakteristische Zeichen für das Vorliegen einer atopischen Diathese (genetisch determinierte Veranlagung für die Entwicklung von Allergien wie Heuschnupfen, Asthma und Ekzemen). Die Stigmata an sich sind harmlos und verursachen keine Beschwerden. Sie verweisen allerdings auf die bestehende Neurodermitis (atopisches Ekzem). Dabei handelt es sich um eine chronische oder chronisch-rezidivierende Erkrankung, die mit leicht irritierbarer, trockener Haut, Ekzemen, Pollenallergie (Heuschnupfen, allergischer Konjunktivitis und Asthma bronchiale) oder Nahrungsmittelallergien einhergeht. Das chronische Ekzem wird durch Entzündungsinfiltrate in Dermis und Epidermis unterhalten. Die Haut ist verdickt und leicht geschwollen, weshalb die Unterlidfalte deutlich hervortritt. Die lateral ausgedünnten Augenbrauen sind einerseits genetisch angelegt, werden aber andererseits durch chronisches Schaben auf der juckenden Haut ausgedünnt. Entsprechend der genetischen Determinierung sind in der Familie oft Allergien zu finden.

Ein Milium ist eine Keratinretentionszyste. Sie kann durch Anritzen der Epidermis exprimiert werden. Milien sind unabhängig von einer bestehenden Neurodermitis.

Therapie

- Lokal: Lokaltherapie: Harnstoffsalben; Fettsalben; Glucocorticoide; Calcineurin-Inhibitoren; Antiseptika; UVA-, UVB-Strahlentherapie.
- Systemisch: Antihistaminika; Antibiotika; Hyposensibilisierung; in ausgeprägten Fällen Glucocorticoide, Immunsuppressiva.
- Allgemeine Maßnahmen: Die Hautschutzbarriere mit ihren Epidermis Lipiden sollte stabilisiert, geschützt und repariert werden. Dies geschieht mit regelmäßiger Pflege und Meidung von Irritanzien (häufiger Wasserkontakt, Chemikalien, Detergenzien, Wolle, Kosmetika, Schweiß); zur Pflege eignen sich Präparationen mit Sheabutter und lamellären hautähnlichen Lipiden (Derma-Membran-Struktur-Pflege), Kakaobutter, Kleie und Hafer. Meidung von Inhalationsallergenen (ermittelbar durch Allergietests); bei Nahrungsmittelunverträglichkeiten entsprechende Diät; Behandlung chronisch-bakterieller Infekte im Hals-Nasen-Ohrenbereich, da sie als Triggerfaktor gelten.

7.21 Acne conglobata

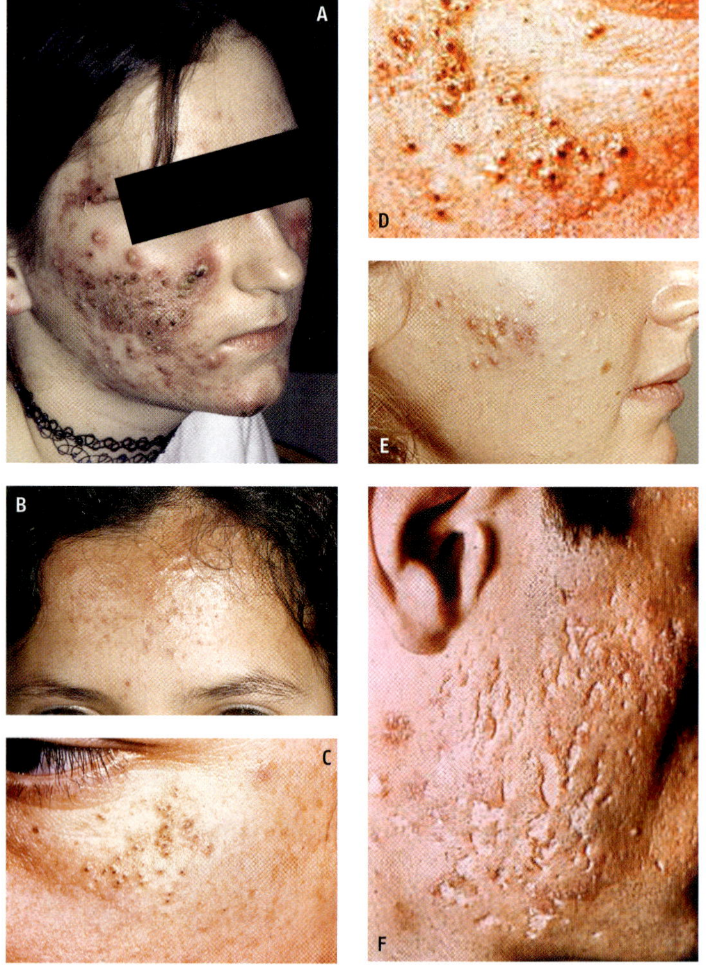

Lokalisation Gesicht

Symptome Auf Wangen, Schläfen und Kinn, geringer auf der Stirn, finden sich stark entzündliche Knoten und Pusteln, die an den Wangen zu entzündlichen Plaques konfluieren. Bei genauem Hinsehen finden sich im Bereich von Nase und Stirn geschlossene (**B**, **E**) und offene (**C**, **D**) Komedonen (Mitesser). Die Gesichtshaut glänzt durch vermehrte Talgproduktion (Seborrhö). Tief entzündliche Knoten heilen unter Ausbildung von Narben ab (sichtbar am Kinn).

Ähnliche Krankheitsbilder

- Rosazea (▸ Kap. 7.27): Auch hier gibt es Papeln, Pusteln und Knoten, jedoch niemals Mitesser!
- Furunkulose.
- Periorale Dermatitis (▸ Kap. 7.28).

Kommentar Die Akne kann unterschiedlich schwer ausgeprägt sein.

Die mildeste Form ist die Acne comedonica, die häufig am Anfang der Pubertät beobachtet wird und ohne Entzündungen verläuft. Acne papulopustulosa kann mild und schwer verlaufen – mit Übergang in Acne nodulocystica und Acne conglobata. Diese stellen die Formen mit den schwersten Entzündungen dar und führen zu verunstaltenden Narben, Fisteln und Keloiden (Wulstnarben). Neben dem Gesicht können alle talgdrüsenreichen Areale befallen werden: Brust, Schultern und Rücken. Zugrunde liegen eine übermäßige Verhornung der Talgdrüsenausführungsgänge, übermäßige Talgsekretion (Seborrhö), mikrobielle Hyperkolonisation (mit *Propionibacterium acnes)* sowie immunologische Entzündungsvorgänge. Die Akne ist eine Erkrankung der Talgdrüse, die reichlich mit Androgenrezeptoren ausgestattet ist. Das Auftreten von Akne steht im direkten Zusammenhang mit dem Anstieg von Androgenen im männlichen und weiblichen Organismus während der Pubertät, dem Hauptausbruchszeitpunkt der Akne. Sie kann sich aber auch im Erwachsenenalter manifestieren (Spätakne). Triggerfaktoren sind Stress mit erhöhtem Cortisolspiegel, Überpflege mit Poren verlegenden Fetten (Kosmetikakne), Milchkonsum (über 400 ml bei Kindern und 250 ml bei

Erwachsenen) hyperglykämische Nahrung wie Weißmehlprodukte, Alkohol, Süßigkeiten. Diese Nahrungsmittel setzen Insulin like growth factor frei. Diese stimulieren Talgdrüsen und begünstigen weitere Zivilisationskrankheiten wie Herz-Kreislauf-Erkrankungen, Übergewicht und Krebs. Ebenso verschlechtert sich die Akne durch Rauchen.
Im Gegensatz zu ähnlichen Krankheitsbildern findet man bei der Akne immer Komedonen.

Therapie

- Lokal: Benzoylperoxid (BPO); Azelainsäure; Retinoide: Tretinoin, Isotretinoin, Adapalen; Antibiotika (zeitlich begrenzt): Erythromycin, Clindamycin, Tetracyclin; Fruchtsäure – und mechanische Peelings; besonders wirksam sind in der topischen Therapie die festen Kombinationen aus Clindamycin mit BPO oder Adapalen mit BPO.
- Systemisch: Antibiotika: Tetracycline, Minocyclin; Retinoide: Isotretinoin; bei Frauen ist Isotretinoin riskant, es wirkt teratogen und darf nur bei hundertprozentiger Kontrazeption verabreicht werden. Kontrazeptiva mit antiandrogener Wirkung: Cyproteronacetat, Chlormadinonacetat, Dienogest, Drospirenon.

Praxistipp Die Unterscheidung der Akne von ähnlichen Erkrankungen gelingt leicht: Nur bei der Akne findet man Mitesser!

- Bei Frauen mit sehr schweren Akneformen sind eine Untersuchung der Sexualhormone und ein Ultraschall der Eierstöcke sinnvoll, um eine organische Störung auszuschließen. Bei Frauen ist die Kombination Seborrhö, Akne, verstärkter Haarwuchs im Gesicht, um die Burstwarzen, im Bereich der Mittellinie unter dem Nabel oder an anderen Körperstellen ein möglicher Hinweis auf polycystische Ovarien oder andere endokrinologische Erkrankungen („SAHA-Syndrom“: Seborrhö, Akne, Hirsutismus, androgentisches Alopezie-Syndrom).
- Überdosierte Vitamin-B-Präparate, auch in Fitnessshakes enthalten, können Akne hervorrufen. Sie sollten abgesetzt werden.
- Bei Sportlern sollte man nach der Einnahme von Anabolika fragen, sie verursachen schwere Akne.

- Stress verschlechtert Akne, weil es über Verschiebung des Hormongleichgewichts zum Anstieg männlicher Hormone bei gleichzeitiger Cortisolerhöhung kommt.

7.22 Acne papulopustulosa

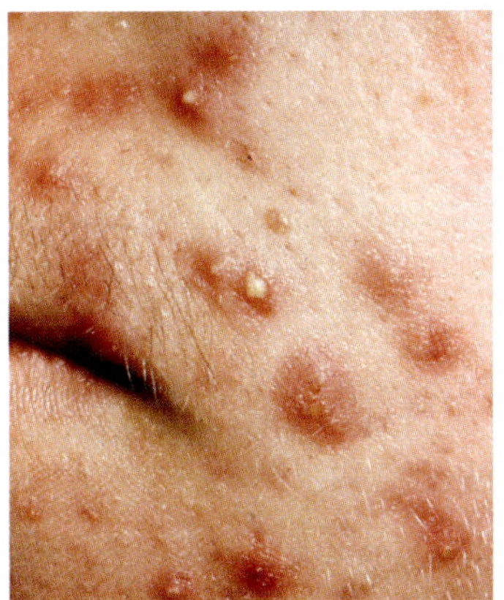

7

Lokalisation Gesicht

Erscheinungsbild Entzündlich gerötete Papeln und Pusteln, feine Närbchen.

Ähnliche Krankheitsbilder

- Rosazea (▶Kap. 7.27): Auch hier gibt es Papeln, Pusteln und Knoten, jedoch niemals Mitesser!
- Periorale Dermatitis (▶Kap. 7.28).

Kommentar Siehe ▶Kap. 7.21 und ▶Kap. 7.23.

Therapie

- Lokal: Benzoylperoxid; Azelainsäure; Retinoide: Tretinoin, Isotretinoin, Adapalen; Antibiotika (nur eine begrenzte Zeit lang): Erythromycin, Clindamycin, Tetracyclin; Fruchtsäure- und mechanische Pee-

lings; besonders wirksam sind in der topischen Therapie die festen Kombinationen aus Clindamycin mit BPO oder Adapalen mit BPO.
- Systemisch: Antibiotika: Tetracycline, Minocyclin; Retinoide: Isotretinoin; bei Frauen ist Isotretinoin riskant, es wirkt teratogen und darf nur bei hundertprozentiger Kontrazeption verabreicht werden. Kontrazeptiva mit antiandrogener Wirkung: Cyproteronacetat, Chlormadinonacetat, Dienogest, Drospirenon.

Praxistipp Die Unterscheidung der Akne von ähnlichen Erkrankungen gelingt leicht: Nur bei der Akne findet man Mitesser!
- Bei Frauen mit sehr schweren Akneformen sind eine Untersuchung der Sexualhormone und ein Ultraschall der Eierstöcke sinnvoll, um eine organische Störung auszuschließen. Bei Frauen ist die Kombination Seborrhö, Akne, verstärkter Haarwuchs im Gesicht, um die Brustwarzen, im Bereich der Mittellinie unter dem Nabel oder an anderen Körperstellen ein möglicher Hinweis auf polycystische Ovarien oder andere endokrinologische Erkrankungen („SAHA-Syndrom“: Seborrhö, Akne, Hirsutismus, androgentisches Alopezie-Syndrom).
- Überdosierte Vitamin-B-Präparate können Akne hervorrufen. Sie sollten abgesetzt werden.
- Bei Sportlern sollte man nach der Einnahme von Anabolika fragen, sie verursachen schwere Akne.
- Stress verschlechtert Akne weil es über Verschiebung des Hormongleichgewichts zum Anstieg männlicher Hormone bei gleichzeitiger Cortisolerhöhung kommt.

7.23 Aknezyste

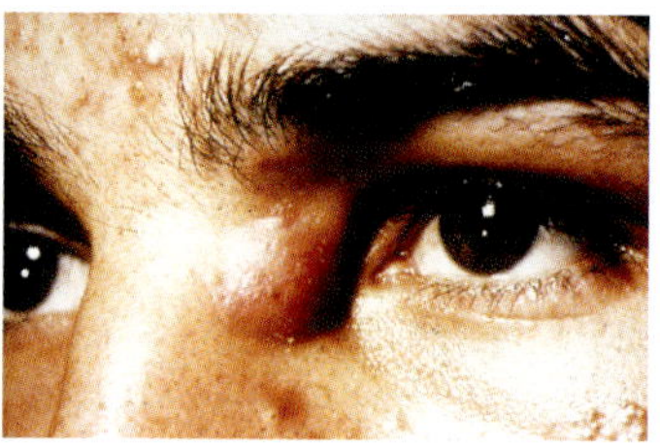

Lokalisation Augeninnenwinkel
Erscheinungsbild In der Tiefe der Haut gelegener zystischer Knoten mit entzündlicher Rötung. An Stirn und Nase befinden sich außerdem erythematöse Papeln und eine Pustel sowie offene Komedonen (Mitesser).

Ähnliche Krankheitsbilder

- Rosazea (▶ Kap. 7.27): Kann ebenfalls Papeln, Pusteln und Zysten hervorrufen, geht allerdings nicht mit Komedonen einher.
- Subkutanes Hämangiom: Ist meist schon beim Neugeborenen vorhanden, nicht schmerzhaft, nicht entzündlich, blau durch die Haut schimmernd.

Kommentar Es handelt sich um die schwerste Form der Akne: Acne nodulocystica. Sie heilt unter Hinterlassung von Narben ab und sollte daher rasch systemisch behandelt werden. Acne vulgaris kann unterschiedlich schwer ausgeprägt sein. Die mildeste Form ist die Acne comedonica, die häufig am Anfang der Pubertät beobachtet wird und ohne schwere Entzündungen verläuft. Acne papulopustulosa kann mild und schwer verlaufen, Acne nodulocystica und Acne conglobata stellen die Formen mit den schwersten Entzündungen dar und führen zu verunstaltenden Narben, Fisteln und Keloiden (Wulstnarben). Neben dem Gesicht können alle talgdrüsenreichen Areale befallen werden: Brust, Schultern und Rücken. Zugrunde liegen eine übermäßige Verhornung der Talgdrüsenfollikel, übermäßige Talgsekretion (Seborrhö), mikrobielle Hyperkolonisation (mit *Propionibacterium acnes)* sowie immunologisch noch nicht völlig erschlossene Entzündungsvorgänge. Die Akne ist eine Erkrankung der Talgdrüse, die reichlich mit Androgenrezeptoren ausgestattet ist. Das Auftreten von Akne steht im direkten Zusammenhang mit dem Anstieg von Androgenen im männlichen und weiblichen Organismus während der Pubertät, dem Hauptausbruchszeitpunkt der Akne. Sie kann sich aber auch im Erwachsenenalter manifestieren (Spätakne). Triggerfaktoren sind Stress mit erhöhtem Cortisolspiegel, Überpflege mit Poren verlegenden Fetten (Kosmetikakne), Milchkonsum (über 400 ml bei Kindern und 150–250 ml bei Erwachsenen) hyperglykämische Nahrung wie Weißmehlprodukte, Alkohol, Süßigkeiten. Diese Nahrungsmittel setzten Insulin like growth factor frei. Die stimulieren Talgdrüsen und begünstigen weitere Zivilisationskrankheiten wie Herz-Kreislauf-Erkrankungen Übergewicht und Krebs. Ebenso verschlechtert sich die Akne durch Rauchen.

Im Gegensatz zu ähnlichen Krankheitsbildern findet man bei der Akne immer Komedonen.

Therapie

- Systemisch: Antibiotika: Tetracycline, Minocyclin; Retinoide: Isotretinoin; Bei Frauen ist Isotretinoin riskant, es wirkt teratogen und darf nur bei hundertprozentiger Kontrazeption verabreicht werden. Kontrazeptiva mit antiandrogener Wirkung: Cyproteronacetat, Chlormadinonacetat, Dienogest, Drospirenon.
- Zur Ergänzung, lokal: Benzoylperoxid; Azelainsäure; Retinoide: Tretinoin, Isotretinoin, Adapalen; Antibiotika (nur begrenzte Zeit): Erythromycin, Clindamycin, Tetracyclin; Fruchtsäure- und mechanische Peelings. Besonders wirksam sind in der topischen Therapie die festen Kombinationen aus Clindamycin mit BPO oder Adapalen mit BPO.

Praxistipp Lokale Retinoide werden nicht nennenswert in den Blutkreislauf resorbiert, dennoch sollte bei Kinderwunsch und in der Schwangerschaft zur Sicherheit darauf verzichtet werden. Systemische Retinoide sind äußerst teratogen.

- Die Unterscheidung der Akne von ähnlichen Erkrankungen gelingt leicht: Nur bei der Akne findet man Mitesser!
- Bei Frauen mit sehr schweren Akneformen sind manchmal eine Untersuchung der Sexualhormone und ein Ultraschall der Eierstöcke sinnvoll, um eine organische Störung auszuschließen. Bei Frauen ist die Kombination Seborrhö, Akne, verstärkter Haarwuchs im Gesicht, um die Burstwarzen, im Bereich der Mittellinie unter dem Nabel oder an anderen Körperstellen ein möglicher Hinweis auf polycystische Ovarien oder andere endokrinologische Erkrankungen („SAHA-Syndrom“: Seborrhö, Akne, Hirsutismus, androgentisches Alopezie-Syndrom).

- Überdosierte Vitamin-B-Präparate (auch in Sportlerdrinks) können Akne hervorrufen. Sie sollten abgesetzt werden.
- Bei Sportlern sollte man nach der Einnahme von Anabolika fragen, sie verursachen schwere Akne.
- Stress verschlechtert Akne weil es über Verschiebung des Hormongleichgewichts zum Anstieg männlicher Hormone bei gleichzeitiger Cortisolerhöhung kommt.

7.24 Acne comedonica

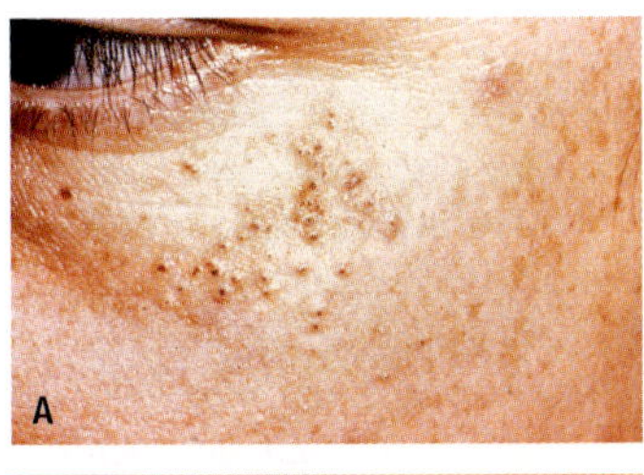

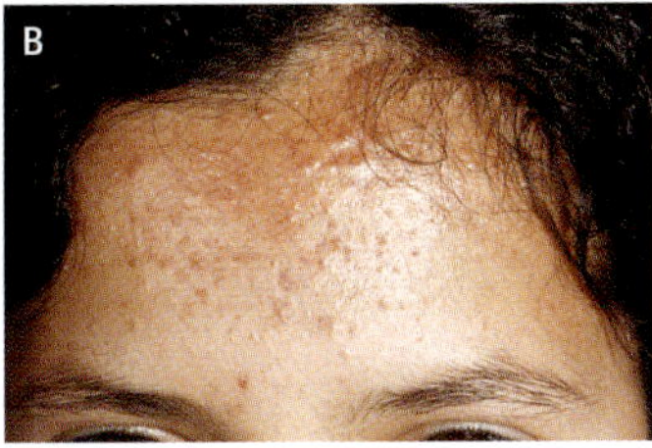

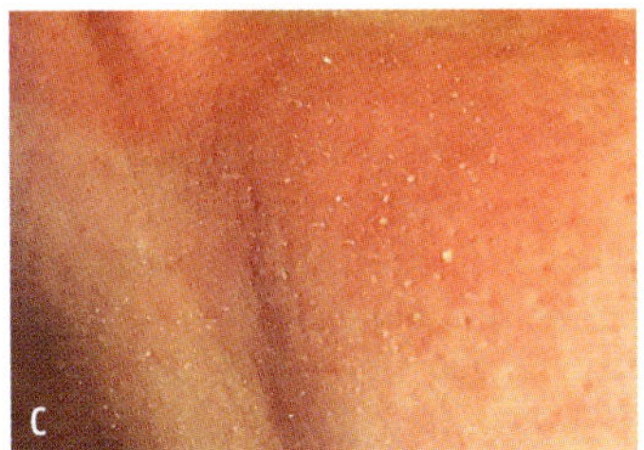

Lokalisation Gesicht

Erscheinungsbild **A** An der Wange befinden sich multiple kleine Papeln (offene Komedonen), die zentral einen schwarzen Pfropf erkennen lassen. **B** An der fettig glänzenden Stirn eines jungen Mädchens befinden sich zahlreiche gelbliche Papeln, die geschlossenen Komedonen entsprechen. Der Inhalt schimmert weiß-gelblich hindurch, ein Pfropf ist allerdings im Gegensatz zum offenen Komedo nicht zu erkennen. **C** Hier erkennt man sehr schön, dass in den Poren Talgfäden ganz physiologisch enthalten sind und mit Vakuum heraussaugbar sind. Dies sind aber keine Mitesser, da hier keine verstärkte Verhornung der Pore dazu kommt. Also, nicht jede ausdrückbare Pore ist ein Mitesser! Dies wird gerade im Bereich der großporigen Nasenhaut oft fälschlicherweise angenommen.

Ähnliche Krankheitsbilder

- Milien: intraepidermale Hornzysten ohne Anschluss an den Talgdrüsen-Haarfollikel, man kann sie nicht ausdrücken.
- Morbus Favre-Racouchot: durch chronischen UV-Lichtschaden hervorgerufene Komedonen und Elastosis cutis an den sog. Sonnenterrassen des Gesichts wie z. B. Jochbeinen, Nase usw.
- Riesenmitesser: Meist einzelne große Komedonen an unterschiedlichen Körperpartien, die Folge einer Mikroverletzung sind, bei der traumatisch Epidermis in tiefere Schichten gestülpt wurde und die nun Horn und Pigment in Mitesserform produzieren.

Kommentar Es handelt sich um die mildeste Form der Acne vulgaris, wie sie meist zu Beginn der Pubertät auftritt. Aus ihr können sich die schwereren, entzündlichen Akneformen entwickeln. Komedonen sind die Leiteffloreszenz der Akne und entstehen primär durch Retentionshyperkeratose (übermäßige Verhornung durch nicht abgestoßene Hornlamellen) im Talgdrüsenausführungsgang mit dadurch gestörtem Abfluss von Talg und weiteren Hornzellen. Die Follikelbakterien *(Propionibacterium acnes)* können sich stärker vermehren und bauen die im Talg enthaltenen Triglyceride zu freien Fettsäuren ab. Die freien Fettsäuren wirken irritierend auf das Follikelepithel und fördern die Follikelentzündung. Sekundär kann der Komedo zu einer entzündlichen Aknepapel oder Pustel heranwachsen. Der Komedoneninhalt besteht aus Talg, abgeschilferten Hornzellen, *Propionibacterium acnes* und Melaninpigment. Letzteres führt zur Schwarzverfärbung der offenen Komedonen, es handelt sich entgegen der weitläufigen Meinung nicht um Schmutz und auch nicht um oxidierten Talg.

Therapie

- Lokal: Die klassische Acne comedonica wird am besten mit topischen Retinoiden wie Tretinoin, Isotretinoin und Adapalen behandelt; Fruchtsäure- und mechanische Peelings. Auch möglich ist Azelainsäure, die allerdings beim Auftragen brennen kann.

Praxistipp Lokale Retinoide wirken nicht sebostatisch, sondern lösen die krankhafte Verhornung der Poren auf. Nur systemische Retinoide wirken gegen die Seborrhö (gesteigerter Talgfluss) durch eine Verkleinerung der Talgdrüsen.

7.25 Chlorakne

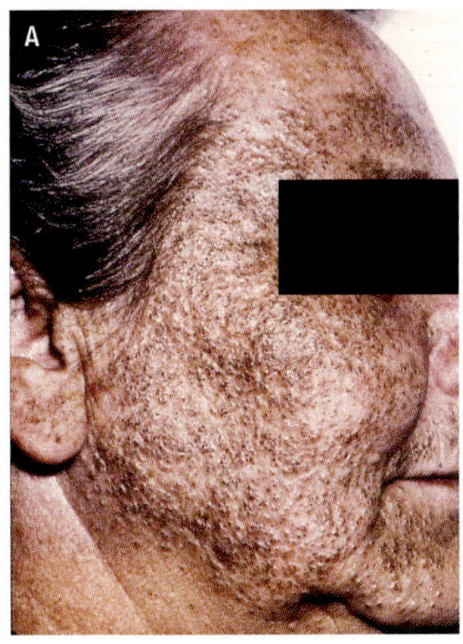

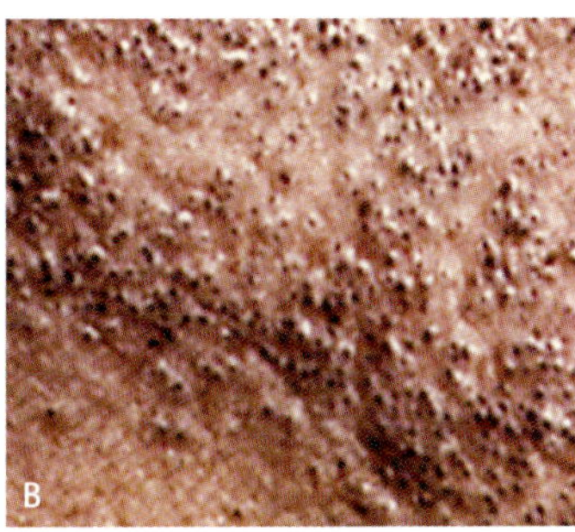

Lokalisation Gesicht
Erscheinungsbild Ausgedehnte offene Komedonen mit dunkel pigmentiertem Hornpfropf.

Ähnliche Krankheitsbilder

- Akne vulgaris (▸ Kap. 7.22).
- Morbus Favre-Racouchot: durch chronischen UV-Lichtschaden hervorgerufene Komedonen und Elastosis cutis an den sog. Sonnenterrassen wie z. B. Jochbeine, Nase usw.

Kommentar Es handelt sich um eine Berufskrankheit, ausgelöst durch Kontakt mit chlorierten Kohlenwasserstoffen. Diese wirken komedogen durch Follikelokklusion, -irritation und übermäßige Follikelverhornung. Auch bei Dioxinvergiftung typisch!

Therapie

- Lokal: Retinoide: Tretinoin, Isotretinoin, Adapalen; Fruchtsäure- und mechanische Peelings.
- Allgemeine Maßnahmen: Meiden der Noxe.

7.26 Rosazea, Schweregrad I

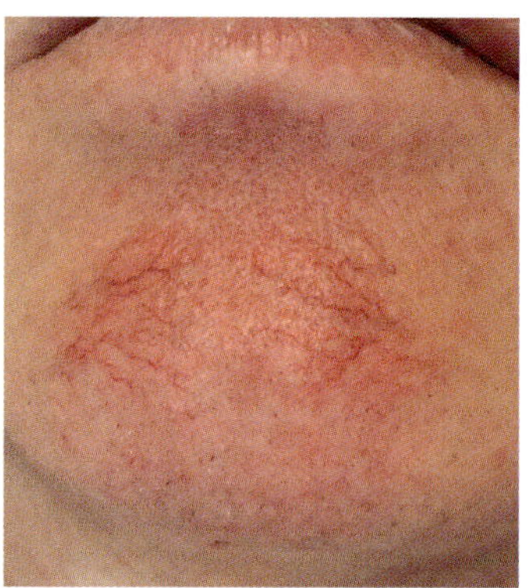

Lokalisation Gesicht

Erscheinungsbild An den konvexen Arealen des Gesichts (Stirn, Wangen, Kinn) mit freigebliebenem Munddreieck und Periorbitalregion finden sich Erytheme und Teleangiektasien und noch keine erythematösen

Papeln. Subjektiv besteht gelegentlich ein Brennen, insbesondere bei raschem Temperaturwechsel. Die im Stadium 2 hinzu kommenden Entzündungen sind nicht unbedingt follikulär gebunden.

Ähnliche Krankheitsbilder

- Akne vulgaris (▸ Kap. 7.22): keine Teleangiektasien, immer Seborrhö, immer Komedonen.
- Periorale Dermatitis (▸ Kap. 7.28 – als Cortisonschaden).

Kommentar Die Rosazea ist eine vermutlich genetisch determinierte Erkrankung, sie zeichnet sich durch eine gestörte Vasomotorik (Störung der Gefäßnerven) aus, geht daher mit Flush (plötzlicher Rötung), Teleangiektasien (auf der Haut sichtbarer Erweiterung kleinster Blutgefäße) und Brenngefühlen einher, letzteres wird auch im Zusammenhang mit dem Neurotransmitter Substanz P gesehen. Substanz P und vermehrte Substanz-P-Rezeptoren können verstärkt bei Rosazeapatienten nachgewiesen werden. Die Betroffenen können unter Seborrhö leiden, sowie an einer Follikulitis durch *Malassezia* sp. oder *Demodex folliculorum*, aber auch unter eher trockener Haut. Des Weiteren ist eine Assoziation mit Magenerkrankungen, z. B. *Helicobacter-pylori*-Gastritis beschrieben. In späteren Stadien kann ein Rhinophym (Knollennase) mit Proliferation von Talgdrüsen sowie Lymphödem der Gesichtshaut eintreten. Die Rosazea wird durch UV-Licht, scharfe Gewürze, Alkohol, Kaffee, Stress verstärkt. Komplikationen sind die Ausbildung von Augenentzündungen mit Konjunktivitis, Iritis, Keratitis, Hordeolum (Gerstenkorn), Chalazion (Hagelkorn), Photophobie und an der Haut lokalisierte fulminante Verläufe mit schweren Entzündungen.

Therapie

- Lokal: Ivermectin-Creme 1 % gegen *Demodex folliculorum*; Metronidazol 2 % in nicht zu fettiger Grundlage als Gel oder Creme, alternativ auch Erythromycin, Tetracyclin, Clindamycin; ichthyolhaltige Externa; Ketoconazol-Creme, Ciclopiroxolamin-Creme bei Nachweis von *Malassezia* sp.

- Symptomatisch bei Gesichtsrötung Brimonidin-Gel, das zu einer mehrstündigen Vasokonstriktion führt.
- Systemisch: Tetracyclin, Doxycyclin, Minocyclin, Erythromycin, Metronidazol über 3 Monate; in der Niedrigdosis-Therapie von 10 mg alle 2–4 Tage; Kontrazeption bei Frauen beachten.
- Bei Teleangiektasien: Farbstofflaser, langgepulster Neodym-Yag-Laser, KTP-Laser.
- Bei Rhinophym: Chirurgische Abtragung, Dermabrasion.
- Allgemein: physikalischer Lichtschutz, nur milde Syndets oder Reinigung mit Wasser allein. Meiden von Alkohol, Kaffee und scharfen Gewürzen, da sie gefäßerweiternd wirken. Stressminderung.
- Ein Therapieversuch mit Prä- und Probiotika ist sinnvoll, um Reizdarmsymptome zu verbessern und Hautentzündungen zu reduzieren.

Praxistipp Die Rosazeahaut ist ausgesprochen empfindlich. Kosmetika sollten frei von Duftstoffen, Konservierungsstoffen und Emulgatoren sein. Empfehlen Sie spezielle Kosmetika für Rosazeahaut. Lotio Cordes® kann man als Make-up-Ersatz und Lichtschutz empfehlen. Manche Patienten mit trockenen oder entzündeten Rosazea-Augen profitieren von Vitamin A und D. Wer Kosmetik gefunden hat, die vertragen wird, beibehalten, keine Experimente mit Pröbchen.

7.27 Rosazea, Schweregrad II

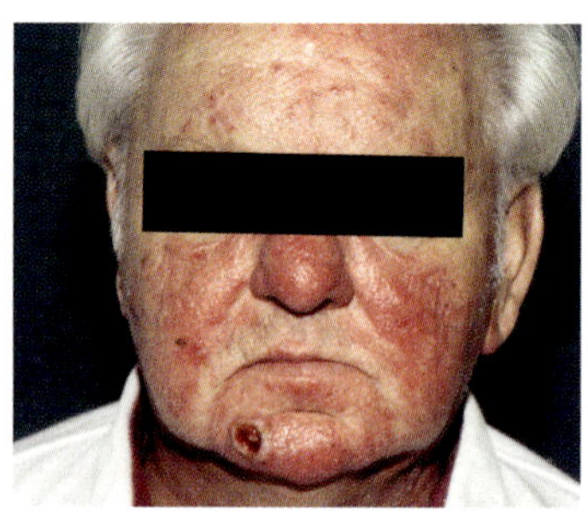

Lokalisation Gesicht

Erscheinungsbild Flächige Rötung und rote Papeln an den konvexen Arealen des Gesichts. Nasen-, Wangen- und Kinnhaut wirkt zudem verdickt. Dies ist auf ein Lymphödem der Haut durch die heftige Entzündung und Vermehrung von Talgdrüsen zurückzuführen.
Die Gewebeflüssigkeit (Lymphe) wird durch die überstarke Durchblutung gespeist und nicht ausreichend abtransportiert. Am Kinn erkennt man zusätzlich einen exulzerierten (geschwürigen) Tumor (Plattenepithelkarzinom).

Ähnliche Krankheitsbilder

- Lupus erythematodes (▸Kap. 7.49 und ▸Kap. 7.51).
- Akne vulgaris (▸Kap. 7.22).
- Periorale Dermatitis (▸Kap. 7.28).
- Kontaktdermatitis/Neurodermitis (▸Kap. 7.18).

Kommentar Es gibt eine teleangiektatische Form der Rosazea mit nur wenigen oder gar keinen Papeln, aber vielen permanent erweiterten kleinen Blutgefäßen (Teleangiektasien) und es gibt die papulopustulöse Form mit zahlreichen Papeln und Pusteln. Im Vordergrund kann außerdem das Rhinophym stehen (Knollennase), verursacht durch eine erhebliche Talgdrüsenhyperplasie. Das Krankheitsbild kann mit Erythemen beginnen und erst später Papeln und Pusteln entwickeln. Charakteristischerweise verschlechtert sich der Hautzustand durch gefäßerweiternde Stimuli: Wärme, Alkohol (obwohl das Rhinophym nicht durch Alkoholkonsum ausgelöst wird – wie fälschlicherweise oft angenommen wird, die Bezeichnung „Säufernase“ ist unzutreffend), UV-Licht, scharfe Gewürze. Man findet bei den Betroffenen außerdem eine gesteigerte Menge an Substanz P und Substanz-P-Rezeptoren in der Haut. Substanz P ist eine vasoaktive Substanz. Die Rosazea kann mit verminderter oder gesteigerter Talgproduktion assoziiert sein. In letzterem Fall findet man verschiedene Erreger in den Poren: *Demodex folliculorum* und *Malassezia spezies* sowie Bakterien. Möglicherweise spielen diese Erreger ebenfalls eine pathogenetische Rolle. Die Unterscheidung zur Akne gelingt besonders dadurch, dass bei der Rosazea im Gegensatz zur Akne nie Mitesser (Komedonen) auftreten.

Therapie

- Lokal: Ivermectin-Creme 1 % gegen *Demodex folliculorum*; Metronidazol 2 % in nicht zu fettiger Grundlage als Creme oder Gel, alternativ auch Erythromycin, Tetracyclin, Clindamycin; ichthyolhaltige Externa; Ketoconazol-Creme, Ciclopiroxolamin-Creme bei Nachweis von *Malassezia* sp.
- Systemisch: Tetracyclin, Doxycyclin (besonders in Niedrigdosis-Form mit 40 mg pro Tag wegen der besseren Verträglichkeit), Minocyclin, Erythromycin, Metronidazol über 3 Monate; Isotretinoin als Low-dose-Therapie mit 10 mg alle 2–4 Tage. Bei Frauen auf sichere Kontrazeption achten.
- Bei Teleangiektasien: Farbstofflaser, langgepulster Neodym-Yag-Laser, KTP-Laser.
- Bei Rhinophym: Chirurgische Abtragung, Dermabrasion.
- Allgemein: physikalischer Lichtschutz, milde Syndets. Meiden von Stress, Alkohol, Kaffee und scharfen Gewürzen, da sie gefäßerweiternd wirken und Neurotransmitter freisetzen.

Praxistipp Bei Verdickung der Haut von Nase, Kinn, Zwischen-Augenbrauenbereich, Wangen, manchmal auch der Ohren empfiehlt sich eine spezielle Rosazea-Massage. Hier wird im Sinne einer Lymphdrainage die Gesichtshaut von Zentral (Nase) zur Seite ausmassiert.

7.28 Periorale und periorbiculare Dermatitis, rosazeaartige Dermatitis

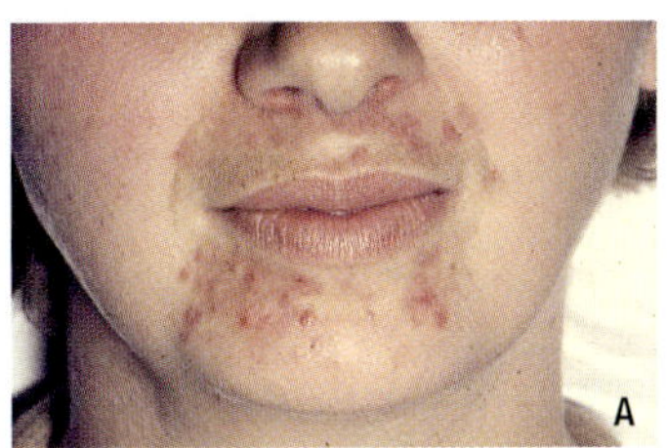
A

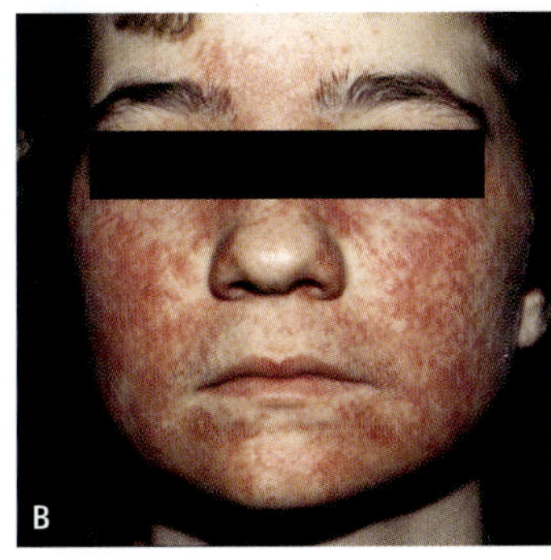
B

Lokalisation Gesicht

Erscheinungsbild Am Kinn, perioral und im gesamten Gesicht, also auch periorbicular (um die Augen gelegen) finden sich erythematöse Papeln und Papulovesikel, um das Kinn trockene Krusten. Ein schmaler Saum gesunder Haut ist um das Lippenrot freigeblieben. Brennen, leichter bis starker Juckreiz.

Ähnliche Krankheitsbilder

- Rosazea (▸ Kap. 7.26 und ▸ Kap. 7.27).
- Akne vulgaris (▸ Kap. 7.22).
- Kontaktekzem (▸ Kap. 4.8).
- Atopisches Ekzem (▸ Kap. 7.17).
- Kutaner Lupus erythematodes (▸ Kap. 7.50 und ▸ Kap. 7.51).
- Arzneimittelexanthem (▸ Kap. 7.29).

Kommentar Die periorale Dermatitis tritt gehäuft bei Frauen auf, die eher zu trockener Haut neigen. Sie ist die Folge einer länger dauernden Anwendung (über 2 Wochen) von topischen Glucocorticoiden, aber auch der Anwendung von Feuchtigkeitscremes, Sonnenschutzcremes, Make-ups und evtl. fluorierten Zahnpasten. Ursächlich sind eine Veränderung der physiologischen Hautflora und eine übermäßige Hydratisierung der Follikelöffnungen, sodass diese zuquellen. Dadurch vermehren sich die Bakterien im Follikel und rufen entzündliche Papeln und Pusteln hervor.

Therapie

- Lokal/Systemisch: In den ersten Tagen können folgende Substanzen zur Unterstützung hilfreich sein: Metronidazol 2 % in Unguentum emulsificans aquosum, Erythromycin, Ketoconazol. Problematisch ist allerdings, dass diese Wirkstoffe in einer Grundlagenmixtur verabreicht werden müssen, die ja eigentlich grundsätzlich unerwünscht ist; Schwarztee- oder Eichenrindenumschläge und in ganz ausgeprägten Fällen interne Tetracycline über mehrere Wochen bis 3 Monate; auch Mikrosilber in Hydrocreme auf Derma-Membran-Struktur-Basis (DMS-Basis) soll helfen. Die Kombination aus niedrig dosiertem Doxycyclin 40 mg über mehrere Wochen plus ein antientzündliches, fettarmes, Mineralkompaktpuder zum Abdecken und Abtrocknen hat sich nach Erfahrung der Autorin besonders bewährt.
- Allgemeine Maßnahmen: Weglassen aller Externa, insbesondere der Glucocorticoide, aber auch aller Feuchtigkeits-, Fettcremes und Make-ups. Nach Absetzen der Glucocorticoide kommt es zunächst zu einem Glucocorticoidentzug mit manchmal ganz massivem Aufflammen der Hautveränderungen. Die erneute Gabe bewirkt einen kurzfristigen Therapieerfolg mit danach folgender weiterer Verschlechterung. Diesen Teufelskreis gilt es zu unterbrechen. Eine Manipulation an den Papeln und Vesikeln sollte wegen der Gefahr der Verschlechterung unterbleiben. Wichtig ist die Aufklärung über die Ursachen, Hartnäckigkeit und Rezidivfreudigkeit der Erkrankung.

Praxistipp Der wohlgemeinte Versuch einer äußerlichen Therapie führt oft sogar zu einer weiteren Verschlechterung des Hautbildes und zum Unmut der Betroffenen.

7.29 Urtikaria

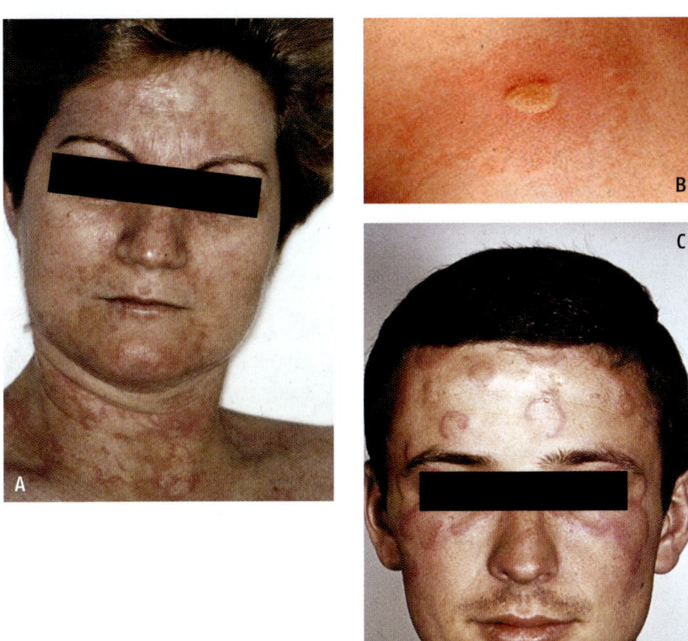

Lokalisation Gesicht, Hals
Erscheinungsbild Anulär (ringförmig) konfigurierte Quaddeln mit erythematösem Randsaum. Abklingen der einzelnen Effloreszenzen innerhalb mehrerer Stunden. Neue Quaddeln können an gleicher oder anderer Stelle entstehen. Juckreiz, der zum Scheuern, nicht zum Kratzen verleitet.

Ähnliche Krankheitsbilder

- Urtikarielles Arzneimittelexanthem.

Kommentar Quaddeln entstehen durch Ausschüttung von Histamin, welches als Botenstoff Vasodilatation, Ödem und Juckreiz verursacht. Ursächlich kommt eine allergische Reaktion auf Nahrungsmittel, Medikamente oder Infekte infrage, aber auch pseudoallergische Mechanismen durch Medikamente (bei **A** war der Auslöser Metamizol), Nahrungsmittelzusatzstoffe, die ohne Sensibilisierung zu einer Histaminausschüttung führen, des Weiteren physikalische Ursachen wie Hitze, Kälte, Schwitzen, Druck, Wasser. Beim Kontakt mit Latex (bei Latexallergie) oder mit Brennnesseln entsteht eine allergische bzw. toxische Kontakturtikaria.

Therapie

- Lokal: kühlen.
- Systemisch: In erster Linie Antihistaminika in hoher Dosis, in schweren Fällen Glucocorticoide, falls auch Kreislaufsymptome oder Schleimhautschwellung mit Atemnot oder Schluckstörungen auftreten.
- Allgemeine Maßnahmen in Abhängigkeit von der Grunderkrankung.
- Ursache eliminieren.

7.30 Erythema exsudativum multiforme (EEM) majus

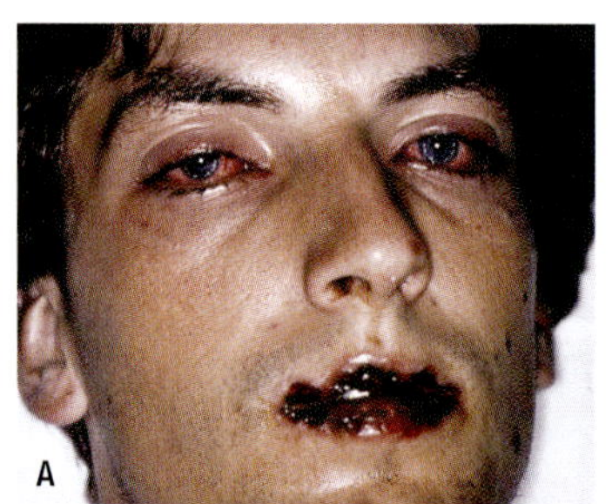
A

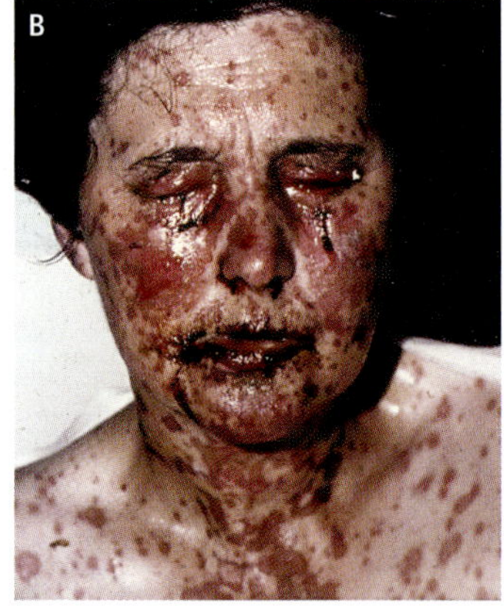
B

Lokalisation Gesicht, Schleimhäute

Erscheinungsbild **A** Hämorrhagische Konjunktivitis (blutige Bindehautentzündung) sowie nekrotische (abgestorbene) Krusten der Lippenschleimhaut. **B** Ausgedehnterer Befund mit kokardenförmigen (schießscheibenartigen) Erythemen an Hals, Brust und Stirn sowie großflächigen Erosionen im Gesicht mit hämorrhagischen und nekrotischen Krusten an den Lippen.

Ähnliche Krankheitsbilder

- Toxisch epidermale Nekrolyse (TEN).
- Pemphigus vulgaris (▸ Kap. 7.53).
- Verbrennung, Verätzung.

Kommentar Häufigster Auslöser des EEM, das Haut und Schleimhaut betrifft, sind Arzneimittel, insbesondere Antibiotika, Antiepileptika und Schmerzmittel. Auch nach Infektionen mit Herpes-simplex-Viren kann ein EEM auftreten, meist jedoch in seiner Minor-Variante, also ohne Schleimhautbeteiligung. Die typische Leiteffloreszenz des EEM ist die Kokarde. Es handelt sich um eine schwere Entzündung der Epidermis bis hin zur Ablösung von Epidermis- und Mukosazellen durch Angriff zytotoxischer T-Lymphozyten.

Therapie

- Lokal: nicht auf der Haut brennende, desinfizierende Lösungen und nicht verklebende Wundauflagen.
- Systemisch: Prednisolon, initial 250 mg pro Tag.
- Allgemeine Maßnahmen: Absetzen des auslösenden Medikaments; Intensivüberwachung von Herz-Kreislaufsystem bei großflächigen Erosionen, Flüssigkeitssubstitution.

7.31 Kontaktdermatitis

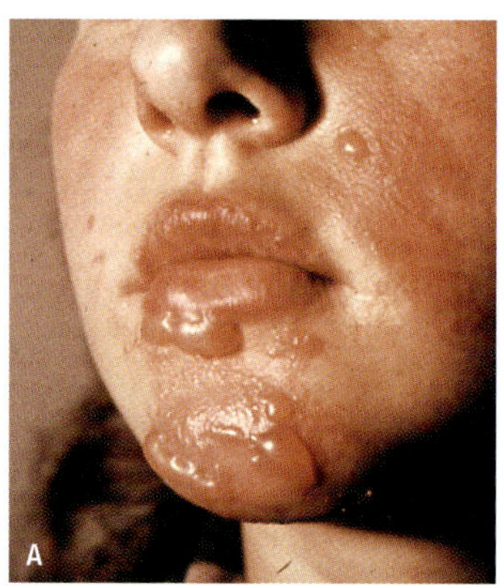

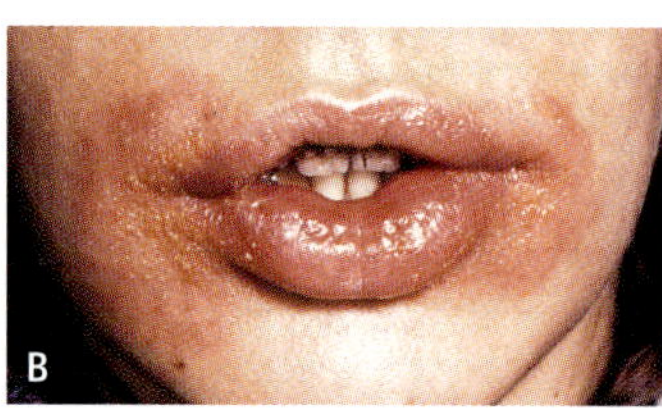

Lokalisation Gesicht

Erscheinungsbild **A** Nach dem Kontakt mit Primeln traten bei dieser Patientin im Kontaktgebiet stark juckende und brennende Papulovesikel und Blasen mit seröser Flüssigkeit auf (toxische Kontaktdermatitis, **B**) Nach dem Kontakt der Lippen mit Tromantadin-Creme, die wegen eines Herpes simplex recidivans angewandt wurde und gegen die sie inzwischen sensibilisiert war, traten bei der jungen Frau stark juckende erythematöse Papeln und nässende Papulovesikel auf, die über das Kontaktareal hinaus gestreut haben (allergische Kontaktdermatitis).

Ähnliche Krankheitsbilder

- Phototoxische Dermatitis zu **A**, Verbrennung mit Blasenbildung.
- Herpes simplex (▸ Kap. 7.6) auch ohne allergisches Kontaktekzem zu **B**.

Kommentar Hier wird die schwierige Abgrenzung zwischen toxischer und allergischer Kontaktdermatitis deutlich. Toxische Reaktionen brennen mehr, als dass sie jucken, sie können bei einem Erstkontakt auftreten, da sie ohne Sensibilisierung des Organismus einhergehen. Sie beschränken sich nur auf das Kontaktareal, es gibt keine Streuphänomene, der

Verlauf hat „Decrescendo"-Charakter – die Dermatitis wird im Laufe von 2–3 Tagen schwächer. Die Allergie juckt dagegen stärker, sie setzt eine Sensibilisierung, also schon mindestens einen früheren Kontakt mit der auslösenden Substanz voraus. Die sensibilisierten Zellen sind nicht ortsständig und wandern über das Kontaktareal hinaus, führen zu Streureaktionen, die auch an ganz entfernten Körperstellen auftreten können, in diesem Fall z. B. an den Füßen. Der Verlauf hat „Crescendo"-Charakter – die Dermatitis verschlimmert sich also innerhalb der ersten Tage noch bevor sie dann abklingt.

Therapie

- Lokal: Im akut nässenden Stadium Externa in wässriger Grundlage wählen; kühlende feuchte Umschläge; Eosinlösung; Glucocorticoide in Linimentum aquosum; Zinkoxidschüttelmixtur (Lotio alba aquosa).
- Systemisch: Antihistaminika gegen den Juckreiz; bei schweren Reaktionen Glucocorticoide, etwa 100 mg Prednisolon p. o. über 3 Tage.
- Chirurgisch: Größere Blasen steril punktieren. Blasendach als abdeckenden „Verband" auf der Erosion (Blasengrund) belassen.
- Allgemeine Maßnahmen: Auslöser meiden.

Praxistipp Empfehlen Sie eine Testung auf Externa beim Hautarzt mittels Epikutantest (Läppchentest). Ein verdächtigter Lippenstift kann mitgetestet werden.

7.32 Quincke-Ödem (syn. Angioödem)

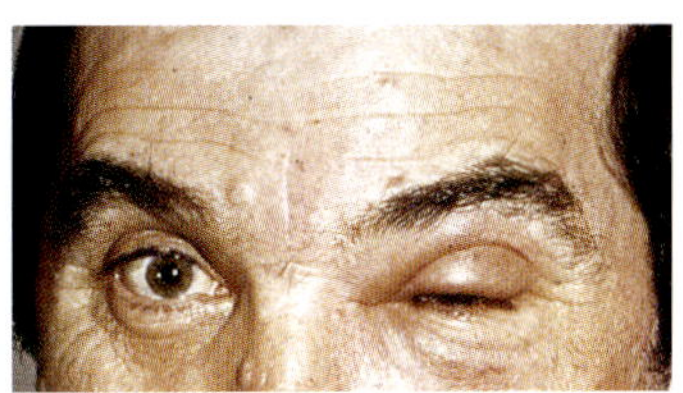

Lokalisation Gesicht

Erscheinungsbild Plötzliches Auftreten einer starken Schwellung des Oberlides am linken Auge, evtl. mit Juckreiz. Kann von Lippenschwellung und Urtikaria (Nesselfieber) begleitet sein und auch an Zunge, Rachen und Kehlkopf auftreten.

Ähnliche Krankheitsbilder

- Erysipel (▸ Kap. 7.35).
- Konjunktivitis (▸ Kap. 7.34).
- Kontaktdermatitis (▸ Kap. 7.31).

Kommentar Rückbildung innerhalb von Stunden bis 3 Tagen. Bei Befall von Rachen und Kehlkopf können Schluckbeschwerden und Atemnot auftreten, es handelt sich dann u. U. um eine lebensbedrohliche Situation, Notfall! Ursächlich kommen eine Allergie vom Soforttyp (durch Histaminfreisetzung) oder eine Pseudoallergie durch Lebensmittel, oftmals bedingt durch Zusätze wie Konservierungsmittel oder Farbstoffe sowie Medikamente infrage. Auch toxische Einwirkungen durch einen Wespenstich o. Ä. können verantwortlich sein. Seltener wird das Quincke-Ödem durch einen angeborenen oder erworbenen C1-Esterase-Inhibitor-Mangel ausgelöst.

Therapie

- Notfall: Glucocorticoide; Antihistaminika; Überwachung.
- Bei bekanntem C1-Esterase-Inhibitor-Mangel: Substitution eines C1-Esterase-Inhibitor-Konzentrats i. v.

7.33 Dermatitis solaris (Sonnenbrand)

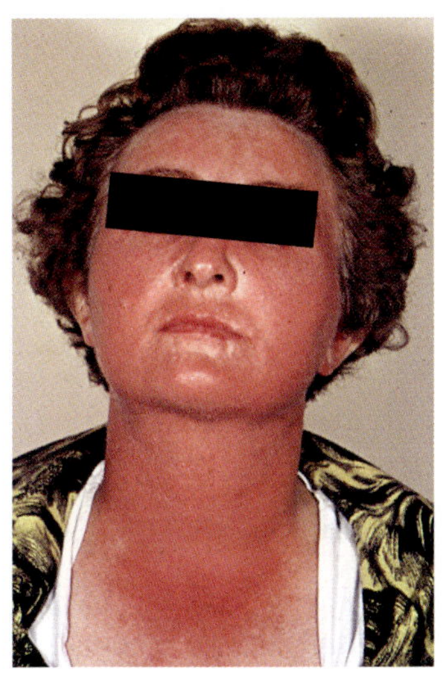

Lokalisation Gesicht, Hals, Dekolletee
Erscheinungsbild Scharf auf die sonnenexponierten Areale begrenzte Rötung, Überwärmung, brennende Schmerzen, Hitzegefühl.

Ähnliche Krankheitsbilder

- Phototoxische Dermatitis: Latenzzeit zwischen Lichtexposition und Hautveränderungen ist etwas länger.
- Kontaktekzem (▸ Kap. 7.31).

Kommentar Durch UV-Licht ausgelöste Verbrennung, die ca. 6–8 Stunden nach der UV-Exposition auftritt. Das Maximum wird erst nach 24–36 Stunden erreicht: „Crescendo"-Reaktion. In schweren Fällen kommt es zu Blasenbildung. Ursächlich ist die Apoptose der Keratinozyten, eingeleitet durch zerstörerische direkte und indirekte Effekte auf Zell-DNA und Stoffwechsel. Nach einigen Tagen schuppt die verbrannte

Haut ab. Leichtere Zellschäden repariert eine zelluläre Endonuklease (DNA-Reparaturenzym).

Therapie

- Systemisch: Acetylsalicylsäure gegen die akute Entzündung, Antihistaminika.
- Lokal: ergänzend kühlende Lotionen mit oder ohne Glucocorticoide; Feuchte Umschläge.
- Allgemeine Maßnahmen: Lichtschutz; ausreichende Flüssigkeitszufuhr.

7.34 Conjunctivitis allergica

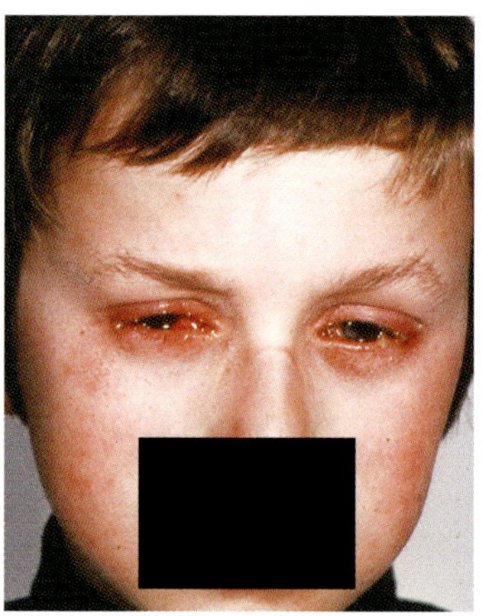

Lokalisation Gesicht

Erscheinungsbild Gerötete und geschwollene Augenlider und Konjunktiven mit gesteigertem Tränenfluss bei einem Kind mit atopischer Diathese (Bereitschaft des Körpers zu atopischen Reaktionen wie Heuschnupfen, Neurodermitis, Asthma). Weitere typische Merkmale der Atopie sind hier zu erkennen: seitlich ausgedünnte Augenbrauen und eine fleckig gerötete Gesichtshaut.

Ähnliche Krankheitsbilder

- Virale Konjunktivitis.
- Bakterielle Konjunktivitis.
- Immunologische Konjunktivitis.

Kommentar Mit verringertem Allgemeinbefinden einhergehende, allergisch bedingte Konjunktivitis, meist gleichzeitig mit Rhinitis, tritt gehäuft bei Pollenallergie, also saisonal, aber auch seltener bei Tierhaar- oder Hausstaubmilbenallergie, also perennial (ganzjährig), auf. Ein sog. „Etagenwechsel" von der Rhinokonjunktivitis zu einem Asthma bronchiale allergicum ist im Laufe des Lebens möglich. Es handelt sich um Aeroallergene, also solche Allergene, die über die Luft an Haut und Schleimhäute gelangen. Aeroallergene können bei Atopikern auch ein Kontaktekzem an der Haut auslösen, weshalb Betroffene zur Pollenflugzeit oft Ekzeme nur an den nicht durch Kleidung bedeckten Hautarealen entwickeln.

Therapie

- Lokal: symptomatisch: Augen- und Nasentropfen mit Antihistaminika und Glucocorticoiden.
- Systemisch: Antihistaminika, möglichst nicht sedierend: z. B. Desloratadin, Loratadin, Cetirizin; Mastzellstabilisatoren: Ketotifen; 3–5-jährige Hyposensibilisierung subkutan oder sublingual.
- Allgemeine Maßnahmen: Eine Reduktion der Pollen auf den Schleimhäuten kann durch Anwendung einer Nasendusche erreicht werden; Haare abends waschen; abends Lüften, tagsüber Fenster geschlossen halten.

7.35 Erysipel

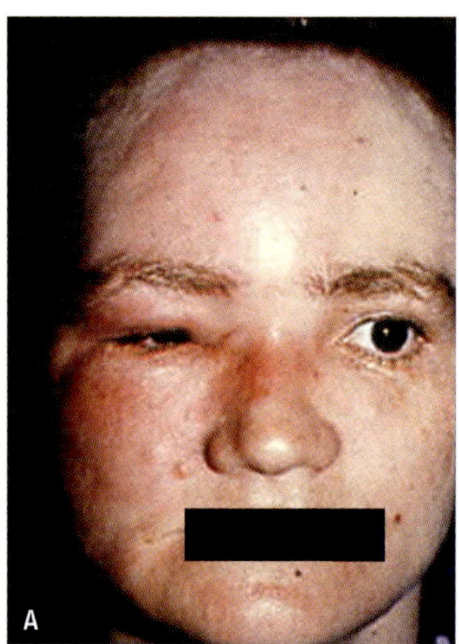

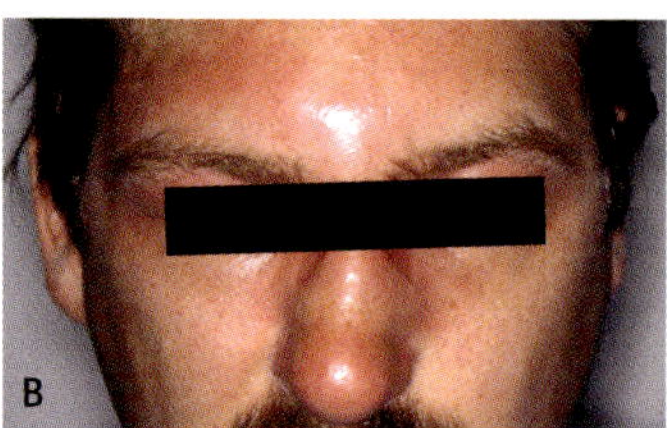

Lokalisation Gesicht

Erscheinungsbild **A** Fleckige Erytheme mit Schwellungen und Überwärmung. Auf der Nase erkennt man gruppiert angeordnete Blutkrusten abgetrockneter Herpes-simplex-Bläschen. Es handelt sich hier um die Eintrittspforte für die das Erysipel auslösenden Bakterien. **B** Ausgedehnte Gesichtsrötung, Schwellung und Überwärmung. Beide Patienten haben Fieber, dolente (schmerzhafte) Lymphknotenschwellungen im Kopf-Hals-Bereich und ein reduziertes Allgemeinbefinden, im Vorfeld kann es auch zu Übelkeit und Erbrechen kommen.

Ähnliche Krankheitsbilder

- Urtikaria (▸ Kap. 7.29).
- Angioödem (▸ Kap. 5.5, ▸ Kap. 7.3.2).
- Kontaktdermatitis (▸ Kap. 7.31).
- Arzneimittelexanthem.
- Virusexanthem (▸ Kap. 7.2, ▸ Kap. 7.3).

Kommentar Meist durch β-hämolysierende Streptokokken ausgelöste Infektion der Haut und Lymphspalten. Die Eintrittspforte ist nicht immer klar ersichtlich, bei **A** ist es jedoch ein noch nicht abgeheilter Herpes-simplex-Herd, bei **B** eine Sinusitis maxillaris (Entzündung der Kieferhöhle). Häufig sind auch aufgekratzte „Pickel", Rhagaden einer Schnupfennase oder andere Verletzungen zu finden. Ein Gesichtserysipel birgt die Gefahr einer Sinusvenen-Thrombose im Hirnschädel bzw. einer bakteriellen Embolisation.

Bei einem Vollbild eines Erysipels besteht immer hohes Fieber (bis 41 °C), eine Schwellung der regionalen Lymphknoten und eine im Blut nachweisbare Vermehrung von weißen Blutkörperchen (Leukozytose), sehr schwer reduziertes Allgemeinbefinden, manchmal auch Erbrechen und Vernichtungsgefühl. Letzteres geht dem Fieber auch oft voraus.

Therapie

- Lokal: kühlende, antiseptische Umschläge mit Octenidin-, Chinolinol-, Polihexanid-, Kaliumpermanganat-Lösung.
- Systemisch: Penicillin 3 × 10 Mio. IE täglich i. v.; alternative Antibiotika mit Wirksamkeit gegen Streptokokken, wie Cephalexin oder Clindamycin, sind möglich und bei Nichtansprechen auf Penicillin auch erforderlich. Clindamycin ist bei Penicillinallergie eine sehr gute Alternative.
- Allgemeine Maßnahmen: Bettruhe; Sprechverbot (damit wenig Gesichtsbewegung), weiche bzw. flüssige Kost; Probiotika wegen Antibiose.

7.36 Chloasma (Melasma)

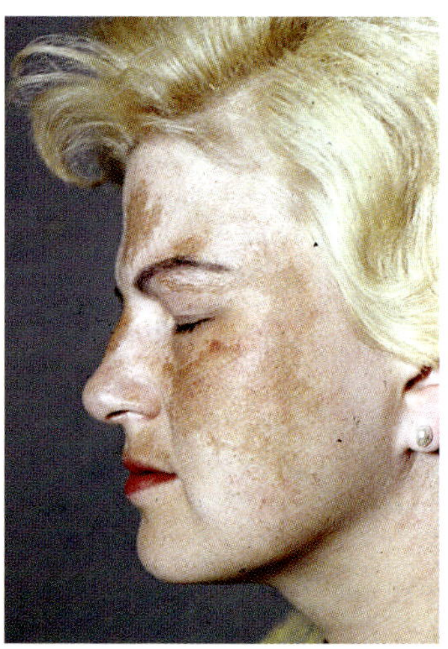

Lokalisation Gesicht
Erscheinungsbild Braune große Flecken an Stirn, Wangen, Kinn und perioral. Meist symmetrisch.

Ähnliche Krankheitsbilder

- Pigmentverschiebungen nach Entzündungen, syn. postinflammatorische Hyperpigmentierungen: Nach heftiger Entzündung in die Dermis abgetropftes Melanin, das nur langsam abgebaut wird.
- Phototoxische Dermatitis: Übermäßige UV-Licht-Reaktion, wie Sonnenbrand, in Verbindung mit einem Stoff, der die Haut lichtempfindlich gemacht hat wie topische Anwendung von Wiesengräsern, Bergamotteöl, Psoralen oder Farbstoffen, Teer und Pech oder auch innerlich Psoralen, mehrere Diuretika, nichtsteroidale Antiphlogistika, antimikrobielle Substanzen, Malariamittel, Psychopharmaka, Antihypertensiva, Hormone, Antihistaminika, Zytostatika, Isotretinoin, Phytopharmaka, wie Johanniskraut usw.

Kommentar Harmlose Pigmentierung ohne eigenen Krankheitswert, kosmetisch u. U. sehr stark störend. Ursächlich kommen infrage: Schwangerschaft, Hormone (Kontrazeptiva, einschließlich Hormonspirale) in Verbindung mit UV-Licht-Einwirkung und mechanische Traumata durch Druck, Reibung, Hitze oder Kälte.

Therapie

- Beseitigung der auslösenden Ursache, z. B. hormonelle Kontrazeptiva vermeiden.
- Sehr hoher Lichtschutz gegen UVA und UVB.
- Camouflage.
- Bleichcreme mit: Hydrochinon, Tretinoin und Hydrocortison oder Azelainsäure.
- Chemisches Peeling mit Fruchtsäuren.
- Wiederholte Anwendung von Fractional-Thulium-Laser mit der Wellenlänge 1927 nm zeigt gute Effekte. Andere Pigment-Laser oder IPL (intensives Pulslicht, Blitzlampe) können das Problem oft auch verstärken.

7.37 Naevus flammeus (Feuermal)

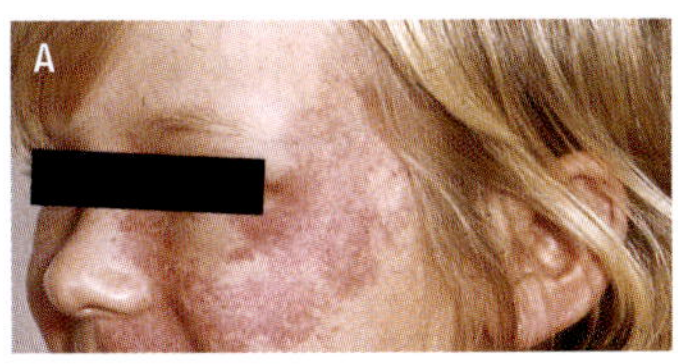

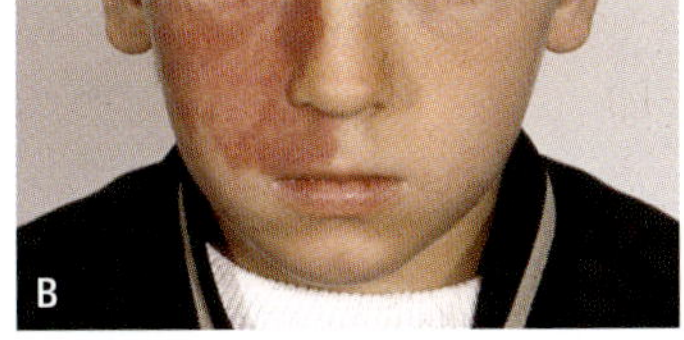

Lokalisation Gesicht

Erscheinungsbild Scharf begrenzter rot-livider Fleck, einseitig im Gesicht lokalisiert. In beiden Fällen im Bereich des 2. Trigeminusastes (2. Gesichtsnerv). Subjektiv asymptomatisch. Kosmetisch störend.

Ähnliche Krankheitsbilder

- Verbrennung.

Kommentar Es handelt sich um eine angeborene Fehlbildung der oberflächlichen Kapillaren und Venolen der Haut, die erweitert sind.

Therapie

- Bei kosmetischer Beeinträchtigung Abdecken mit Camouflage.
- Farbstofflaser, langgepulster Neodym-Yag-Laser, Argonlaser.

7.38 Alopecia areata

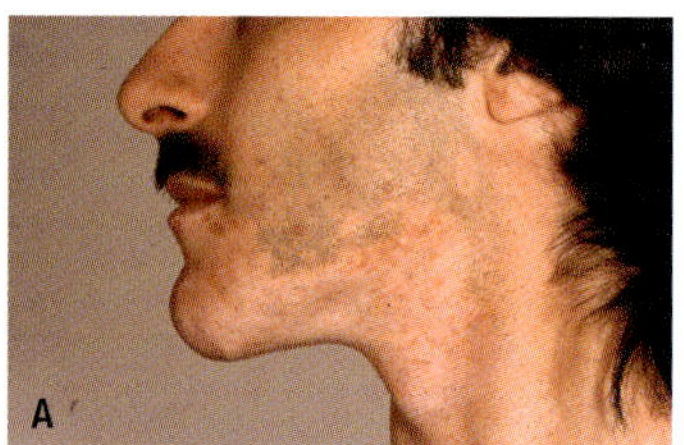

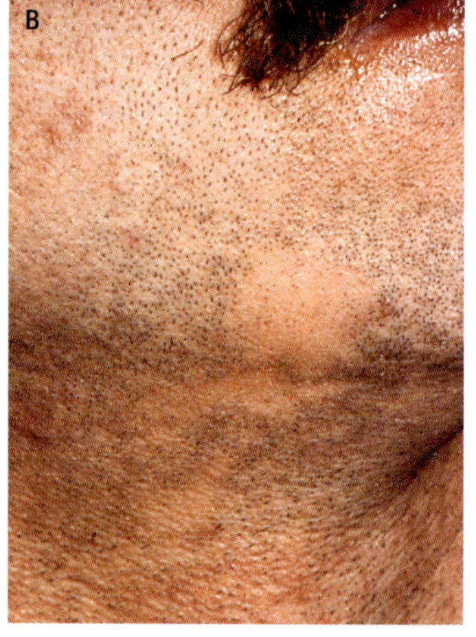

Lokalisation Bartbereich
Erscheinungsbild Scharf begrenzte, rundliche, haarlose Areale inmitten des Bartes. Subjektiv asymptomatisch (▸Kap. 1.12).

Ähnliche Krankheitsbilder

- Haarausfall anderer Ursache: z. B. Tinea barbae.

Kommentar Nicht vernarbender, meist umschriebener, selten generalisierter Haarausfall. Am Kapillitium (behaarter Kopf) finden sich die typischen kreisrunden kahlen Areale, bei denen die erhaltenen Haarfollikel erkennbar sind, aber auch Bartbereich, Wimpern, Augenbrauen, Schamhaare, Extremitätenbehaarung können betroffen sein, meist bei Kindern und Jugendlichen. Eine Assoziation mit Atopie, Autoimmunerkrankungen wie Schilddrüsenerkrankung, Diabetes mellitus, Vitiligo, Morbus Addison findet sich häufig. Die Läsionen heilen in der Regel innerhalb eines halben Jahres ab. In einigen Fällen ist der Verlauf allerdings chronisch. Ungünstig bezüglich einer Heilung wirken sich das Vorhandensein einer Atopie, sehr ausgedehnte Herde, insbesondere im Okzipitalbereich lokalisierte Herde („Ophiasis-Typ") und Beginn in sehr jungem Alter aus. Durch ein lymphozytäres Entzündungsinfiltrat des Haarfollikels kommt es zu einem Stillstand und zu einer Verringerung des Haarwachstums mit Bildung minderwertigen Keratins. Der Haarausfall wird von einem leichten Ödem der betroffenen Kopfhaut, selten auch von Lymphknotenschwellung begleitet. Besteht die Entzündung über lange Zeit, kommt es zur Follikelatrophie und die Alopezie wird irreversibel. Die Nägel können Tüpfel, Rillen und Atrophie aufweisen.

Therapie

- Nach Autoimmunerkrankung, besonders der Schilddrüse suchen.
- Abwarten der Spontanheilung über ein halbes Jahr.
- Stimulierung des Haarwiederwachstums durch Irritanzien: Auftragen von Dithranol als Minutentherapie.
- Erzeugung einer Kontaktallergie mit Diphenylcyclopropenon, nach zwei Wochen wöchentliche Pinselung mit einer hochverdünnten Zubereitung; Alternativ Dithranol-Reiztherapie.
- Immunsuppression: Glucocorticoide als Salbe, als intraläsionale Injektion mit Triamcinolonacetonid oder in schweren Fällen systemisch; lokale PUVA (Psoralen + UVA-Bestrahlung), topisch auch: Pimecrolimus, Tacrolimus.
- Nahrungsergänzung: Zink.
- Nahrungsergänzungsmittel zur Stärkung von Haar- und Nagelwachstum kann man dazu empfehlen.
- Erkenntnisse aus Studien mit erfolgreicher Anwendung: topische Minoxidil-Lösung, Imiquimod-Creme, topisches Latanoprost und Bimatoprost (eigentlich Glaukomtherapeutika).

7.39 Keloid (Wulstnarbe) nach Verbrennung

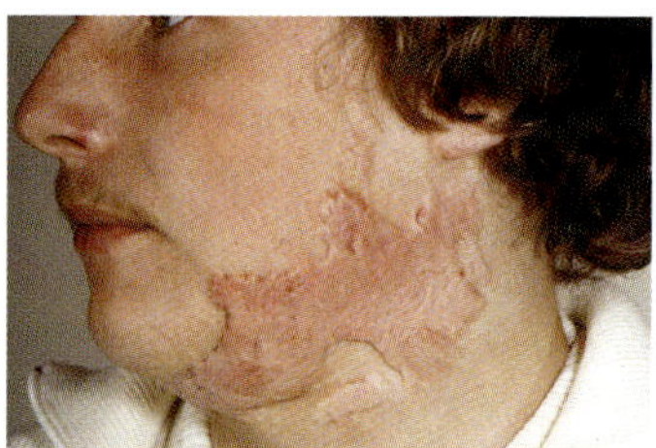

Lokalisation Gesicht

Erscheinungsbild Im Bereich einer ehemaligen Verbrennung hat sich eine hellrote, derbe Wucherung (Narbe) gebildet, die die ursprüngliche Wunde überschreitet. Subjektiv asymptomatisch.

Ähnliche Krankheitsbilder

- Vernarbende Entzündung bei chronisch diskoidem Lupus erythematodes.
- Kutane Tuberkulose.
- Bestrahlungsnarbe.
- Maligner Tumor wie z. B. Basaliom, Dermatofibrosarcoma protuberans, Hautmetastasen.

Kommentar Keloide sind überschießende Wucherungen von Narbengewebe über das verletzte Areal hinaus. Besonders häufig treten sie nach Verbrennungen auf, aber auch nach chirurgischen Schnitten, sofern dazu eine Veranlagung besteht.

Therapie

- Lokal: Druckapplikation; Silikongel; Silikonwundauflage; Laserbehandlung mit Farbstofflaser in Kombination mit Erbium- und Fractional-CO_2-Laser; Kryotherapie (minus 196 °C); weiche Röntgenstrahlung.
- Intraläsional: Glucocorticoid-Injektionen: Triamcinolonacetonid.

7.40 Borreliose Stadium I, Erythema chronicum migrans Afzelius (ECM)

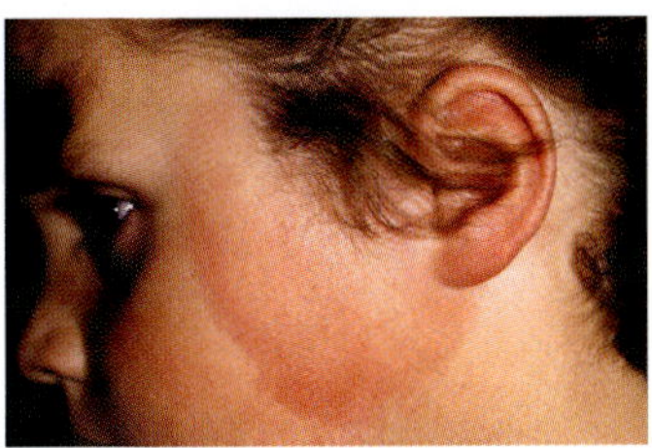

Lokalisation Gesicht

Erscheinungsbild Ein sich zentrifugal ausbreitendes, zentral abgeblasstes ringförmiges Erythem mit gerötetem Randsaum. Meist subjektiv asymptomatisch. Regionale Lymphknotenschwellung möglich.

Ähnliche Krankheitsbilder

- Erythema anulare centrifugum.
- Lymphozytäre Infiltration.
- Granuloma eosinophilicum faciei.
- Tinea faciei (▸ Kap. 7.12).

Kommentar Borrelien sind Spirochätenbakterien, die über infizierte Zecken übertragen werden können. Frühzeitige Entfernung der Zecke schützt vor Infektion, der Bakterienübertritt findet meist erst nach 12 Tagen statt. Das ECM entwickelt sich um die Eintrittsstelle am Ort des Zeckenstiches nach Tagen bis Wochen und kann Wochen bis Monate persistieren. Eine Antibiose ist erforderlich, um Spätschäden der Borreliose an Haut, Herz, Gelenken, zentralem und peripheren Nervensystem zu verhindern.

Therapie

- Bei Erwachsenen: Doxycyclin über 3 Wochen 2 × 100 mg täglich p. o.
- Bei Kindern und in der Schwangerschaft: Amoxicillin.
- Weitere Alternativen sind Cefuroxim und Erythromycin.

7.41 Lentigo maligna mit nodulärem Melanom

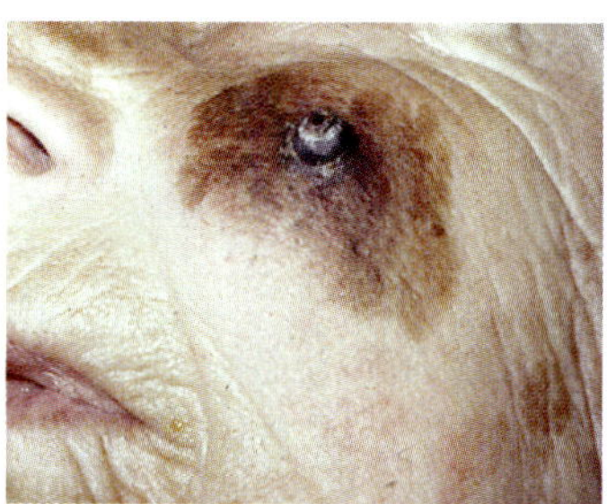

Lokalisation Gesicht
Erscheinungsbild Hier erkennt man eine Lentigo maligna, einen mittelbraunen, unregelmäßig, größtenteils scharf begrenzten Fleck. In dessen immer dunkler werdenden Zentrum befindet sich ein exophytisch wachsender Tumor, der auf der Basis der Lentigo maligna entstanden ist. Asymptomatisch.

Ähnliche Krankheitsbilder

- Seborrhoische Keratose (▸Kap. 15.30).

Kommentar Typische Pigmentveränderung des höheren Lebensalters (Gipfel über 60 Jahre) im Gesicht. Ursächlich ist chronische Sonneneinstrahlung. Meist entsteht die Lentigo maligna aus einer Lentigo senilis (Altersflecke, gutartig, hellbraun und scharf begrenzt) durch langsame Entartung von Melanozyten. Die Lentigo maligna (Melanomvorstufe) kann dann punktuell, wie hier, oder komplett in ein Lentigo-maligna-Melanom übergehen (▸Kap. 7.42).

Therapie

- Eine alleinige (noch gutartige) Lentigo maligna, noch ohne Anteile eines (bösartigen) Melanoms, ist auch mit Röntgenweichstrahlen therapierbar (▸Kap. 15.24).

Praxistipp Eine Lentigo maligna ist eine Melanomvorstufe mit dysplastischen Melanozyten. Da die entarteten Melanozyten in der Epidermis jedoch noch nicht die Basalmembran durchbrochen haben und somit kein Anschluss an Lymph- und Blutgefäße stattgefunden hat, kann sie vollständig geheilt werden. Eine Lentigo maligna kann also noch nicht metastasieren.

7.42 Lentigo-maligna-Melanom (LMM)

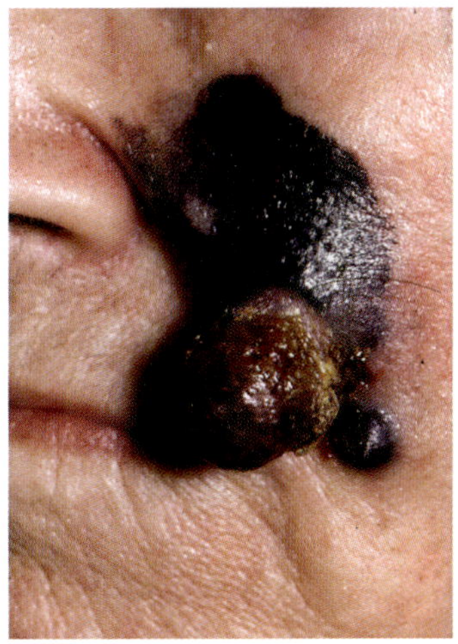

Lokalisation Wange
Erscheinungsbild Hier ist aus einer ehemals bestandenen (noch gutartigen) Lentigo maligna ein jetzt bösartiges, malignes Melanom entstanden, das sich auf die gesamte Hautveränderung erstreckt und aus einem flachen, schwarzen Bereich und einem zentralen Tumorknoten besteht. Subjektiv keine Beschwerden.

Ähnliche Krankheitsbilder

- Unverwechselbar.

Kommentar Ein zunächst hellbrauner Fleck (Lentigo senilis, Altersfleck) wird unter andauerndem Einfluss von Sonnenstrahlen immer größer und langsam auch dunkler, die enthaltenen Melanozyten können atypisch werden (Lentigo maligna) bis die Hautveränderung tief schwarz ist. Nach jahrelangem horizontalem tritt langsam das vertikale Wachstum in den Vordergrund – der zuvor harmlose Fleck wird so zu einem bösartigen Pigmenttumor, dessen Prognose aber deutlich besser ist, als die anderer Typen des malignen Melanoms. Eine alte, aber immer noch oft genannte Bezeichnung für das LMM ist das „Melanoma circumscripta praecancerosa (Praeblastomatose) Dubreuilh".

Therapie

- ▸Kap. 7.4.1 und ▸Kap. 15.24.

7.43 Spitz-Naevus (juveniles Melanom)

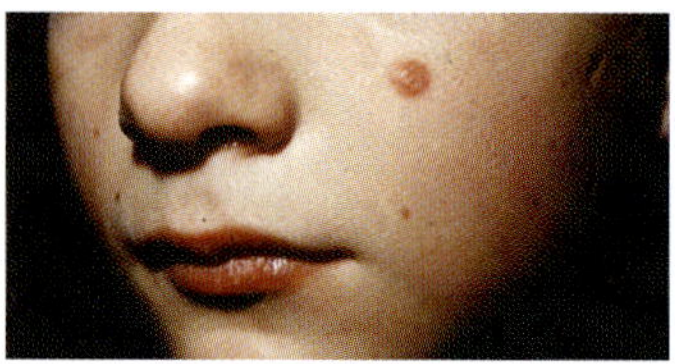

Lokalisation Gesicht
Erscheinungsbild Hellroter, halbkugeliger Tumor mit glatter Oberfläche, gelegentlich auch dunkel pigmentiert (dann Reed-Naevus genannt). Durchmesser < 1 cm.

Ähnliche Krankheitsbilder

- Andere Naevi.
- Malignes Melanom.
- Angiom (▸Kap. 7.44).

Kommentar Gutartiger Tumor, der jedoch besonders in seiner dunklen Variante (Reed-Naevus) mit einem malignen Melanom verwechselt werden kann. Die genaue Diagnose ist nur feingeweblich zu stellen, darum muss der Tumor exzidiert werden. Die Diagnose ist durch zusätzliche immunhistologische Spezialuntersuchungen zu sichern. Er tritt vorwiegend im Kindesalter auf.

Therapie

Exzision.

7.44 Seniles Angiom

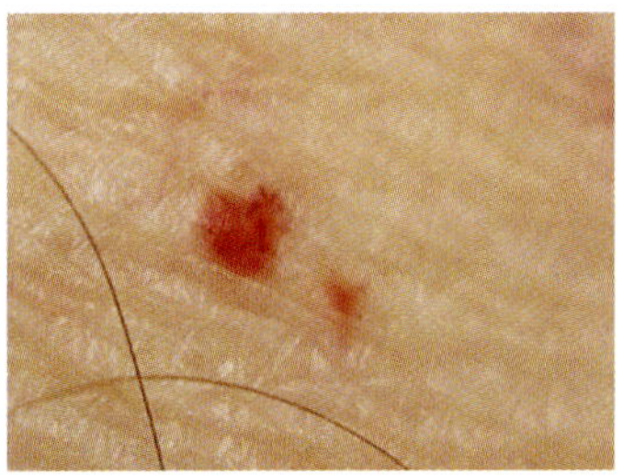

Lokalisation Gesicht
Erscheinungsbild Flaches bis halbkugeliges, rot-glänzendes Knötchen von relativ harter Konsistenz, asymptomatisch.

Ähnliche Krankheitsbilder

- Amelanotisches malignes Melanom.
- Basaliom (▸ Kap. 7.45).
- Naevus (Muttermal).
- Fibrom: gutartiges Bindegewebeknötchen.

Kommentar Meist bei älteren Menschen auftretendes rotes oder bläuliches Knötchen durch benigne Gefäßvermehrung und -erweiterung. Meist am Stamm, dort finden sich manchmal bis zu 50 oder gar mehr dieser harmlosen Gefäßveränderungen.

Therapie

- Nicht notwendig. Bei Therapiewunsch Farbstofflaser, KTP-Laser, langgepulster Neodym-Yag-Laser oder Argonlaser.

7.45 Basaliom

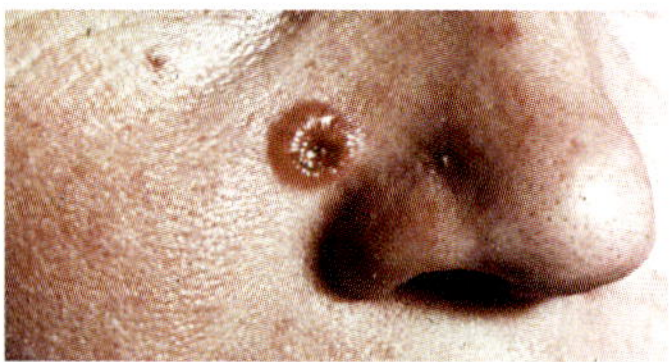

Lokalisation Gesicht
Erscheinungsbild Rötlicher Tumor mit aufgeworfenem, glänzenden Randwall, der eine höckerige Oberfläche hat (perlschnurartig). Er ist von Teleangiektasien (Gefäßerweiterungen) durchzogen. Zentral ist der Tumor eingesunken und ulzeriert.

Ähnliche Krankheitsbilder

- Angiom (▸ Kap. 7.44).
- Plattenepithelkarzinom (▸ Kap. 7.46).
- Keratoakanthom (▸ Kap. 9.16).
- Malignes Melanom (amelnaotisch).
- Hyperplastische Talgdrüsen.

Kommentar Es handelt sich um einen Hautkrebs, der allerdings nicht metastasiert und durch komplette operative Entfernung kuriert wird. Er tritt typischerweise an lichtexponierten Arealen auf und wird durch chronische Sonneneinstrahlung gefördert.

Therapie

- ▸ Kap. 1.5.

7.46 Plattenepithelkarzinom (Spinaliom)

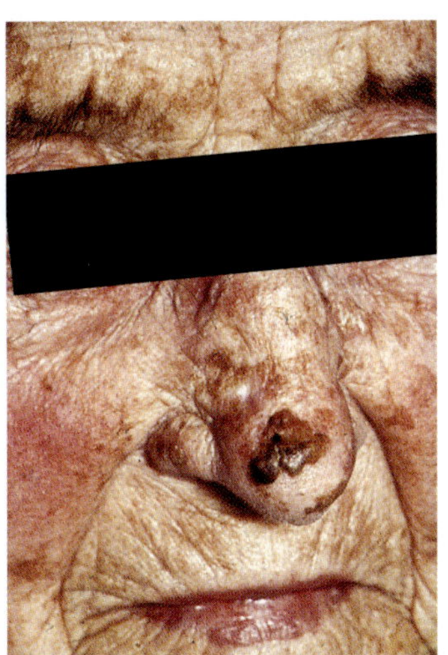

Lokalisation Gesicht

Erscheinungsbild Auf der Nasenspitze befindet sich ein bräunlicher, hyperkeratotischer, unregelmäßig begrenzter Tumor. Die Gesichtshaut zeigt einen starken Sonnenlichtschaden, der Rückschlüsse auf jahrelange UV-Exposition zulässt. Die Patientin war in der Landwirtschaft tätig: ausgeprägte Elastose mit vielen Runzeln und Falten sowie multiple hellbraune Altersflecken (Lentigo senilis). Am rechten Nasenflügel ist die Haut teilweise depigmentiert und narbig eingesunken. Dahinter versteckt sich ein so genanntes „sklerodermiformes" Basaliom, das einer Narbe ähnelt. Solche Tumoren sind von der gesunden Haut schwer bis gar nicht abgrenzbar und haben oftmals Ausläufer, die in tieferen Hautschichten „unterirdisch" verlaufen. Das macht eine operative Entfernung sehr schwer. Oft muss mehrmals nachgeschnitten werden.

Ähnliche Krankheitsbilder

- Seborrhoische Keratose (▸Kap. 15.30): benigne Hyperproliferation des Stratum corneum und des Stratum spinosum.
- Aktinische Keratose (▸Kap. 1.7): Vorstufe eines Plattenepithelkarzinoms, im Bereich der meist atrophisch verdünnten Epidermis liegende atypische Keratinozyten mit Hyperkeratose, Folge jahrelanger Sonnenexposition.
- Basaliom (▸Kap. 7.45): lichtbedingter Hautkrebs ohne Metastasierung. Bei braun pigmentierten Basaliomen hilft oft nur die histologische Untersuchung zur Abgrenzung gegenüber anderen Hauttumoren.

Kommentar Dieser Tumor ist Folge langjähriger UV-Exposition und tritt daher typischerweise auf den „Sonnenterrassen" Nase, Stirn, Wangen, Glatze auf. Er kann in sehr seltenen Fällen metastasieren.

Therapie

Exzision.

7.47 Lentigo senilis (syn. Altersfleck)

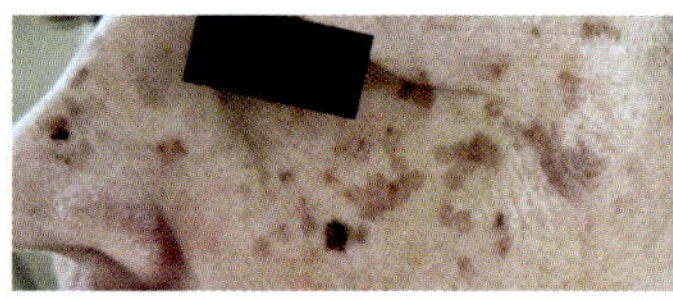

Lokalisation Gesicht
Erscheinungsbild Hellbraune, unregelmäßig, aber scharf begrenzte Flecken im Bereich der lichtexponierten Gesichtshaut eines älteren Menschen.

Ähnliche Krankheitsbilder

- Lentigo maligna (▸Kap. 7.41): enthält bereits atypische Melanozyten, kann in ein Melanom übergehen.
- Flache seborrhoische Keratose.

- Naevus.
- Pigmentierte aktinische Keratose.

Kommentar Tritt bei älteren Menschen an den chronisch lichtexponierten Arealen auf. Lentigo senilis stellt eine gutartige Veränderung dar. Die Melanozyten sind hyperplastisch und die basalen Keratinozyten der Epidermis mit vermehrtem Melaninpigment angereichert. Wichtig ist die Abgrenzung zur Melanomvorstufe Lentigo maligna.

Therapie

- Nicht notwendig.
- Falls kosmetisch störend, Kryotherapie, Laser, Azelainsäure, Fruchtsäure.
- Lichtschutz zu weiteren Vorbeugung.
- Kontrolle wegen Möglichkeit des Übergangs in Lentigo maligna.

7.48 Malignes Melanom

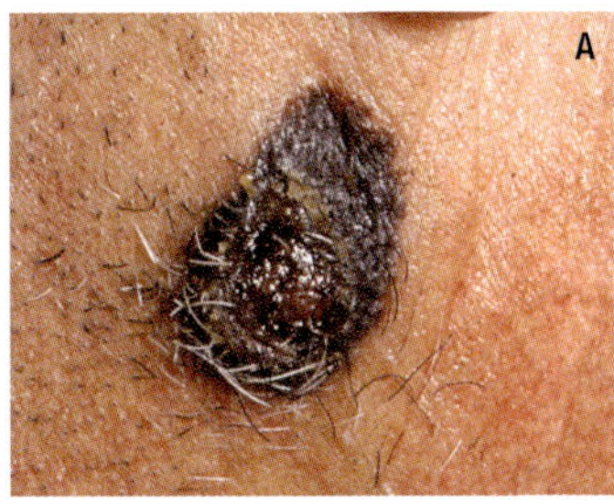

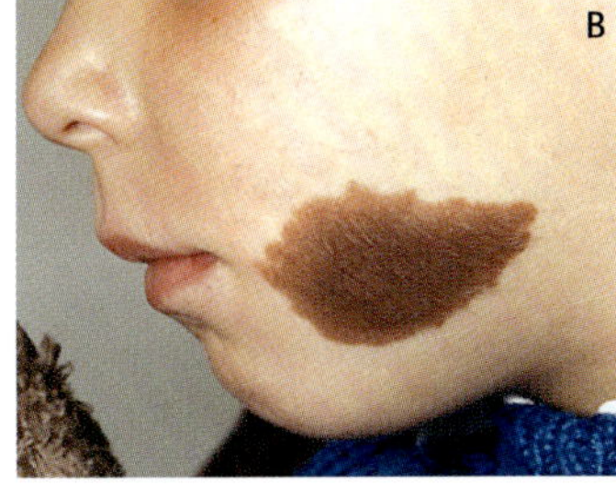

Lokalisation Gesicht

Erscheinungsbild A An der Wange, im Bartbereich befindet sich ein schwarzer Tumor mit scharfer, aber unregelmäßiger Begrenzung, asymmetrischer Form, schwarz-grauer Pigmentierung, zentral knotigem, ulzeriertem Anteil. Der Durchmesser beträgt 1 × 2 cm. Schmerzlos. B Differentialdiagnose: kongenitaler Naevuszellnaevus.

Ähnliche Krankheitsbilder

- Kongenitaler Naevuszellnaevus (Bild **B**, ▸Kap. 7.54).
- Pigmentierte seborrhoische Keratose (▸Kap. 15.30).
- Pigmentiertes Basaliom (▸Kap. 7.45).
- Pigmentiertes Plattenepithelkarzinom (▸Kap. 7.46).

Kommentar Es handelt sich um einen bösartigen Tumor mit lymphogener und hämatogener Metastasierungsneigung. Bereits ab 1 mm Tumordicke ist das Risiko der Metastasierung hoch. Vorläufer sind häufig Pigmentmale (Muttermale), die gemäß der ABCDE-Regel beurteilt werden sollten (Asymmetrie, Begrenzung, Koloration, Durchmesser, Erhabenheit): Wenn ein Pigmentmal nicht mehr symmetrisch **A**, unscharf begrenzt **B**, in der Farbgebung auffällig **C** (sehr dunkel, vielfarbig oder scheckig), > 5 mm **D** und erhaben **E** ist, sollte eine fachärztliche Kontrolle vorgenommen werden.

Therapie

- Exzision mit Sicherheitsabstand, eventuell Mitentfernung der regionalen Lymphknoten.
- Adjuvante Immuntherapie mit Interferon alfa.
- In Fällen mit Fernmetastasen kommen auch Immuno-Chemotherapien und palliative Bestrahlung zum Einsatz.
- ▸Kap. 15.24.

7.49 Systemischer Lupus erythematodes (SLE)

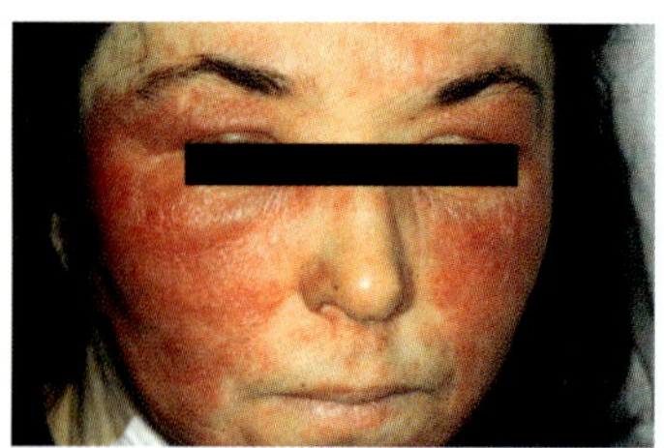

Lokalisation Gesicht

Erscheinungsbild Erythematöses infiltriertes Erythem, das schmetterlingsförmig Wangen und Nasen einnimmt. Kann brennen. Es besteht erhöhte Lichtempfindlichkeit.

Ähnliche Krankheitsbilder

- Andere Lupus-erythematodes-Formen (▸ Kap. 7.50 und ▸ Kap. 7.51).
- Rosazea (▸ Kap. 7.26).
- Periorale Dermatitis (▸ Kap. 7.28).
- Kutane Sarkoidose: granulomatöse Entzündung (in der feingeweblichen Untersuchung erkennt man eine Anhäufung von Epitheloidzellen). Die Ursache ist unklar. Häufige Assoziation der Hauterscheinungen mit Organbefall, insbesondere der Lungen, Augen, Nervensystem, Lymphknoten, Myokard, Leber, Milz, Muskulatur, Knochen, Nieren.
- Granuloma eosinophilicum faciei: entzündliche rote Knoten oder Plaques im Gesicht, die leicht jucken oder brennen. Die Ursache ist unbekannt.
- Perniones (▸ Kap. 3.3).
- Erysipel (▸ Kap. 7.35).
- Kontaktdermatitis (▸ Kap. 7.31).

Kommentar Der systemische Lupus erythematodes ist in erster Linie eine Autoimmunerkrankung des Gefäßbindegewebes, der Haut und multipler Organe. Man findet im Serum Antikörper gegen Zellkerne und DNA. Es treten bevorzugt Entzündungen im Bereich von Haut und Schleimhaut, Gelenken, Niere, Herz, Leber, seröser Hüllen, Knochenmark und ZNS auf. Neben einer genetischen Veranlagung führen estrogene und Sonnenlicht zur Verschlechterung der Erkrankung. Der klinische Verlauf ist variabel, die Therapie dementsprechend.

Therapie

- Systemisch: Immunsuppression mittels Chloroquin 125–250 mg/Tag; Prednisolon (Dosis je nach Klinik); Azathioprin; Cyclophosphamid; Methotrexat; Plasmapherese; intravenöse Immunglobuline.
- Allgemeine Maßnahmen: Lichtschutz; Absetzen estrogenhaltiger Arzneimittel; Rauchen aufgeben.

7.50 Subakuter kutaner Lupus erythematodes (SCLE) I

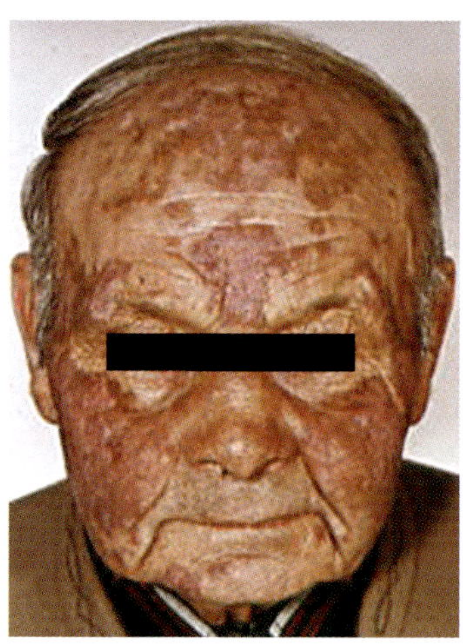

Lokalisation Gesicht
Erscheinungsbild Im Gesicht finden sich erythematosquamöse Plaques, symmetrisch angeordnet, die konfluieren. Weitere Herde treten an den Armen und am Stamm auf. Vereinzelt Blutkrusten.

Ähnliche Krankheitsbilder

- Andere Lupusformen (▸ Kap. 7.51).
- Psorias vulgaris (▸ Kap. 1.3).
- Seborrhoisches Ekzem (▸ Kap. 7.15).
- Arzneimittelexanthem (▸ Kap. 15.17, ▸ Kap. 15.18, ▸ Kap. 15.19).
- Kutanes T-Zell-Lymphom.
- Photodermatitis: Entzündung lichtexponierter Areale durch allergische oder toxische Prozesse nach UV-Licht-Exposition (▸ Kap. 13.2).
- Rosazea (▸ Kap. 7.2.6, ▸ Kap. 7.27).
- Tinea faciei (▸ Kap. 7.12).
- Dermatomyositis (▸ Kap. 7.52).

Kommentar Es handelt sich um eine Autoimmunerkrankung mit überwiegendem Hautbefall. Die inneren Organe sind weniger befallen. Die Prognose ist relativ gut. Es sind überwiegend Frauen betroffen. UV-Licht provoziert den Lupus, daher tritt er besonders im Bereich der lichtexponierten Haut auf. Die Patienten dürfen sich nicht der Sonne aussetzen.

Therapie

- Immunsuppression mittels Chloroquin 125–250 mg/Tag.
- Dapson (100–150 mg).
- Prednisolon (Dosis je nach Klinik).
- Azathioprin.
- Cyclophosphamid.
- Lichtschutz.
- Plasmapherese.
- Allgemeine Maßnahmen: Lichtschutz, Rauchen aufgeben.

7.51 Subakuter kutaner Lupus erythematodes (SCLE) II

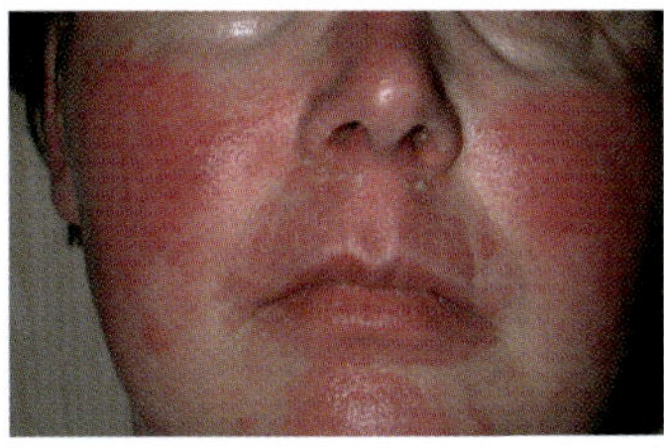

Lokalisation Gesicht
Erscheinungsbild Im Gesicht finden sich erythematöse Herde mit leichter Schuppung. Die Herde konfluieren.

Ähnliche Krankheitsbilder

- Andere Lupus-erythematodes-Formen (▸ Kap. 7.49, ▸ Kap. 7.50).
- Psorias vulgaris (▸ Kap. 1.3).
- Seborrhoisches Ekzem (▸ Kap. 7.15).
- Arzneimittelexanthem (▸ Kap. 15.17).

- Kutanes T-Zell-Lymphom.
- Photodermatitis: Entzündung lichtexponierter Areale durch allergische oder toxische Prozesse nach UV-Licht-Exposition (▸Kap. 13.2).
- Rosazea (▸Kap. 7.2.6, ▸Kap. 7.27).
- Tinea faciei (▸Kap. 7.12).
- Dermatomyositis (▸Kap. 7.52).

Kommentar Es handelt sich um eine Autoimmunerkrankung mit überwiegendem Hautbefall. Organbeteiligung kommt vor, ist jedoch milder als bei einem systemischen Lupus erythematodes. Allerdings kann der nur auf die Haut beschränkte SCLE in einen auch innere Organe einbeziehenden systemischen Lupus erythematodes (SLE) übergehen. Frauen sind häufiger betroffen. UV-Licht provoziert die Erkrankung, daher tritt sie besonders im Bereich der lichtexponierten Haut auf. Daher ist Lichtschutz empfehlenswert. Es werden meist Autoantikörper im Serum nachgewiesen.

Therapie

- Immunsuppression mittels Chloroquin 125–250 mg/Tag.
- Dapson (100–150 mg).
- Prednisolon (Dosis je nach Klinik).
- Azathioprin.
- Cyclophosphamid.
- Lichtschutz.
- Plasmapherese.
- Allgemeine Maßnahmen: Lichtschutz, Rauchen aufgeben.

7.52 Dermatomyositis

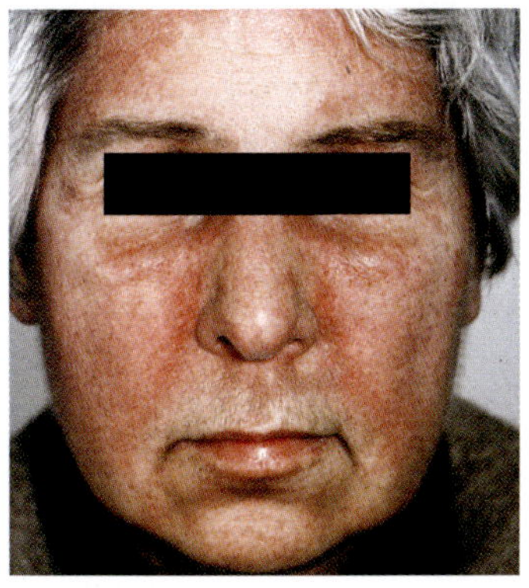

Lokalisation Gesicht
Erscheinungsbild Fliederfarbene Erytheme, gelegentlich als isolierte Lidödeme an den lichtexponierten Arealen.

Ähnliche Krankheitsbilder

- Kutaner Lupus erythematodes (▸Kap. 7.49 bis ▸Kap. 7.51).
- Rosazea (▸Kap. 7.26, ▸Kap. 7.27).
- Kutane Sarkoidose.
- Urtikaria (▸Kap. 7.29).
- Erysipel (▸Kap. 7.35).

Kommentar Es handelt sich um eine Autoimmunerkrankung von Haut und Muskulatur. Massive, progrediente Muskelschwäche der Schulter- und Beckengürtel-, seltener Pharynx- und Larynxmuskulatur. Durch segmentale Nekrose der Muskulatur auch starke Schwellung und Schmerzhaftigkeit. Der Befall der Muskulatur (schon der Name der Erkrankung: Dermato**myositis** weist darauf hin) ist sehr typisch und zeigt sich bereits im frühen Stadium darin, dass die Arme nicht mehr über die Horizontale hinaus angehoben werden können – die Patienten können sich nicht mehr kämmen. Die Hautveränderungen können als

Vorboten vorausgehen. Des Weiteren findet man an den Fingerknöcheln hyperkeratotische Erytheme und an den Nagelfalzen livide Maculae, die mikroskopisch Megakapillaren entsprechen. Die Haut entwickelt häufig ein poikilodermatisches Bild (scheckiger, bunter Aspekt der Haut), es empfiehlt sich ganz besonders die Inspektion des häufig mitbetroffenen Dekolletees. Die Erkrankung tritt als Paraneoplasie bei Tumorerkrankungen auf oder als Variante des systemischen Lupus erythematodes oder einer Sklerodermie (Sklerodermie: Autoimmunkrankheit mit Verhärtung von Haut und Organen durch Entzündung und übermäßige Bindegewebeproduktion). In letzteren Fällen findet man Autoantikörper im Serum. Eine Tumorsuche sollte durchgeführt werden.

Therapie

- Systemisch: Immunsuppression mit Glucocorticoiden, Azathioprin, Cyclophosphamid, Methotrexat; Plasmapherese; intravenöse Immunglobuline.

7.53 Pemphigus vulgaris

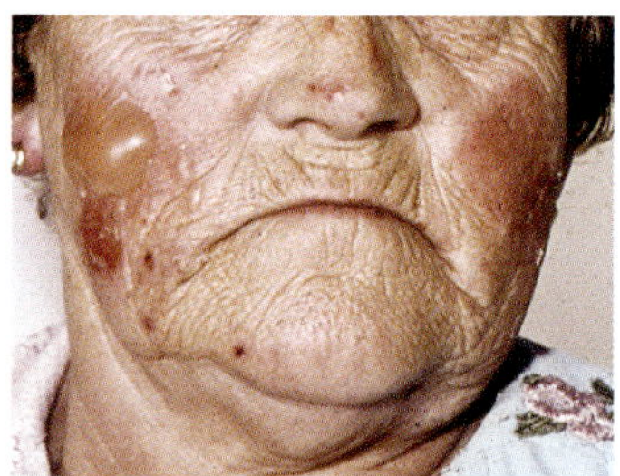

Lokalisation Gesicht
Erscheinungsbild Auf der rechten Wange befindet sich eine große Blase, darunter eine Erosion, nachdem eine Blase aufgeplatzt ist. Auf der linken Wange erkennt man ein Erythem. Die umgebende Haut sieht unbeeinträchtigt aus.

Ähnliche Krankheitsbilder

- Bullöses Pemphigoid (▸ Kap. 9.19): Blasen liegen subepidermal, sind prall, mit Flüssigkeit gefüllt und stabiler. Die umgebende Haut ist entzündlich gerötet. Das Nikolski-Phänomen (s. u.) ist negativ.
- Verbrennung (Verbrühung) 2. Grades.
- Bullöse allergische oder toxische Kontaktdermatitis (▸ Kap. 7.31).

Kommentar Es handelt sich um eine Autoimmunerkrankung unklarer Ätiologie, bei der zirkulierende Antikörper gegen Verankerungsfibrillen (Desmosomen) der Keratinozyten auftreten. Diese führen zu einer blasigen Ablösung der betroffenen Epidermisschichten. Die Blasen befinden sich intraepidermal, sie sind aufgrund ihrer oberflächlichen Lage fragil, erscheinen schlaff und platzen schnell. Als Auslöser können Malignome oder Medikamente infrage kommen. Die Blasen lassen sich auch an scheinbar unbefallener Haut durch tangentialen Druck mit dem Finger erzeugen, bestehende Blasen lassen sich im Randbereich durch Verschieben der Haut vergrößern (Nikolski-Zeichen I und II).

Therapie

- Systemisch: Immunsuppressive Therapie mit Glucocorticoiden, ggf. in Kombination mit Azathioprin.
- Lokal: Gleichzeitig mit nicht verklebenden Wundauflagen und antiseptischen Lösungen und hydrophilen antiseptischen Cremes zur Vermeidung einer bakteriellen Superinfektion.

7.54 Naevuszellnaevus, kongenitaler

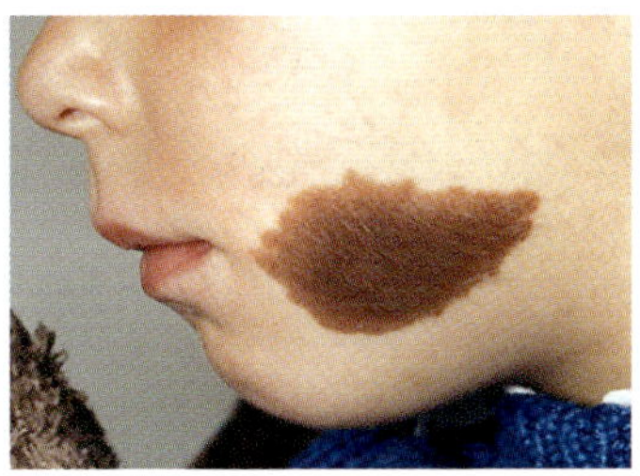

Lokalisation Gesicht
Erscheinungsbild Naevuszellnaevi (NZN) sind Pigmentmale, deren Zellen (Naevuszellen) wie die pigmentbildenden Melanozyten embryonalgeschichtlich aus der Neuralleiste stammen. Man unterscheidet „normale" NZN, die bis etwa zum 30. Lebensjahr neu auftreten können. Sie weisen eine Größe zwischen wenigen Millimetern und 1–2 cm auf und treten vereinzelt oder auch in hoher Anzahl (bis zu 50 und mehr) auf. In 1 % der Naevi finden sich wie im Bild dargestellt kongenitale Naevi, die oft groß sind und, wie der Name sagt, von Geburt an vorhanden sind.
Aus den NZN können sich maligne Melanome entwickeln, besonders bei großflächigen, knotigen und behaarten Naevi.

Therapie

- Exzision. Wegen der Größe gelingt es oft nicht, das Pigmentmal mit einer einzigen Operation zu beseitigen, zumal wenn der Naevus an einer ungünstigen Lokalisation liegt, wo nicht ausreichend Haut zum „Zusammenziehen" der Wundränder zur Verfügung steht.
- Dann kann die Entfernung des kongenitalen Naevus mittels Serien-Operation im Abstand von einem halben bis einem Jahr unter jeweiliger Mitnahme der alten Narbe erfolgen.

7.55 Knutschfleck, Petechien

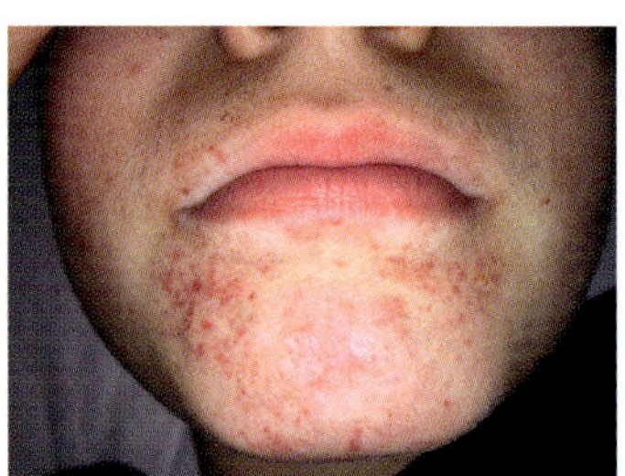

Lokalisation Um den Mund, Betonung des Kinns

Erscheinungsbild Punktförmige Blutaustritte in dem Gebiet, wo ein Kind einen Trinkbecher mit Unterdruck angesaugt hat und so ein Vakuum hergestellt hat. Dieses ungefährliche Krankheitsbild sieht erschreckend aus und beunruhigt Eltern und Erzieher, da sie es für einen Ausschlag halten.

Ähnliche Krankheitsbilder

- Knutschfleck.
- Vaskulitis mit Petechien.
- Exanthem.

Kommentar Die Blutaustritte stammen aus den Kapillaren. Das Blut bleibt im Gewebe liegen, ist nicht mehr wegdrückbar und baut sich ab, wie ein Hämatom.

Therapie

- Nicht erforderlich und nicht möglich, heilt eigenständig.

8 Hals, Nacken

8.1 Chronisches Nackenekzem bei atopischer Dermatitis

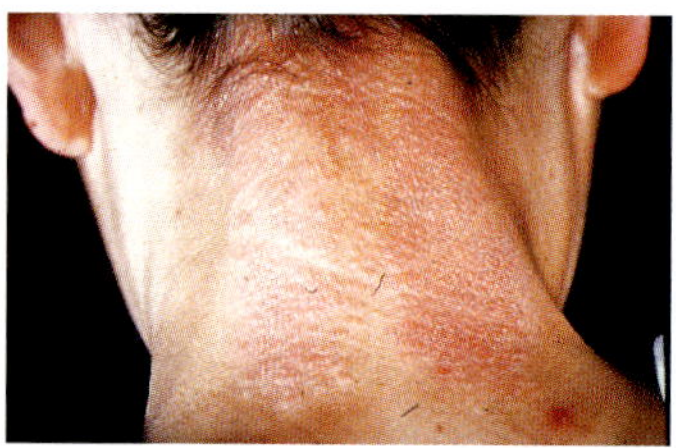

Lokalisation Nacken
Erscheinungsbild Erythematöse Papeln und Plaques im Nacken einer Atopikerin, die Hautspaltlinien treten deutlich hervor, da die Haut chronisch-entzündlich infiltriert und verdickt ist, man spricht von „Lichenifikation". Es besteht chronischer Juckreiz.

Ähnliche Krankheitsbilder

- Erythrosis interfollicularis colli (▸Kap. 8.2): durch chronische UV-Belastung oder Anwendung hochpotenter Glucocorticoide entstandene Teleangiektasien, wegdrückbare Rötung um die im Kontrast dazu weiß hervortretenden Haarfollikel.
- Kontaktekzem: z. B. durch Abrinnen von Haarfärbemittel.
- Läuseekzem: bei Nackenekzemen nach Nissen in den Haaren suchen.
- Chronisch-phototoxische/photoallergische Dermatitis: bei Kurzhaarträgern im Nacken und an anderen lichtexponierten Arealen auftretende chronisch entzündete Haut durch übermäßige UV-Exposition, evtl. in Verbindung mit phototoxisch wirksamen oder photosensibilisierenden Substanzen; starke Lichtempfindlichkeit, Juckreiz.
- Muzinosen: Ablagerung von Abbauprodukten der Interzellularsubstanz: Muzin bei verschiedenen Systemerkrankungen, z. B. Skleromyxödem Arndt-Gottron, Sklerödema Buschke, Myxödem bei Hypothyreose.

Kommentar Bei Atopikern neigt besonders die luftexponierte Haut zu Ekzemen, gereizt durch Aeroallergene oder Irritanzien.

Therapie

- Lokal: Glucocorticoide oder Calcineurin-Inhibitoren (Tacrolimus, Pimecrolimus).
- Allgemeine Maßnahmen: Meiden der Allergene; rückfettende Pflege ohne Duftstoffe, Farbstoffe und Konservierungsstoffen. Moderne Basispflege mit Hautbarriere stabilisierenden hautverwandten Lipiden mit und ohne Mikrosilber. Mikrosilber wirkt antibakteriell und somit gegen einen wichtigen Ekzemtrigger.

8.2 Erythrosis interfollicularis colli

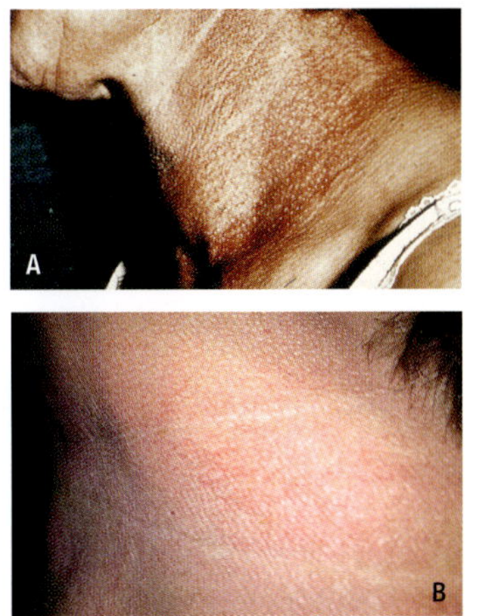

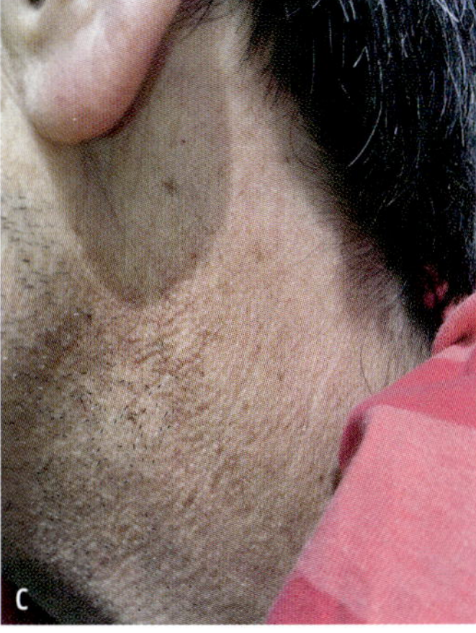

Lokalisation Hals

Erscheinungsbild Erythem mit deutlichem Hervortreten der weiß erscheinenden Haarfollikel. Man erkennt bei genauem Hinsehen, dass das Erythem durch zahlreiche Teleangiektasien zustande kommt. Subjektiv asymptomatisch.

Ähnliche Krankheitsbilder

- Chronisches Ekzem.

Kommentar Durch chronische UV-Strahlung, aber auch durch die langfristige Anwendung von hochpotenten Glucocorticoiden kommt es zu einer Schädigung der elastischen Bindegewebsfasern der Hautgefäße, die sich sekundär erweitern und ein persistierendes, aber weg drückbares Erythem hervorrufen. Die Follikel treten kontrastreich (hell) hervor.

Therapie

- Prophylaktisch Lichtschutz.
- Farbstofflaser gegen Gefäßerweiterungen.

Praxistipp Die Betroffenen haben oft mangelnde Einsicht in die Ursache der „Erkrankung" bzw. ein mangelndes Problembewusstsein in diesem Punkt. Das Hautkrebsrisiko ist im Bereich der geschädigten Haut deutlich erhöht.

8.3 Karbunkel

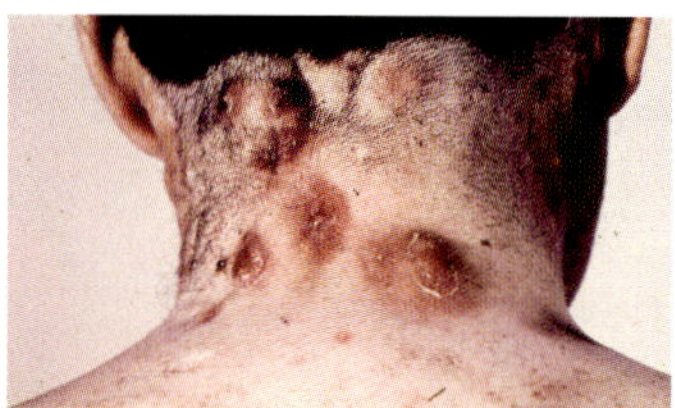

Lokalisation Nacken
Erscheinungsbild Stark gerötete, schmerzhafte Knoten mit Krusten, gefüllt mit Eiter.

Ähnliche Krankheitsbilder

- Infizierte Atherome (▸ Kap. 1.11).
- Tumore.
- Tiefe Trichophytie (▸ Kap. 7.13).

Kommentar Furunkel sind Abszesse im Bereich der Talgdrüsen-Haarfollikel, die in schweren Fällen durch Übergreifen der eitrigen Entzündung auf benachbarte Follikel zu Karbunkeln zusammenfließen. Es handelt sich um eine besonders schwere Form von Furunkeln. Der Nacken stellt eine der Prädilektionsstellen für die Entstehung von Furunkeln und Karbunkeln dar.

Therapie

- Lokal bei Akuterkrankung: Schieferölsalbe 20–50 % („Zugsalbe“ mit Folienverband); bei Fluktuation: Inzision und Spülen der Abszesshöhle mit H_2O_2; Einlage von reinigenden Enzymkegeln und Iodoformgaze.
- Systemisch bei Akuterkrankung: Antibiose.
- Lokal zur Rezidivprophylaxe: Benzoylperoxid, Tretinoin, Isotretinoin, Adapalen.
- Systemisch bei Rezidiv: Isotretinoin; Antibiose z. B. mit Doxycyclin; bei Frauen antiandrogen wirksames Kontrazeptivum mit Cyproteronacetat.
- Chirurgisch bei Rezidiv: Bei lokalisiertem Befall kann das betroffene Areal auch chirurgisch exzidiert werden.

8.4 Verruköser Naevus

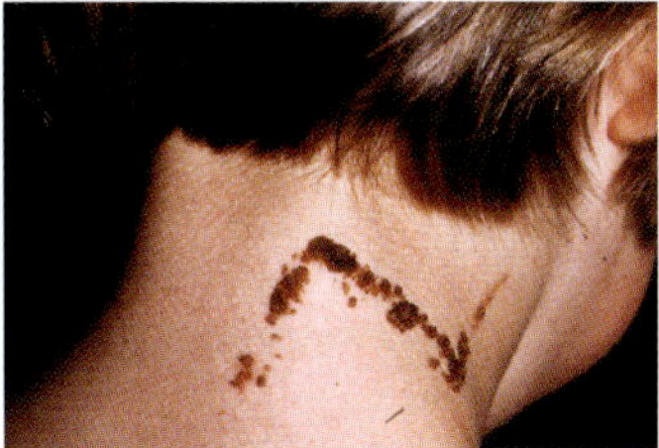

Lokalisation Nacken
Erscheinungsbild Innerhalb der entwicklungsgeschichtlich angelegten Blaschkolinien (Linien der Haut, längs deren streifige Pigmentmale verlaufen) verläuft ein angeborener linearer braun pigmentierter Naevus (Pigmentmal) mit verruköser Oberfläche.

Ähnliche Krankheitsbilder

- Andere Naevi.
- Seborrhoische Keratose.
- Malignes Melanom.

Kommentar Es handelt sich um angeborene gutartige Formationen von Naevuszellen, die histologisch gelegentlich von Entzündungszellen umgeben sind.

Therapie

- Exzision, nicht so sehr wegen der Gefahr der Entartung zum malignen Melanom, sondern mehr aus kosmetischen Gründen.

8.5 Keloide

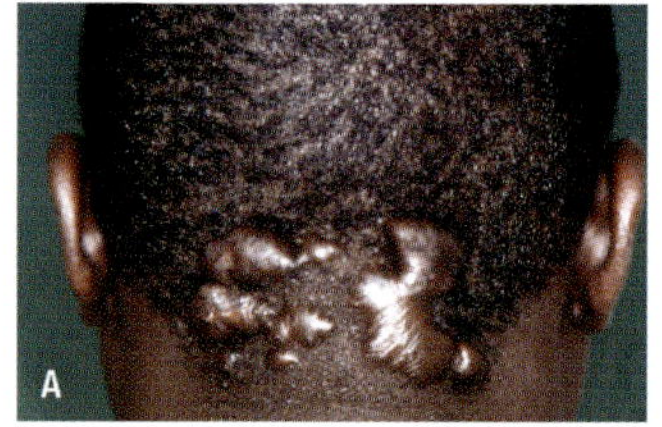

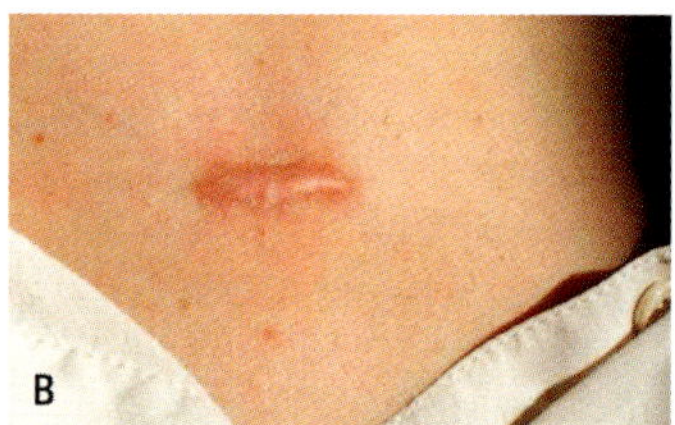

Lokalisation Nacken
Erscheinungsbild Hautfarbene bis rötliche, glatte, wulstartige Knoten, der über die ursprüngliche Verletzung hinaus gewuchert ist.

Ähnliche Krankheitsbilder

- Folliculitis keloidales nuchae: chronisch-fibrosierende Talgdrüsenhaarfollikel-Entzündung im Nacken von Männern, gehäuft bei Menschen mit dunkler Hautfarbe. Meist durch Staphylokokken hervorgerufen. Im Endzustand liegen keloidale Wülste und Platten vor.
- Tiefe Trichophytie.

Kommentar Keloide sind benigne Narbenwucherungen, bei denen das Bindegewebe über die eigentliche Narbe hinauswächst. Ursache für die Narben war bei dieser Patientin eine operative Leberfleckentfernung. Keloide entwickeln sich gehäuft bei Menschen mit dunkler Hautfarbe besonders im Nacken (Abb. **A**).

Therapie

- Exzision mit Keloidprophylaxe: Bestrahlung mit Röntgenweichstrahlung direkt nach der Operation und mehrere weitere Sitzungen während der Wundheilung.
- Bei weniger ausgeprägten Keloiden: Intraläsionale Triamcinolonacetonid-Injektionen in Kombination mit Farbstofflaser und fraktioniertem CO_2- sowie Erbium-Laser, auch effektiv ist Kryotherapie; Begleitend sind in jedem Fall äußerlich ausgeübter Druck und okklusive Silikonauflagen sowie Silikongele wirksam. Röntgenweichstrahlung wird ebenfalls, aber selten, eingesetzt.

8.6 Urtikaria

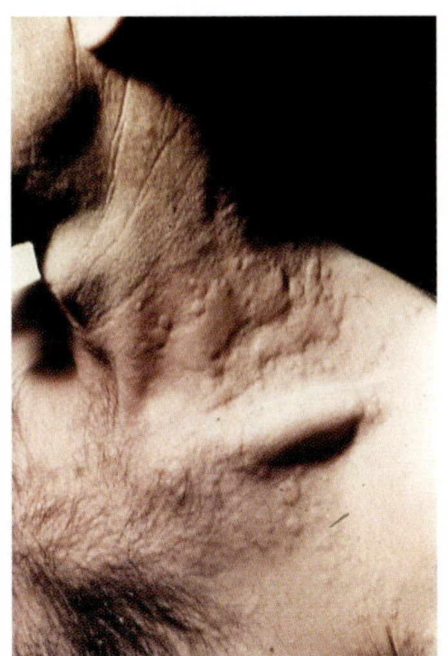

Lokalisation Hals
Erscheinungsbild Bizarr konfigurierte Quaddeln, die leicht gerötet und häufig von einem anämischen Hof umgeben sind. Abklingen der einzelnen Effloreszenzen innerhalb mehrerer Stunden. Juckreiz, der mehr zum Scheuern und weniger zum Kratzen verleitet.

Ähnliche Krankheitsbilder

- Urtikariavaskulitis: Hier bestehen die einzelnen Quaddelherde allerdings über 24 Stunden hinaus, bei einer Urtikaria verschwinden die Quaddeln innerhalb weniger Stunden, um dann an anderer Stelle wieder aufzutreten.
- Zur Kontrolle kann man eine repräsentative Quaddel mit Stift umranden und nach 24 Stunden überprüfen, ob die Quaddel nun hier verschwunden ist.

Kommentar Quaddeln entstehen durch Ausschüttung des Botenstoffs Histamin, welches eine Vasodilatation, Ödem und Juckreiz hervorruft. Ursächlich kommen eine allergische Reaktion auf Nahrungsmittel, Medikamente oder Infekte infrage, aber auch pseudoallergische Mechanismen durch Medikamente, Nahrungsmittelzusatzstoffe, die ohne Sensibilisierung zu einer Histaminausschüttung führen, des Weiteren physikalische Ursachen wie Hitze, Kälte, Schwitzen, Druck, Wasser. Eine Kontakturtikaria kann beim Kontakt mit Latex (bei Latexallergie) oder Brennnesseln (toxisch) auftreten.

Therapie

- Systemisch: Antihistaminika; Glucocorticoide in schweren Fällen, falls auch Kreislaufsymptome oder Schleimhautschwellung mit Atemnot oder Schluckstörungen auftreten; Omalizumab, ein Antikörper gegen IgE, subkutan.
- Allgemeine Maßnahmen: Ursache eliminieren; kühlen.

9 Hände

9.1 Chronisches Handekzem

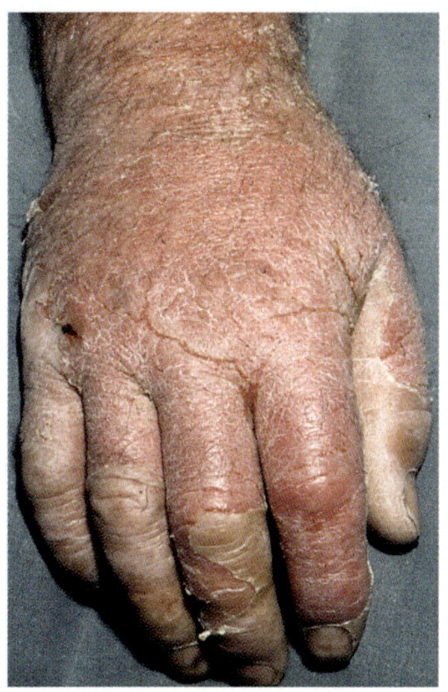

Lokalisation Hände, Finger

Erscheinungsbild Rötung, Schwellung, Schuppung mit zum Teil großflächiger Ablösung oberer Epidermisanteile, Hyperkeratosen, Rhagaden, Lichenifikation (Epidermisverdickung durch chronische Entzündung mit Vergröberung der Hautspaltlinien), heftigem Juckreiz und Schmerzen. Ausgeprägte Funktionseinschränkung der Hände.

Ähnliche Krankheitsbilder

- Psoriasis (▸ Kap. 9.2).
- Mykose (▸ Kap. 9.11).
- Atopisches Handekzem (▸ Kap. 9.4).

Kommentar Es handelt sich um ein klassisches Maurerekzem, das durch den ständigen Kontakt mit Zement hervorgerufen wurde. Zement enthält 6-wertiges Chromsalz, als potentes Allergen. In schweren Fällen führt die Erkrankung zur Berufsunfähigkeit. Auch andere Kontaktstoffe können zu Handekzemen führen (▸ Kap. 9.7):

- Allergisch: z. B. durch den täglichen Kontakt mit Nickel (Schmuckstücke, Jeansknöpfe) bei entsprechender Sensibilisierung.
- Irritativ-toxisch, so z. B. beim häufigen Umgang mit Wasser und Detergenzien, wie auch durch Substanzen im Friseurbereich. Ein irritativ-toxisches Handekzem stellt ein großes Risiko für eine Sensibilisierung und Entwicklung einer aufgepfropften Kontaktallergie dar, da die physiologische Hautbarriere zerstört ist. Bei einem chronisch-rhagadiformen Handekzem sind sowohl eine detaillierte Anamnese über Beruf und Freizeit sowie Atopie als auch Epikutan-Testungen durch den Allergologen notwendig.
- Atopisch: genetisch bedingte geschwächte Hautschutzbarriere, trockene, anfällige Haut.

Therapie

- Lokal: Hautschutzsalben; topische Glucocorticoide; Triphenylmethanfarbstoffe; Creme-PUVA, Bad-PUVA.
- Systemisch: Alitretinoin, orales Retinoid, kontraindiziert im gebärfähigen Alter, u. U. ist eine Allergenkarenz ausreichend.
- Allgemeine Maßnahmen: Allergenmeidung; Tragen von Schutzhandschuhen. Nur sparsame Anwendung, milder, nicht schäumender, synthetischer, rückfettender Tenisde, Hautschutzsalben und Hautbarriere regenerierende Salben.
- Achtung: Die „üblichen" Arbeitsschutzhandschuhe sind aus Leder und enthalten zur Gerbung verwendete Chromate, sodass das Ekzem weiter unterhalten würde.

9.2 Psoriasis vulgaris

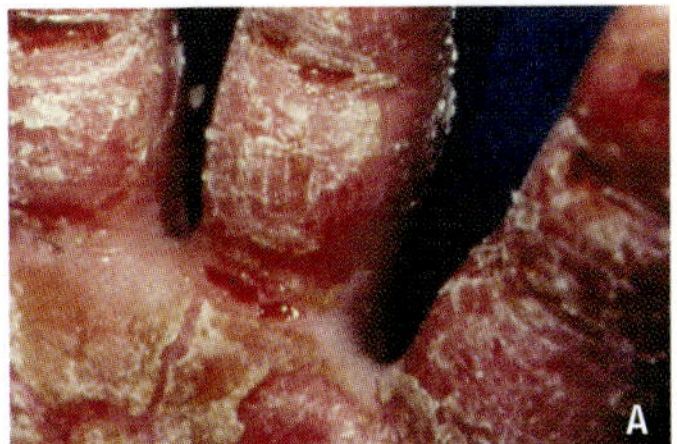

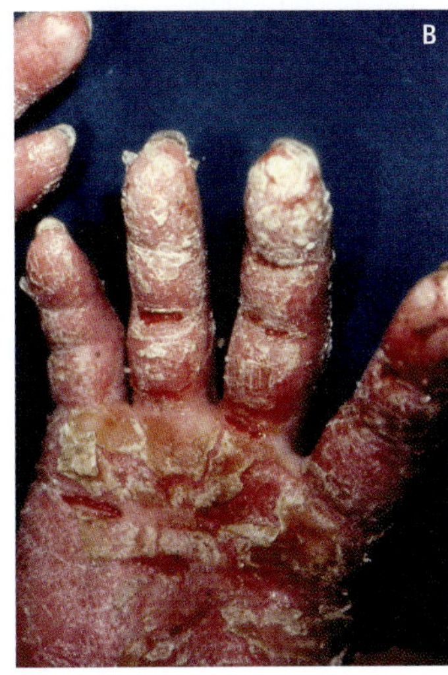

Lokalisation Hände

Erscheinungsbild Rötung, Schwellung, Schuppung, Hyperkeratosen, Rhagaden und Schmerzen. Ausgeprägte Funktionseinschränkung der Hände.

Ähnliche Krankheitsbilder

- Chronisches hyperkeratotisch-rhagadiformes Handekzem (▸ Kap. 9.1).
- Atopisches Ekzem (▸ Kap. 7.18, ▸ Kap. 9.3, ▸ Kap. 9.4, ▸ Kap. 10.1).
- Tinea manum (▸ Kap. 9.11).

Kommentar Die Psoriasis ist eine chronisch-entzündliche Autoimmunerkrankung der Haut, bei der eine genetische Prädisposition angenommen wird. Es kommt zu einer beschleunigten übermäßigen Verhornung. Typische Herde treten an den Streckseiten der Extremitäten, an Sakralbereich, Kopfhaut und seltener an den Körperfalten auf. Es handelt sich in diesem Fall um einen besonders ausgeprägten Befall der Hände. Das Auftreten an den Prädilektionsstellen wird durch das „Köbner-Phänomen“ verursacht: verstärkt mechanisch belastete Regionen, aber auch Infekte, Medikamente oder Stresssituationen können die Psoriasis provozieren. Die Psoriasis hat viele Spielarten von kleinfleckig, lokalisiert, disseminiert oder großflächig bis hin zur Ganzkörperrötung, mit geringer oder starker Schuppung und Gelenkentzündungen. Häufig treten auch Nagelveränderungen auf, wie Dellen, „Tüpfel“, gelbliche Flecken „Ölflecken“, Hyperkeratosen unter dem Nagel oder sogar Nagelverformungen und Wachstumsstörungen (▸ Kap. 14.2 und ▸ Kap. 14.3). Auch Arthropathien und Arthritis können assoziiert sein.

Therapie

- Lokal:
  Dithranol in aufsteigender Dosierung, bei Bedarf in Kombination mit Steinkohlenteeren, Schieferöl (Ichthyol), bei Hautreizungen durch Dithranol eignet sich Lotio zinci oxidati oder eine Behandlungspause, Vitamin-D_3-Analoga in Kombination mit potenten Glucocorticoiden, auch als topisches Kombinationspräparat für 4 Wochen.
  UV-Therapie mit Substanzen, die die Haut für UV-Licht empfindlicher machen: PUVA-Therapie: UVA-Strahlen mit Meladinine-Creme oder Lösung (Bad oder Dusche, s. a. systemische Therapie).
  Selektive UVB-Therapie (nur 311 nm Wellenlänge) oder UVB-Therapie (gesamtes UVB-Strahlenspektrum) mit hypertonem (Meer-)Salz-Bad, Steinkohlenteersalben oder -bädern.
  Gesicht und Genitalbereich:
  Hier kann kurzfristig auch eine niedrigpotente Glucocorticoidcreme, wie Methylprednisolonaceponat, verwendet werden. Im Gesicht eignen sich auch Tacrolimus oder Pimecrolimus. Auch Mahonia-aquifolium-Creme ist bei milden Formen oder unterstützend sinnvoll.
  Grundsätzlich ist man mit Glucocorticoiden bei Psoriasis jedoch sehr zurückhaltend, da es nach Absetzen zu einem noch stärkeren Rückfall kommt. Daher sollte man sie vorsichtig ausschleichen (Dosierung reduzieren, bzw. Applikations-Intervalle vergrößern) und gleichzeitig eines der oben genannten Basistherapeutika verabreichen, das dann

die erzielte Wirkung aufrechterhalten kann. Bei schwer entzündlicher Psoriasis mit Pusteln oder Erythrodermie (Ganzkörperrötung) sind Glucocorticoide (lokal oder systemisch, s. u.) für die Anfangsphase jedoch oft angezeigt.
Kopfhaut:
Die Kopfhaut wird mit Salicylölkappen, niedrig oder hochpotenter Glucocorticoidlösungen, Dithranol und Vitamin-D_3-Analoga behandelt. Teer- und Schieferöl-Shampoos, Salicylsäurelösungen oder Pyrithion-Zink- oder antimykotische Shampoos zur Keimreduktion unterstützen die Behandlung. Auch ein UVA-Kamm kann verwendet werden.

- Systemisch:
In schwereren und hartnäckigen chronischen Fällen wird lokal und systemisch behandelt. Fumarsäureester, Ciclosporin, Methotrexat, Retinoide (Acitretin), Prednisolon, PUVA mit oraler Einnahme von Meladinine.
Immunmodulatoren („Biologicals“): Etanercept, Adalimumab, Ustekimumab, Infliximab und bei Psoriasisarthritis dazu noch Leflunomid. Die kurz- und langfristigen Folgen auf das Immunsystem, z. B. Infekt- und Tumorabwehr, sind nicht sehr gut abschätzbar, die Therapiekosten noch sehr hoch.
- Pflege: Fettsalben mit Harnstoff.

9.3 Atopische Hände

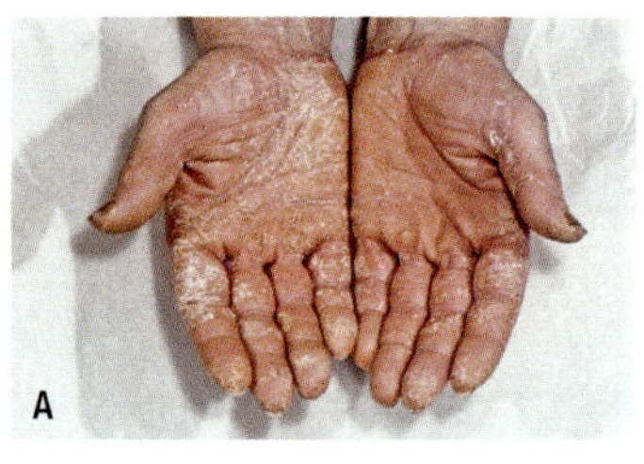

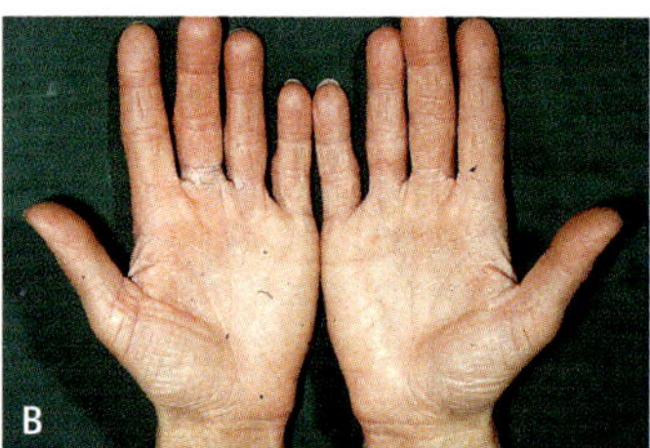

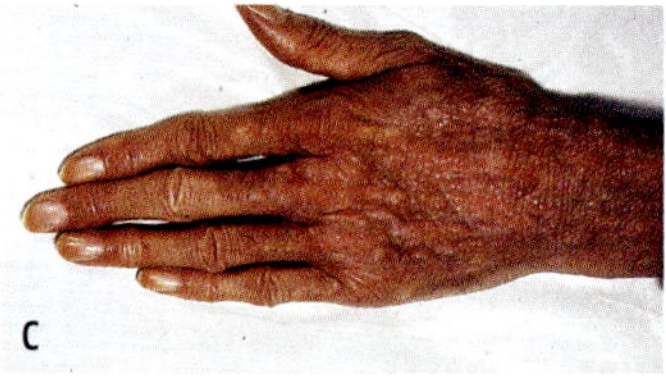

Lokalisation Hände

Symptome **A** Die Handflächen sind trocken und weisen die charakteristische „palmare Hyperlinearität" auf, vermehrte und gerötete Handlinien. **B** Die Haut der Hände wirkt typischerweise deutlich „vorgealtert". Die abgebildete Hand gehört zu einer 25-jährigen Patientin.

Ähnliche Krankheitsbilder

- Ichthyosis.

Kommentar Beide Abbildungen zeigen Charakteristika atopischer Hände, ohne dass akute oder subakute Ekzemveränderungen sichtbar sind. Hyperlinearität der Handflächen ist ein sog. „atopisches Stigma".

Therapie

- Allergene und Irritanzien meiden.
- Nur sparsamer Umgang mit rückfettenden, synthetischen Waschsubtanzen, die keine Duftstoffe enthalten.
- Rückfettende Hautpflege.

9.4 Atopisches Handekzem

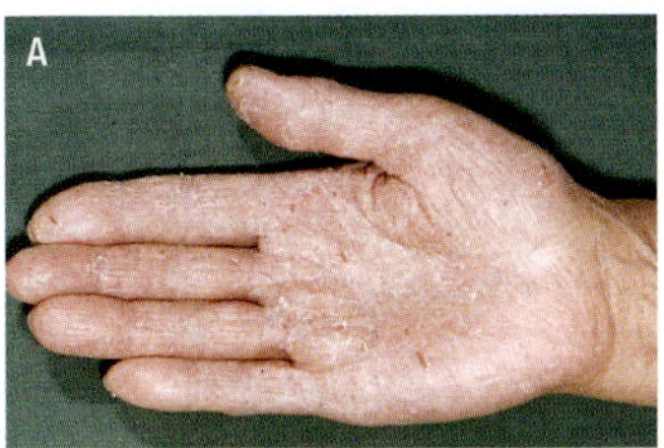

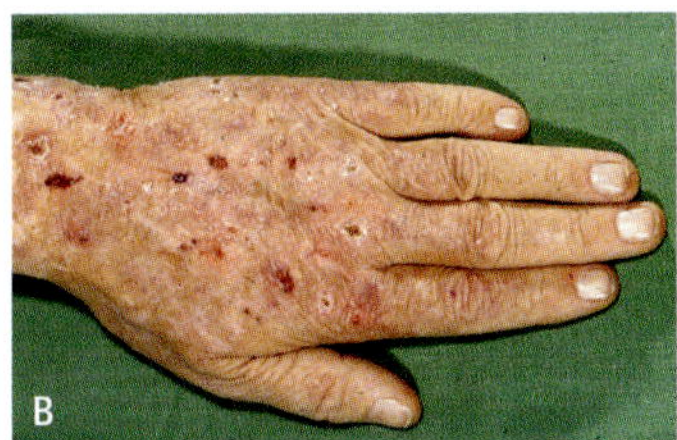

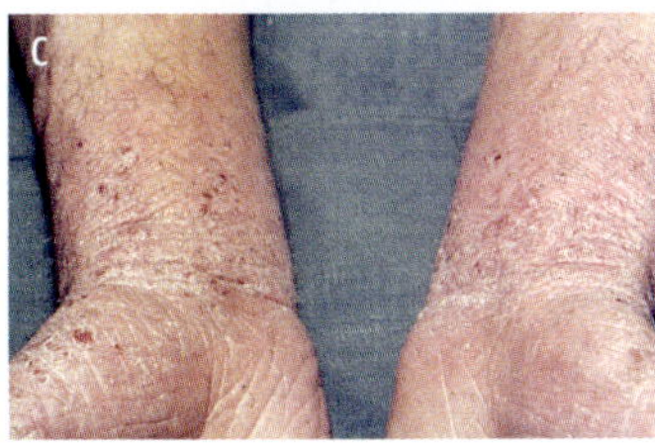

Lokalisation Hände

Symptome Nebeneinander von akuten und chronischen Veränderungen: Xerosis, Schuppung, Lichenifikationen (Epidermisverdickung durch chronische Entzündung mit Vergröberung der Hautspaltlinien), Rötung, exkoriierten Papeln, blutigen Krusten, bei **B** postinflammatorische striäre Hypopigmentierungen (durch heftiges Kratzen). Es besteht starker Juckreiz. Typisch ist auch der Befall der Handgelenke **C**.

Ähnliche Krankheitsbilder

- Chronisches Kontaktekzem der Hand (▸ Kap. 9.1).

Kommentar Dies sind typische Veränderungen im Rahmen eines atopischen Ekzems mit Beugen- und Handbefall. Ursächlich sind eine genetische Veranlagung für trockene Haut und ein verändertes Immunsystem, das übermäßig auf Irritationen, Allergene und Infekte (bakterielle Superantigene) reagiert.

Therapie

- Akutes Ekzem: topische Glucocorticoide; topische Inhibitoren von Calcineurin (TIC); topische Antiseptika z. B. Triclosan, Chlorhexidin, Farbstofflösungen. Bei Atopikern hat die Haut eine reduzierte Abwehr gegen Bakterien, die wiederum eine Ekzemverschlechterung herbeiführen können, weshalb eine Keimreduzierung sinnvoll ist; UV-Therapie; innerlich: Antibiotika, in sehr schweren Fällen auch Glucocorticoide oder Ciclosporin.
- Chronisches Ekzem: harnstoffhaltige Fettsalben; Glucocorticoide; UV-Therapie; systemisch Alitretinoin, kontraindiziert bei Frauen im gebärfähigen Alter, Steinkohlenteersalben sind gut wirksam, aber umstritten wegen enthaltener Kanzerogene.
- Allgemeine Maßnahmen: Irritanzien- und Allergenmeidung; Therapie zugrunde liegender chronischer Infekte im Respirationstrakt; Hautpflege mit fettenden Grundlagen.

9.5 Ekzema herpeticatum

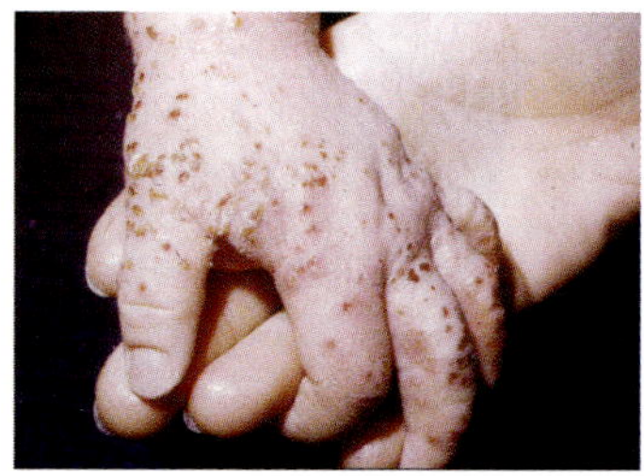

Lokalisation Hände

Erscheinungsbild Auf ekzematöser Haut finden sich multiple Herpesbläschen, die gruppiert stehen und zentral leichte Vertiefungen aufweisen. Es besteht Juckreiz und Schmerz.

Ähnliche Krankheitsbilder

- Zoster (▸Kap. 12.10, ▸Kap. 15.8).
- Akutes Kontaktekzem (▸Kap. 9.8, ▸Kap. 10.2 allergisches Kontaktekzem, ▸Kap. 9.6 toxisches Kontaktekzem).

- Blasen bildende Dermatose (▸ Kap. 9.19, ▸ Kap. 10.8).
- Pyodermie (▸ Kap. 9.9).
- Psoriasis pustulosa palmaris.
- Tinea manum (▸ Kap. 9.11).

Kommentar Ein Ekzema herpeticatum ist eine Infektion der ekzematisierten Haut mit Herpesviren. Besonders anfällig sind Atopiker, da deren Haut vorgeschädigt ist und eine herabgesetzte Abwehr aufweist. Hier können sich die Herpesviren eines Lippenherpes rasant auf das gesamte Gesicht, den Kopf und Hals, aber auch auf die Hände, ausbreiten. Achtung vor zusätzlicher bakterieller Superinfektion.

Therapie

- Austrocknende Maßnahmen z. B. Lotio alba aquosa, Umschläge oder Handbäder mit synthetischem Gerbstoff oder Eichenrindenlösung, Pyoctanin-0,5 % Lösung. In Lotio alba aquosa kann gut Chlorhexidingluconat gemischt werden (0,1–0,2 %).
- Ggf. orale bzw. i. v. Virustatika wie Aciclovir oder Valaciclovir.

9.6 Toxisches Kontaktekzem (syn. toxische bullöse Dermatitis)

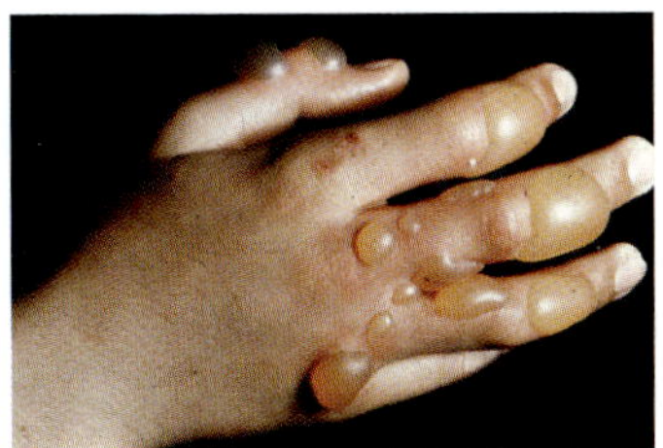

Lokalisation Hand
Erscheinungsbild Große, prall gespannte Blasen im Kontaktareal. Schmerzhaft.

Ähnliche Krankheitsbilder

- Bullöses Pemphigoid (▸ Kap. 9.19).
- Pemphigus vulgaris (▸ Kap. 7.53).
- Epidermolysis bullosa acquisita: Autoimmunerkrankung mit Autoantikörpern gegen Kollagen der Basalmembran. Sie führen zur blasigen Ablösung der Epidermis bei schon geringfügigen mechanischen Reizen. Die Läsionen heilen nur unter Narbenbildung, die verstümmelnd sein kann.
- Verbrennung.

Kommentar Auslösung dieser massiven Dermatitis durch Kontakt mit Stickstoff-Lost im Sinne eines Artefakts (bewusste Selbstverletzung), das zu einer toxischen Reaktion führt. Die Haut löst sich blasig ab, scharf auf das Kontaktareal begrenzt. Ein toxisches Kontaktekzem tritt als akute Reaktion auf eine irritierende Substanz auf. Es erscheint innerhalb weniger Stunden nach dem Kontakt, schmerzt mehr, als es juckt, bildet sich innerhalb von 2 Tagen deutlich zurück, bildet Papulovesikel oder Blasen aus, streut im Gegensatz zu allergischen Kontaktekzemen nicht, da keine immunologischen Prozesse stattfinden. Das toxische Kontaktekzem kann akut durch Kontakt mit höher konzentrierten obligaten Irritanzien auftreten, wie hier der Fall, oder aber erst im Laufe von Wochen oder Monaten, infolge des Einwirkens niedrig konzentrierter Substanzen (z. B. Schneidöle), was zu einer Schädigung der Hautbarriere führt. Auch häufiges Händewaschen kann zu einem sog. kumulativ-toxischen Ekzem führen, allerdings nicht mit derartig heftiger Reaktion (somit ohne Blasen).

Therapie

- Blasen steril punktieren, Blasendecke nicht entfernen.
- Lokal desinfizierende, kühlende und abtrocknende Maßnahmen mit Triphenylmethanfarbstoffen, antiseptischen Umschlägen, Lotio zinci, Antiseptikum in Linimentum aquosum.
- Ggf. topische Glucocorticoide zur Linderung der Entzündungsreaktion.

9.7 Pulpitis sicca (Kontaktekzem der Fingerspitzen)

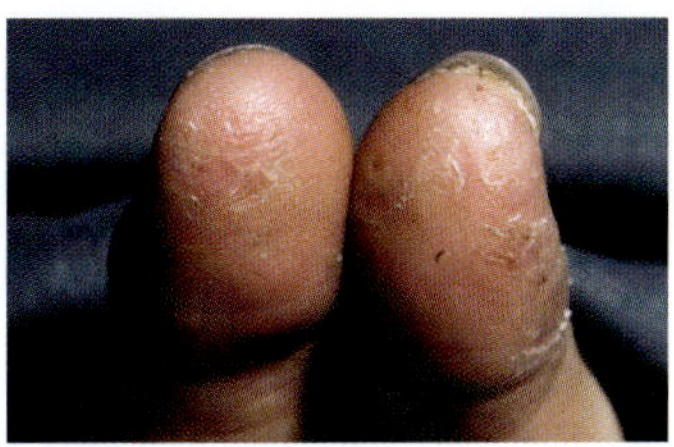

Lokalisation Finger
Erscheinungsbild Geringe Rötung, Schwellung und Schuppung, heftiger Juckreiz, Schmerzen. Funktionseinschränkung der Fingerkuppen.

Ähnliche Krankheitsbilder

- Psoriasis (▸ Kap. 9.2).
- Mykose (▸ Kap. 9.11).
- Atopisches Handekzem (▸ Kap. 9.4).

Kommentar Es handelt sich um ein mildes Kontaktekzem. Viele andere Kontaktstoffe können zu allergischen, aber auch rein irritativ-toxischen Handekzemen führen, so z. B. häufiger Umgang mit Wasser und Detergenzien oder mit Substanzen im Friseurbereich. Ein irritativ-toxisches Handekzem stellt ein großes Risiko für eine Sensibilisierung und Entwicklung einer aufgepfropften Kontaktallergie dar, da die physiologische Hautbarriere zerstört ist. Eine detaillierte Anamneseerhebung über Beruf, Freizeit und Atopie sowie Epikutan-Testungen durch den Allergologen sind notwendig.

Therapie

- Lokal: Hautschutz- und Hautrepairsalben; topische Glucocorticoide; Creme-PUVA, Bade-PUVA.
- Allgemeine Maßnahmen: Allergenmeidung.

9.8 Dyshidrosiformes Handekzem

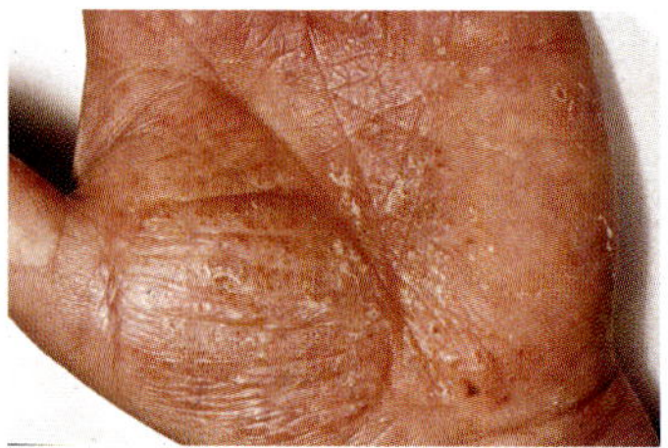

Lokalisation Hände
Erscheinungsbild Stark juckende, klare Bläschen der Handinnenfläche. Beginn meist an Finger- und Handtellerrändern.

Ähnliche Krankheitsbilder

- Psoriasis pustulosa palmaris (▸ Kap. 9.2): sterile Pusteln, Ansammlung von neutrophilen Granulozyten im Rahmen einer Psoriasis vulgaris oder als Unterform der Psoriasis.
- Tinea manum (▸ Kap. 9.11).
- Bacterid Andrews: sterile Pusteln, hypererge Reaktion bei infektiösen Foci, z. B. Streptokokkenangina.
- Pyodermie (▸ Kap. 9.9).

Kommentar Kontaktallergisches, kumulativ-toxisches oder atopisches Handekzem mit Bläschen und Blasen mit Betonung der Fingerseiten und des Handtellers. Die Maximalvariante „Cheiropompholyx" geht mit großen Blasen einher, die Minimalvariante „Dyshidrosis lamellosa sicca" ist oft subjektiv asymptomatisch, palmar finden sich in diesen Fällen kleine Schuppenkrausen. Oft sind gleichzeitig die Füße betroffen. Häufig kann eine Sensibilisierung gegen Metallsalze, insbesondere Chromate, z. B. aus Lederschuhen, nachgewiesen werden.

Therapie

- Fett-feuchte Lokaltherapie: antiseptische, kühlende Umschläge; Pyoktaninlösung, hochpotente Glucocorticoid-Salbe; Adstringenzien/

Gerbstoffe: Tannine, Eichenrindensud; Bad-PUVA oder Creme-PUVA.
- Allgemeine Maßnahmen: Meiden von Noxen (Irritanzien und Allergenen).

9.9 Pyodermie

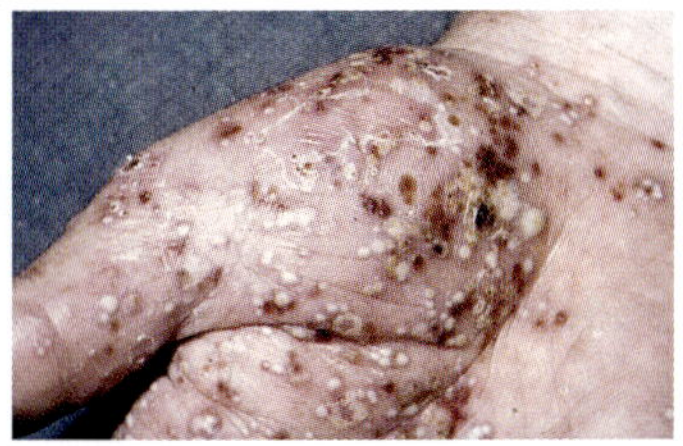

Lokalisation Hand
Erscheinungsbild Multiple Pusteln an der Handinnenfläche, teils eingeblutet.

Ähnliche Krankheitsbilder

- Psoriasis pustulosa palmaris: sterile Pusteln, Ansammlung von neutrophilen Granulozyten im Rahmen einer Psoriasis vulgaris oder als eigenständige Unterform der Psoriasis.
- Dyshidrosiformes Handekzem (▸Kap. 9.8): kontaktallergisches, kumulativ-toxisches oder atopisches Handekzem mit Bläschen und Blasen mit Betonung der Fingerseiten und des Handtellers.
- Tinea manum (▸Kap. 9.11).
- Bacterid Andrews: sterile Pusteln, hypererge Reaktion bei infektiösen Foci, z. B. Streptokokkenangina (eventuell mit Psoriasis pustulosa palmoplantaris verwandtes Krankheitsbild).

Kommentar Die Pusteln enthalten massenhaft Staphylokokken, die sich durch enzymatische Aktivität der Bakterientoxine rasch ausbreiten können.

Therapie

- Lokal: Pusteln eröffnen und mit Polyvidon-Iod desinfizieren, auch Chinolinol-, Kaliumpermanganat-Lösung, Gentianaviolett-Lösung, die auch heute noch wegen der exzellenten Wirkung ihre Berechtigung hat, Triclosan und Chlorhexidindigluconat (beide als Lösung oder Creme) sind wirkungsvoll; Fusidinsäure-Creme; Retapamulin-Creme.
- Systemisch: penicillinasefestes Penicillin bzw. anderes Antibiotikum entsprechend Resistogramm.

9.10 Erosio interdigitalis candidamycetica

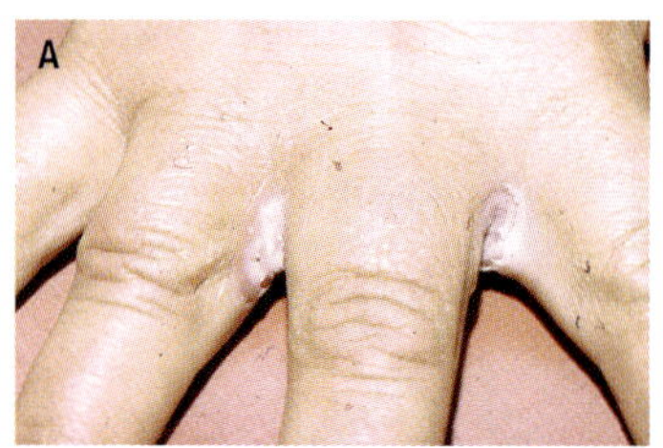

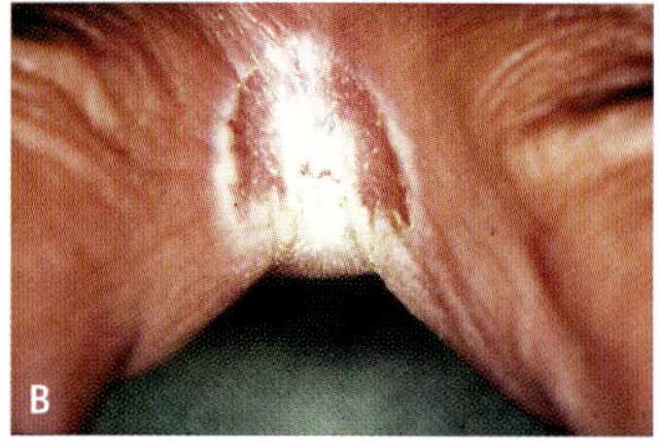

Lokalisation Hände

Erscheinungsbild In den Fingerzwischenräumen bestehen Erosionen (oberflächliche Epidermisdefekte) mit Nässen und randwärtiger Schuppung.

Ähnliche Krankheitsbilder

- Kontaktekzem.
- Toxisches Ekzem durch Schweißstau und Luftarmut.
- Dyshidrosis manum.

Kommentar Pilzerkrankung der Hände durch den Hefepilz *Candida albicans*. Typisch ist die randwärtige Schuppung.

Therapie

- Topische Polyen-Antimykotika oder Azolpräparate.
- Austrocknende Maßnahmen.

9.11 Tinea manum (Pilzerkrankung der Hände)

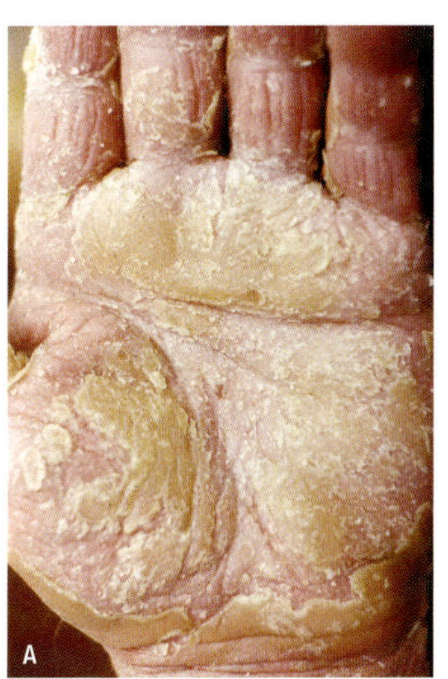

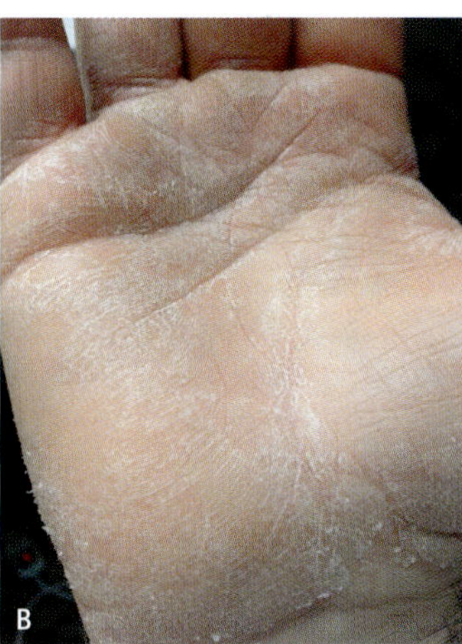

Lokalisation Hände

Erscheinungsbild Zunächst meist einseitig lokalisiert, im Verlauf auch Ausbreitung auf beide Hände möglich, mit Rötung und Schuppung sowie Hyperkeratosen (gesteigerter Verhornung) einhergehende Hautveränderungen **A**, die an ein Ekzem erinnern. Meist besteht jedoch nur geringer oder kein Juckreiz. **B**: Differenzialdiagnose: toxisches Handekzem.

Ähnliche Krankheitsbilder

- Chronisches Handekzem (▸ Kap. 9.1).
- Psoriasis palmaris (▸ Kap. 9.2).

Kommentar Pilzinfektion durch Dermatophyten (Fadenpilze), hier durch die Gattung Epidermophyton. Trotz der Schwere des Befundes litt der Patient kaum an subjektiven Beschwerden. Achtung! Die Pilzerkrankung ist ansteckend.

- Toxisches Handekzem **B**

Kommentar Eine weißliche mehlstaubartige Schuppung auf den Handinnenflächen kann auf einen Pilz oder eine toxische Reaktion hinweisen. Hyperkeratosen sind Ausdruck einer verstärkten Neigung der Epidermis zur Abschilferung. Dies geschieht in Reaktion auf toxische, allergische oder infektiöse Reize. Hier fehlt die Rötung, eine Entzündung ist also schwer erkennbar, dennoch sind derartige Bilder häufig.

Therapie

- Lokal-Antimykotika: Azole; Allylamine; Ciclopiroxolamin; Morpholine; Griseofulvin.
- Bei ausgedehnten Fällen Kombination von interner und externer Therapie, dann perorale Gabe von Azolen, Allylaminen oder Griseofulvin.

Kommentar Zur Differenzierung, ob es sich um einen Pilzbefall handelt oder um eine toxische Ekzemreaktion, ist eine Anamnese zum Waschverhalten und das Anfertigen einer Pilzkultur, bzw. einer Nativmikroskopie auf Pilzelemente nötig. In der Realität ist aber oft der pragmatische Ansatz, milde rückfettende Waschsubstanz, antimykotische Creme über 1–4 Wochen und eine rückfettende Handcreme zur Pflege evtl. mit Urea, zielführend.

Praxistipp Nach Beginn einer antimykotischen Therapie ist eine Pilzdiagnostik nicht mehr erfolgreich. Wenn die Therapie aber gut anschlägt, war der pragmatische Ansatz die richtige Entscheidung.

9.12 Verrucae vulgares (gewöhnliche Viruswarzen)

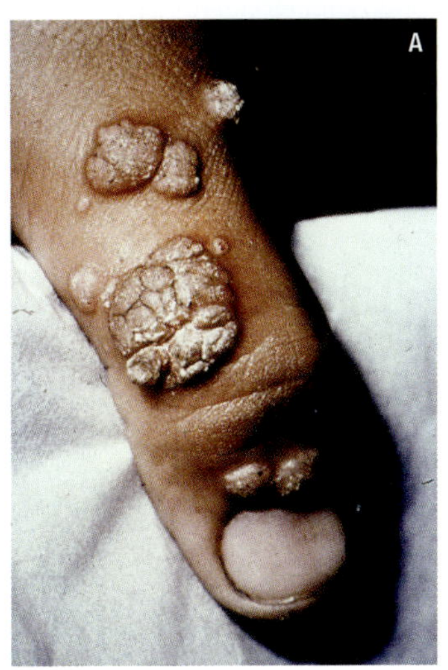

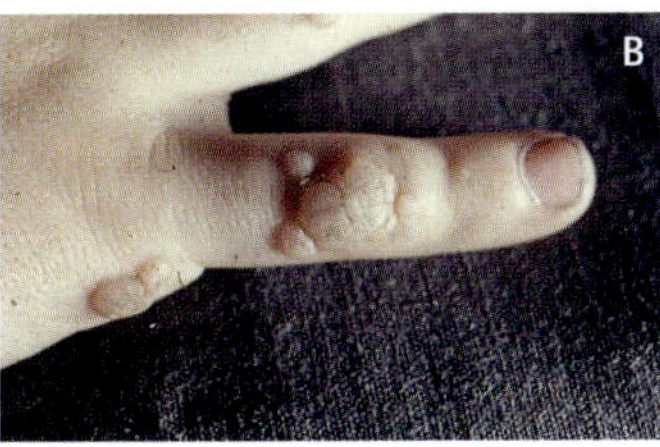

Lokalisation Hände
Erscheinungsbild Klassische Virus-Warzen mit der typischen, rauen Oberfläche und der scharfen Abgrenzung zur gesunden Haut. Subjektiv symptomlos.

Ähnliche Krankheitsbilder

- Hyperkeratosen auf der Basis eines chronischen UV-Lichtschadens.
- Seborrhoische Keratosen (Alterswarzen)

Kommentar Oft jahrelanger Verlauf. Da es sich um eine Infektionskrankheit handelt, können sich die Warzen langsam ausbreiten, besonders an den kühleren Akren.

Therapie

- Keinesfalls Operation: Eine Infektionskrankheit operiert man nicht, die Ausbreitung der Warzen durch die Operation ist (fast sicher) zu erwarten und die Narben bleiben lebenslang bestehen.
- Darum konservatives (narbenfreies) Vorgehen mit Lack: 5-Fluorouracil in Kombination mit Salicylsäure, diesen 3 × täglich auftragen oder 2 × täglich mit Leukoplaststreifen darüber und 2 × wöchentlich blutungsfreier Curettage. Wenn die Läsion abgeflacht ist, steigert man die Effektivität mit Farbstofflaser oder Kryotherapie mit flüssigem Stickstoff von minus 196 °C.
- Manchmal heilen Warzen auch spontan ab. Frei verkäufliche Kältesprays sind mit minus 55 °C nicht kalt genug und helfen leider nicht.

Praxistipp Warzen sind eine Infektionskrankheit! Man schützt sich, indem man in Schwimmbad, Sauna und öffentlicher Dusche Badeschuhe trägt. Danach die Haut sehr gut trocknen, denn auf trockener Haut können keine Warzen „angehen“. Badematten und Handtücher bei 60 °C waschen. Die Hautschutzbarriere sollte mit Cremes und Salben regeneriert werden, denn ist die Haut irritiert und trocken, ist sie für Viren sehr anfällig.

Auch Vitamin D_3, Zink und Probiotika können die Hautabwehr verbessern.

9.13 Syphilis im Stadium II

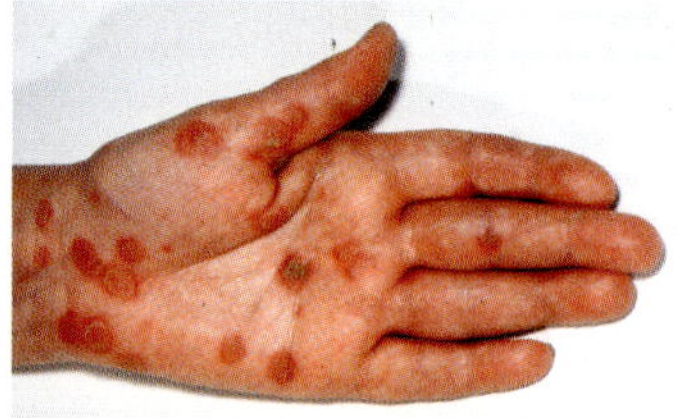

Lokalisation Hände

Erscheinungsbild Auf den Handinnenflächen finden sich blassrosa bis dunkelrote etwa centgroße im Hautniveau gelegene Maculae (Flecken) ohne jegliche Beschwerden.

Ähnliche Krankheitsbilder

- Erythema exsudativum multiforme bei Arzneimittelexanthem (▸ Kap. 10.10 und ▸ Kap. 15.17) oder Herpes-simplex-Infektion.
- Die Herpes-simplex-Infektion kann dabei auch subklinisch vorhanden sein und ist nur serologisch mittels PCR (Polymerase chain reaction) diagnostizierbar.

Kommentar Klassische Erscheinungen der Syphilis im Stadium II. Parallel findet man einen Befall des gesamten Körpers mit gleichen Erscheinungen, weiterhin eine Angina specifica (Schwellung der Rachenmandeln) und unter Umständen generalisierte Lymphknotenschwellung und weitere Zeichen. Es besteht Ansteckungsgefahr bei intensivem Körperkontakt (Geschlechtsverkehr).

Therapie

- Täglich 1 Mio. IE Penicillin über 3 Wochen (▸ Kap. 15.2) oder Benzathin-Penicillin-G 2,4 Mio. IE i. m. einmalig oder Doxycyclin 2 × 100 mg oral über 14 Tage.

9.14 Schwimmbadgranulom

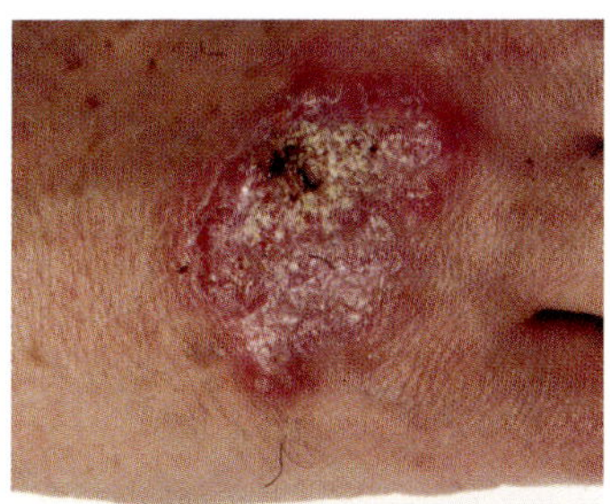

Lokalisation Handrücken
Erscheinungsbild Unscharf begrenzte, erythematöse Plaque, die im Randbereich knotig ist. Zentral festsitzende Schuppung und blutige Kruste.

Ähnliche Krankheitsbilder

- Psoriasis vulgaris (▸ Kap. 10.3).
- Chronisches Ekzem (▸ Kap. 9.1).
- Mykose (▸ Kap. 9.11).
- Epidermaler Tumor (▸ Kap. 9.17, ▸ Kap. 15.23).
- Kutanes T-Zell-Lymphom.
- Hauttuberkulose (▸ Kap. 7.9).
- Lepra.
- Syphilis im Stadium III.

Kommentar Es handelt sich um eine atypische Mykobakteriose, nämlich eine Infektion mit *Mycobacterium marinum,* zustande kommend nach Bagatellverletzungen beim Arbeiten im Aquarium oder Schwimmbad, in Flüssen und Seen. Ohne Therapie kann die Läsion nach 1–2 Jahren unter Narbenbildung abheilen. Histologisch finden sich, wie bei Tuberkulose, verkäsende Granulome (zentrale Nekrose, umgeben von Riesenzellen). Die Plaque kann ulzerieren.

Therapie

- Systemisch: Doxycyclin 200 mg/Tag oder Clarithromycin 1000 mg/Tag p. o. über 2–3 Monate; bei Nichtansprechen: Rifampicin + Ethambutol über 3 Monate.
- Lokal ergänzend: Rotlicht (Überwärmung).

9.15 Granuloma teleangiectaticum (Granuloma pyogenicum)

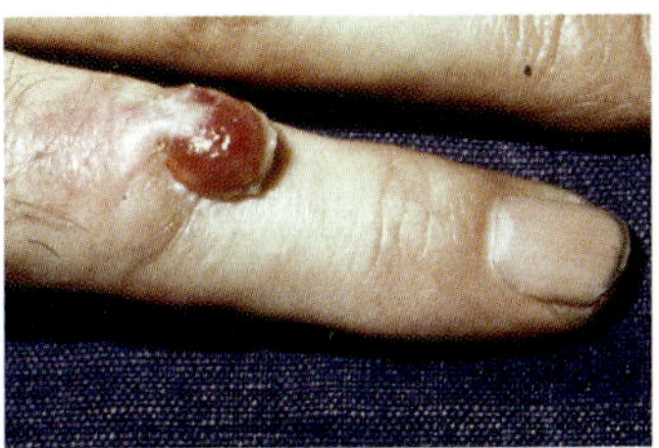

Lokalisation Finger

Erscheinungsbild 1–2 cm durchmessender, dunkelroter, erosiv nässender Knoten mit schmaler Basis. Schmerzhaft, leicht und stark blutend, schnelles Wachstum, meist nach Traumen oder im Bereich lokaler Infektionen. Auch an den Lippen. Die umgebende Epidermis legt sich kragenartig um die Tumorränder.

Ähnliche Krankheitsbilder

- Amelanotisches malignes Melanom: seltene Melanomform, die so entartet ist, dass der Tumor kein schwarzes Pigment mehr bilden kann, sondern rötlich erscheint.

Kommentar Entspricht einem gutartigen exophytisch wachsenden, kapillären Angiom.

Therapie

- Exzision mit Histologie zur Abgrenzung von bösartigen Tumoren.
- Elektrokaustische Abtragung.
- Verödung mit Gefäßlasern, auch als Nachbehandlung nach Gewebeentnahme.
- Antibiose bei Infektion.

9.16 Keratoakanthom

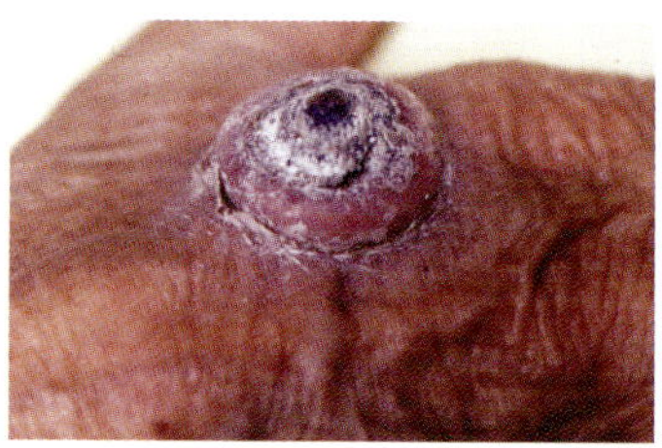

Lokalisation Handrücken
Erscheinungsbild Erythematöser Knoten mit zentralem Hornpfropf. Keine Beschwerden.

Ähnliche Krankheitsbilder

- Plattenepithelkarzinom, syn. Spinaliom (▸ Kap. 1.8).
- Basaliom (▸ Kap. 2.3, ▸ Kap. 7.45).

Kommentar Sehr schnell, d. h. innerhalb weniger Wochen wachsender Tumor, oft auch im Gesicht, an Nase oder Ohren. Kann in ein Plattenepithelkarzinom übergehen. Spontane Rückbildungen innerhalb eines Jahres kommen vor.

Therapie

- Rechtzeitige Exzision, bevor der Tumor zu groß wird. Auch kann man ohne die Exzision keine feingewebliche Diagnose stellen, wodurch ein Plattenepithelkarzinom übersehen werden könnte.
- Eine Nachbehandlung mit 5-Fluororuracil kann sinnvoll sein.

9.17 Morbus Bowen

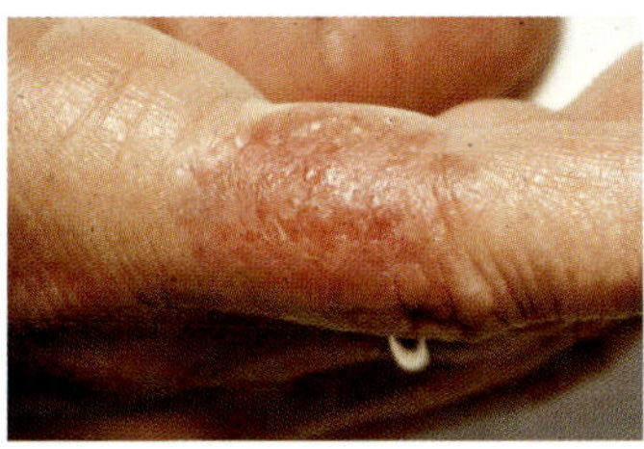

Lokalisation Finger
Erscheinungsbild Erythematös-schuppende Plaque mit unscharfer Begrenzung. Subjektiv asymptomatisch.

Ähnliche Krankheitsbilder

- Kontaktekzem (▶ Kap. 4.8 u. a.).
- Tinea, syn. Mykose (▶ Kap. 9.11).
- Psoriasis vulgaris (▶ Kap. 9.2).

Kommentar Klinisch am ehesten eine an ein Ekzem erinnernde Hauterscheinung, die sich oft erst histologisch als Morbus Bowen einordnen lässt. Sonnenexponierte Regionen werden bevorzugt. Es handelt sich um eine intraepitheliale Neoplasie. Die Keratinozyten weisen histologisch maligne Veränderungen wie bei einem Plattenepithelkarzinom auf, allerdings haben sie die Basalmembran (noch) nicht überschritten. Es besteht also noch keine Metastasierungsgefahr. Es kann sich im Laufe der Zeit beim Durchbruch der Basalmembran ein Bowen-Karzinom entwickeln, das einem Plattenepithelkarzinom entspricht und metastasieren kann.

Arsenexposition, Sonne und Humane Papillomviren werden als Ursache für den Morbus Bowen angenommen.
Alternative Therapien sind Photodymanische Therapie, Imiquimod, 5-Fluorouracil, besonders diese mit vorheriger Curettage oder Laserablation.

Therapie

- Exzision.

9.18 Perniones (Frostbeulen)

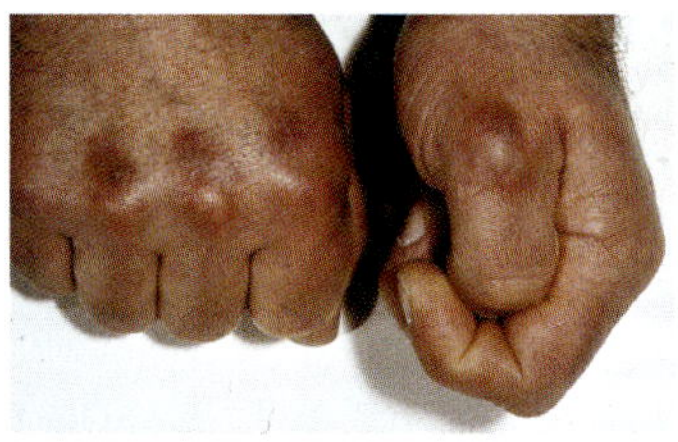

Lokalisation Hand
Erscheinungsbild Livide, makulöse Verfärbungen der Dorsalseiten der Knöchelregionen.

Ähnliche Krankheitsbilder

- Sarkoidose: granulomatöse Entzündung (in der feingeweblichen Untersuchung erkennt man eine Anhäufung von Epitheloidzellen). Die Ursache ist unklar. Häufige Assoziation der Hauterscheinungen mit Organbefall, insbesondere der Lungen, Augen, Nervensystem, Lymphknoten, Myokard, Leber, Milz, Muskulatur, Knochen, Nieren.
- Vaskulopathie anderer Genese.
- Dermatomyositis (▸ Kap. 7.52).
- Lupus erythematodes (▸ Kap. 7.49).

Kommentar Teilweise reversible Hautveränderungen, zustande gekommen durch längeren Aufenthalt bei Temperaturen von nur wenig über 0 °C, z. B. bei Kältearbeitsplätzen, bei Übernachtung im Freien oder langen Winterwanderungen. Dabei kommt es zu einer Störung der Vasomotorik in den Akren, die besonders leicht auskühlen. Initial kommt es zur Rötung und Schwellung, insbesondere bei Wiedererwärmung sind Brennen und Schmerzen möglich.

Therapie

- Allgemeine Maßnahmen: Schutz vor Kälte; Durchblutungsförderung mit wechselwarmen Temperaturreizen.
- Systemisch: Pentoxifyllin.

9.19 Bullöses Pemphigoid

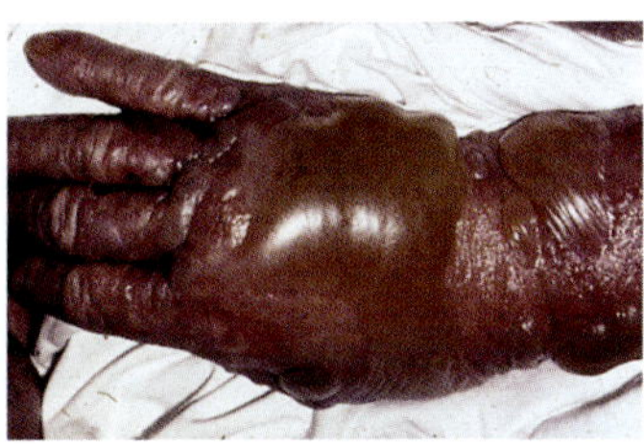

Lokalisation Hände
Erscheinungsbild Ausgedehnte, pralle Blasen mit blutig tingiertem Inhalt auf erythematöser Haut. Schmerzen, Juckreiz.

Ähnliche Krankheitsbilder

- Cheiropompholyx: mit großen Blasen einhergehendes toxisches oder allergisches, bullöses Handekzem. Schmerzen und Juckreiz (▸ Kap. 9.6).
- Toxisch epidermale Nekrolyse als Arzneimittelnebenwirkung.
- Epidermolysis bullosa acquisita: auch subepidermale Blasenbildung, ebenfalls Autoantikörper gegen Kollagenstrukturen, die die Epidermis verankern. Geht mit Narben und Milienbildung einher. Betrifft auch die Schleimhäute. Unterscheidung gelingt häufig nur durch immunologisch-histologische Untersuchungen.
- Pemphigus vulgaris (▸ Kap. 10.8): schlaffe, leicht verletzliche Blasen auf nicht geröteter Haut.
- Verbrennung.

Kommentar Es handelt sich um eine Autoimmundermatose des höheren Lebensalters (über 60 Jahre), bei der sich Autoantikörper gegen Strukturproteine der Interzellularsubstanz der Epidermis richten. Die Blase entsteht innerhalb der Basalmembran, liegt somit subepidermal und ist dadurch relativ stabil. Es besteht starker Juckreiz. Die Schleimhäute sind in der Regel nicht betroffen. Die Blasen sind nicht verschiebbar und auch nicht anderenorts durch Druck oder Schieben auslösbar (negatives direktes und indirektes Nikolski-Zeichen) im Gegensatz zum Pemphigus vulgaris (▸ Kap. 10.8). Die Erkrankung kann als Reaktion auf Arzneimittel (ACE-Hemmer, Furosemid, orale Antidiabetika, Neuroleptika, NSAR) auftreten, auch paraneoplastisch, daher ist eine Tumorsuche empfehlenswert.

Therapie

- Chirurgisch: Blasen steril punktieren, Blasendecke belassen.
- Systemisch: Prednisolon 80–100 mg/Tag, anfangs verteilt auf 3 Einzeldosen in absteigender Dosierung mit niedriger Erhaltungsdosis (z. B. 10 mg/Tag). Nach einem halben Jahr kann ein Auslassversuch gewagt werden. Möglicherweise krankheitsauslösende Medikamente sollten durch andere ersetzt und eine Tumorerkrankung ausgeschlossen werden. In schweren Fällen, bzw. um Glucocorticoide einzusparen, ist eine Kombination mit Azathioprin (1,5–2,0 mg/kg Körpergewicht) sinnvoll.
- Lokal: Austrocknende und antiseptisch wirkende Externa: Lotio alba aquosa mit Chlorhexidingluconat 2 %, Triphenylmethanfarbstoffe, Kaliumpermanganatumschläge; in leichten, lokalisierten Fällen kann auch ein hochpotentes topisches Glucocorticoid aufgetragen werden ohne zusätzliche systemische Therapie (Clobetasoldipropionat 0,05 %).

9.20 Vitiligo

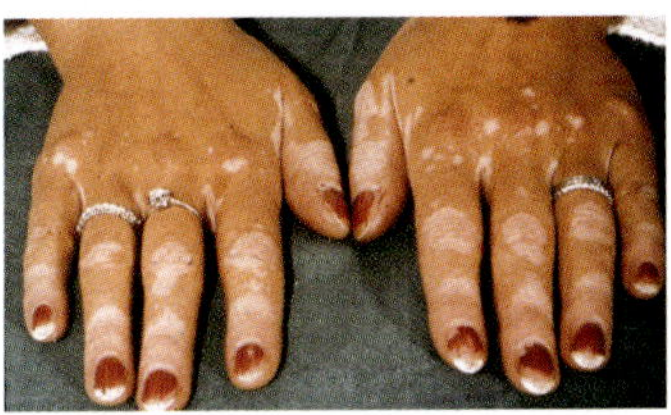

Lokalisation Hände
Erscheinungsbild Symmetrisch an den Händen angeordnete, fleckige Depigmentierungen an für Vitiligo typischer akraler Lokalisation.

Ähnliche Krankheitsbilder

- Narben.

Kommentar Vitiligo ist Folge des Untergangs von Melanozyten. Im akuten Stadium erkennt man histologisch den „Angriff" durch Lymphozyten. Ein Autoimmungeschehen nicht geklärter Natur wird dafür verantwortlich gemacht. Eine Assoziation mit weiteren Autoimmunerkrankungen wie Schilddrüsenerkrankungen, Morbus Addison, Diabetes mellitus vom Typ I, Augenerkrankungen und perniziöser Anämie, Lupus erythematodes, Morbus Crohn, chronisch biliärer Zirrhose, progressiv systemischer Sklerodermie, Myasthenia gravis und anderen, tritt gehäuft auf. Typische Lokalisationen sind Hände und periorifizielle Regionen, d.h. um Augen, Mund, Anus und an mechanisch belasteten Stellen, z.B. Knien und Ellenbogen.

Therapie

- Immunsuppressive Lokaltherapie mit Glucocorticoiden, Pimecrolimus, Tacroilmus oder innerlich Glucocorticoide intraläsional oder p.o.
- Phototherapie: PUVA (Psoralen in Creme, Dusch- oder Badewasser oder Tabletten + UVA); KUVA (5 % Khellin-Creme + UVA, anderes

Furanochrom aus einer Mittelmeerpflanze); PAUVA (10 % Phenylalanin-Creme oder Tabletten + UVA).

- Hoffnung: Einbringen angezüchteter Melanozyten aus Laborkultivierung.
- Polypodium-leucotomus-Extrakt und Gingkopräparate sollen Besserung bringen.
- Camouflage, Selbstbräuner und Betacarotin sind symptomatisch im Einsatz.
- Bei ausgedehnter Vitiligo mit nur noch einzelnen, pigmentierten Restherden kann die noch gesunde Haut mit Hydrochinon gebleicht werden.
- Wichtig ist physikalischer und chemischer Lichtschutz.

9.21 Urticaria profunda (syn. Quincke-Ödem)

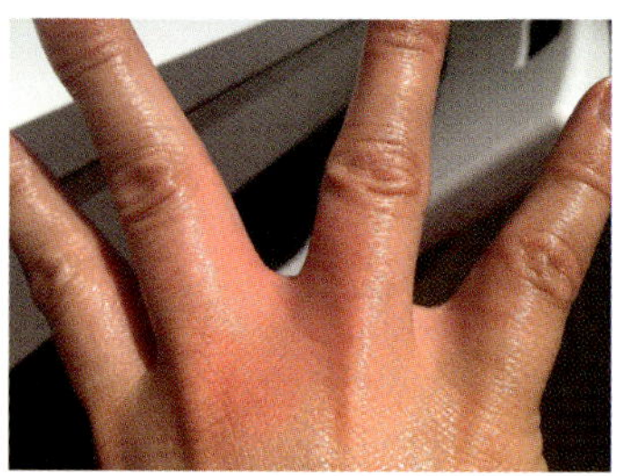

Lokalisation Hand, Gesicht, Fuß

Erscheinungsbild Schwellung, leichte Rötung, Juckreiz oder Brennen, persistiert je 13 Tage.

Ähnliche Krankheitsbilder

- Insektenstichreaktion.
- Arthritis.
- Verletzungsbedingte Schwellung der Gelenke.

Kommentar Ausschüttung von Histamin in tiefere Gewebeschichten, daher sind keine oberflächlichen Quaddeln sichtbar. Ursachen sind:

angeborener oder erworbener (durch ACE-Hemmer) Mangel an C1-Esterase-Inhibitor, dadurch mangelnder Bradykinin-Abbau bzw. vermehrte Bradykinin-Bildung. Auch pseudoallergische oder allergische Histaminausschüttung wie bei Urkaria. Gefährlich wird es, wenn die Atemwege stark anschwellen, es besteht dann Lebensgefahr durch Erstickung.

Therapie

- Systemische Antihistaminika.
- Glucocorticoide.
- C1-INH-Konzentrat, falls der Enzymmangel nachweisbar ist.

10 Arme

10.1 Atopisches Ekzem

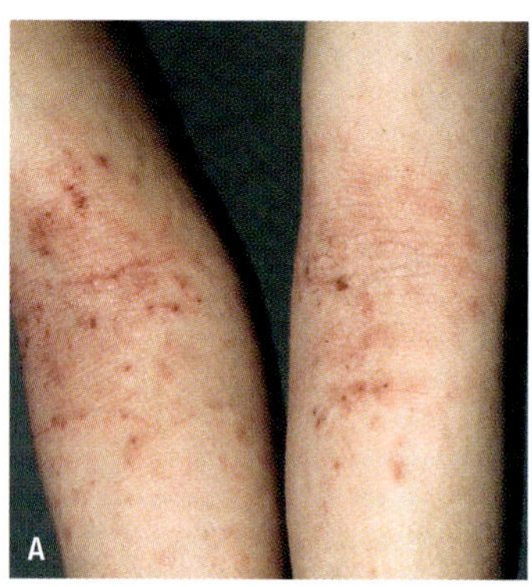

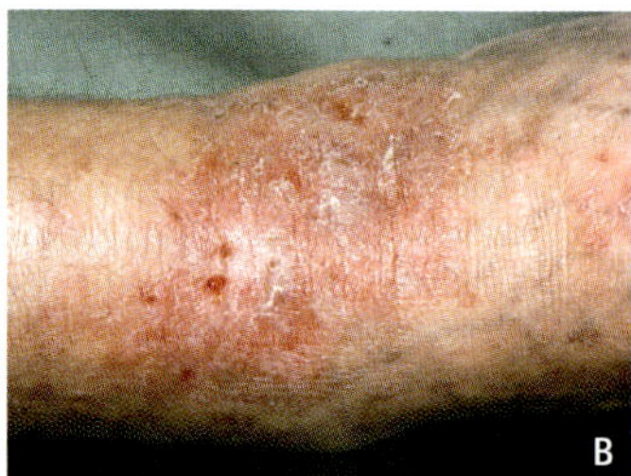

Lokalisation Armbeugen, Handgelenke

Erscheinungsbild In den großen Beugen der Extremitäten befinden sich gerötete Papeln, die teilweise aufgekratzt und mit einer Blutkruste belegt sind. Die betroffene Haut ist verdickt, die Hautspaltlinien treten deutlich hervor, die Haut ist entzündlich gerötet. Subjektiv starker Juckreiz.

Ähnliche Krankheitsbilder

- Kontaktallergie (▸ Kap. 10.2).

Kommentar Auf einen Blick erkennt man sowohl akute, als auch chronische Ekzemveränderungen. Die geröteten Papeln kennzeichnen ein akutes Ekzem, das frisch aufgeflammt ist, d. h. eine akute, entzündliche Hautreaktion. Die verdickten Hautspaltlinien und Hautleisten hingegen stehen für das zugrunde liegende chronische Ekzem, bei dem die Haut mit Entzündungszellen infiltriert ist und das zu einer Verdickung, der sog. „Lichenifikation" geführt hat. Dies sind typische Veränderungen im Rahmen eines atopischen Ekzems, die typischerweise in den Beugen auftreten. Ursächlich ist eine genetische Veranlagung des Immunsystems auf Irritationen, Allergene und Infekte (bakterielle Superantigene), mit einer veränderten Immunantwort zu reagieren.

Therapie

- Lokal bei Akuterkrankung: Antiseptisch, z. B. mit Triclosan, Chlorhexidin, Triphenylmethan-Farbstofflösungen. Mikrosilber wirkt ebenfalls gut gegen Erreger.
  Bei Atopikern hat die Haut eine reduzierte Abwehr gegen Bakterien, die wiederum eine Ekzemverschlechterung herbeiführen können, weshalb eine Keimreduzierung sinnvoll ist; antientzündlich mit Glucocorticoiden, UV-Therapie, Calcineurin-Inhibitoren;
- Lokal bei chronischem Ekzem: Glucocorticoide; UV-Therapie.
- Systemisch: Antibiotika, in sehr schweren Fällen auch Glucocorticoide oder Ciclosporin.
- Allgemeine Maßnahmen: Irritanzien- und Allergenmeidung; Therapie zugrunde liegender chronischer Infekte im Respirationstrakt; Hautpflege mit fettenden und Barriere regenerierenden Grundlagen, besonders mit hautverwandten Lipiden. Präbiotika, Zink, Omega-3-Fettsäuren und Vitamin D_3 führen oft ebenfalls zur Verbesserung.

10.2 Allergisches Kontaktekzem auf Nickel

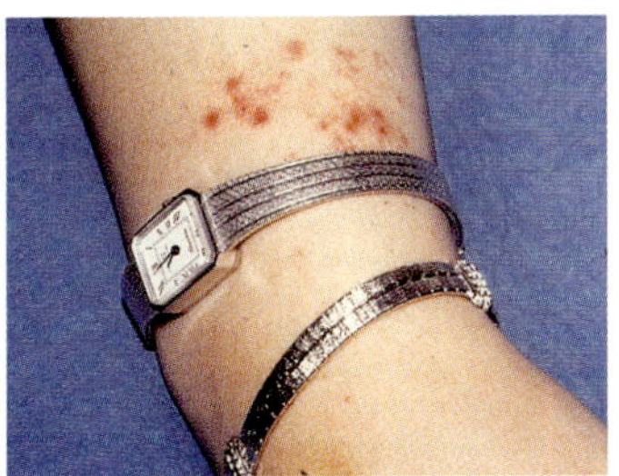

Lokalisation Unterarm
Erscheinungsbild Erythem, aufgekratzte Papeln im Bereich der Kontaktstellen mit nickelhaltigem Silberarmband. Starker Juckreiz.

Ähnliche Krankheitsbilder

- In dieser Form unverwechselbar.

Kommentar Nickel ist in Silberlegierungen enthalten, wobei der Gehalt umso höher ist, je niedriger legiert das Silber ist. Wenn eine ausgeprägte Nickelallergie besteht, wird auch Silberschmuck nicht vertragen, es sei denn, man nimmt Sterling-Silber (925/1000).

Therapie

- Lokal: Glucocorticoide.
- Allgemeine Maßnahmen: Allergenmeidung; hochlegierten Silberschmuck, Stahl, 580er Gold, Platin oder Titan benutzen.

10.3 Psoriasis vulgaris (Schuppenflechte)

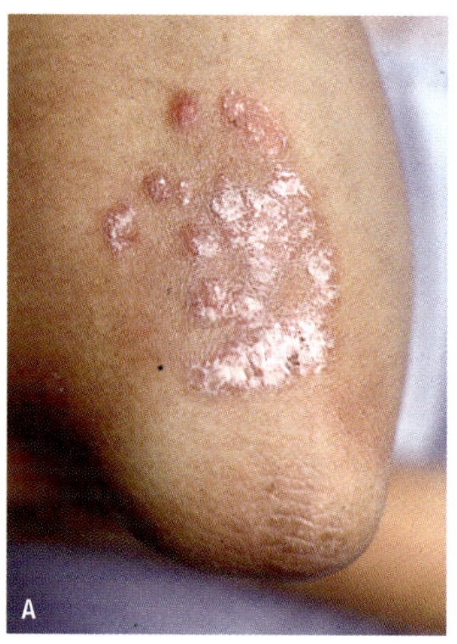
A

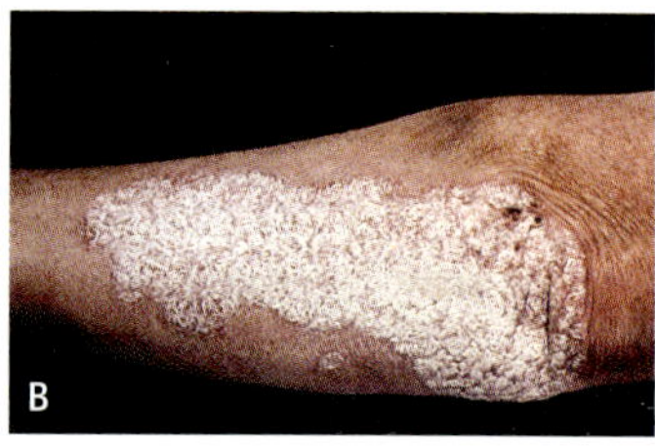
B

Lokalisation Streckseiten der Arme, Ellenbögen

Erscheinungsbild An typischen Stellen, den Extremitätenstreckseiten, Ellenbögen und Knien, treten gerötete Plaques auf, die mit einer festhaftenden, silbernen Schuppung besetzt sind. **A** zeigt einen geringeren Befund mit teilweise noch einzeln stehenden, deutlich geröteten, entzündlichen Papeln, **B** zeigt eine chronisch-stationäre Plaque. Subjektiv: in der Regel ohne oder geringer Juckreiz.

Ähnliche Krankheitsbilder

- Kann mit den livid-silbrig-glänzenden, flachen Papeln des Lichen ruber verwechselt werden. Einzelpapeln finden sich jedoch eher im Bereich der Handgelenkbeugen (▸ Kap. 12.5).
- Syphilis (z. B. ▸ Kap. 17.13).

Kommentar Die Psoriasis ist eine chronisch-entzündliche Hauterkrankung, bei der eine genetische Disposition angenommen wird. Es kommt zu einer beschleunigten, übermäßigen Verhornung. Typische Herde treten an den Streckseiten der Extremitäten, am Sakral- bzw. Steißbeinbereich, an der Kopfhaut und seltener in den Körperfalten auf. Der Streckseitenbefall erklärt sich durch die erhöhte mechanische Belastung der Haut in diesen Regionen. Dies führt zu einer Triggerung der Psoriasis. Mechanische Reize, aber auch Infekte, Medikamente oder Stresssituationen können die Psoriasis provozieren. Dies nennt man Köbner-Phänomen. Die Psoriasis hat zahlreiche Ausprägungen, von kleinfleckig bis großflächig, lokalisiert oder disseminiert bis hin zur Ganzkörperrötung, geringe oder starke Schuppung, Gelenkentzündungen usw. Hier zu sehen die klassische, leicht zu erkennende, „gewöhnliche" Form. Häufig treten auch Nagelveränderungen auf, wie Dellen, „Tüpfel", gelbliche Flecken „Ölflecken", Hyperkeratosen unter dem Nagel oder sogar Nagelverformungen und Wachstumsstörungen (▸ Kap. 14.2, ▸ Kap. 14.3).

Therapie

- Lokal:
  Dithranol, auch als Minutentherapie, in aufsteigender Dosierung, bei Bedarf in Kombination mit Steinkohlenteeren, Schieferöl (Ichthyol), bei Hautreizungen durch Dithranol eignet sich Lotio zinci oxidati oder eine Behandlungspause, Vitamin-D_3-Analoga in Kombination

mit Glucocorticoiden der Klasse 3 für etwa vier Wochen, auch als Kombinationspräparat im Handel.
UV-Therapie mit Substanzen, die die Haut für UV-Licht empfindlicher machen: PUVA-Therapie: UVA-Strahlen mit Meladinine-Creme oder -Lösung (Bad oder Dusche; s. a. systemische Therapie).
Selektive UVB-Therapie (nur 311 nm Wellenlänge) oder UVB-Therapie (gesamtes UVB-Strahlenspektrum) mit hypertonem (Meer-)Salz-Bad, Steinkohlenteersalben oder -bädern.
Gesicht und Genitalbereich: Hier kann kurzfristig auch eine niedrigpotente Glucocorticoidcreme, wie Methylprednisolonaceponat, verwendet werden. Im Gesicht eignen sich auch Tacrolimus oder Pimecrolimus. Auch Mahonia-aquifolium-Creme ist bei milden Formen oder unterstützend sinnvoll.
Grundsätzlich ist man mit Glucocorticoiden bei Psoriasis jedoch sehr zurückhaltend, da es nach Absetzen zu einem noch stärkeren Rückfall kommt. Daher sollte man sie vorsichtig ausschleichen (Dosierung reduzieren, bzw. Applikations-Intervalle vergrößern) und gleichzeitig eines der oben genannten Basistherapeutika verabreichen, das dann die erzielte Wirkung aufrechterhalten kann. Bei schwer entzündlicher Psoriasis mit Pusteln oder Erythrodermie (Ganzkörperrötung) sind Glucocorticoide (lokal oder systemisch, s. u.) für die Anfangsphase jedoch oft angezeigt.
Kopfhaut: Die Kopfhaut wird mit Salicylölkappen, niedrig oder hochpotenter Glucocorticoidlösungen, Dithranol und Vitamin-D_3-Analoga behandelt. Teer- und Schieferöl-Shampoos, Salicylsäurelösungen oder Pyrithion-Zink- oder antimykotische Shampoos zur Keimreduktion unterstützen die Behandlung. Auch ein UVA-Kamm kann verwendet werden.

- Systemisch:
  In schwereren und hartnäckigen chronischen Fällen wird lokal und systemisch behandelt. Fumarsäureester, Ciclosporin, Methotrexat, Retinoide (Acitretin), Prednisolon, PUVA mit oraler Einnahme von Meladinine.
  Immunmodulatoren („Biologicals"): Etanercept, Adalimumab, Ustekimumab, Infliximab und bei Psoriasisarthritis dazu noch Lefluno-

mid. Die kurz- und langfristigen Folgen auf das Immunsystem, z. B. Infekt- und Tumorabwehr, sind nicht sehr gut abschätzbar, die Therapiekosten noch sehr hoch.

- Pflege: Fettsalben mit Harnstoff.
- Allgemeine Maßnahmen: Oftmals helfen Zink, Vitamin D_3, Omega-Fettsäuren und Probiotika.

10.4 Kratzartefakte

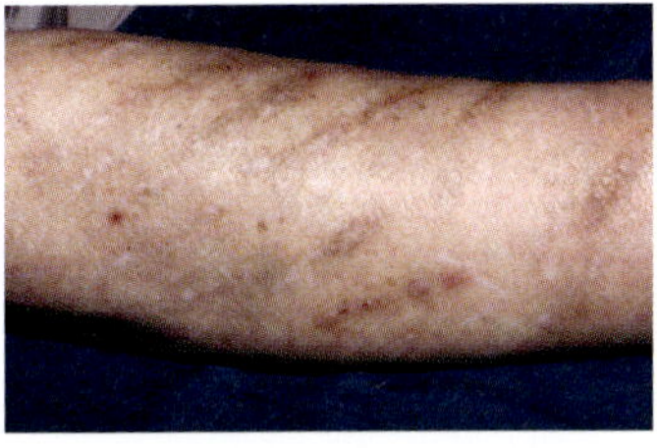

Lokalisation Arme

Erscheinungsbild Braun-rötliche striäre, parallel verlaufende, leicht erhabene Hautveränderungen mit teils angedeuteten hypopigmentierten Arealen, wie bei Vernarbungen, teils exkoriierte (aufgekratzte) Papeln. Die striären (streifenförmigen) Läsionen verlaufen parallel, da sie durch Kratzen mit den Fingernägeln zustande gekommen sind. 10

Ähnliche Krankheitsbilder

- Wiesengräserdermatitis (▸ Kap. 10.5).
- Ekzem (▸ Kap. 10.1).
- striärer verruköser Naevus (▸ Kap. 8.4).
- Köbner-Phänomen (isomorpher Reizeffekt) bei Lichen ruber oder Psoriasis vulgaris.

Kommentar Die Braunverfärbung entspricht einer postinflammatorischen Hyperpigmentierung. Der Patient kratzt sich schon seit längerer Zeit, entsprechend sind bereits Vernarbungen sichtbar, gleichzeitig aber auch relativ frische Läsionen am unteren Bildrand, die gerade einige Tage alt sind.

Therapie

- Ursache des zugrunde liegenden Juckreizes eruieren, z. B. metabolische Ursachen wie Niereninsuffizienz, Cholestase, Hyperthyreose, Hyperurikämie, Diabetes mellitus, exogene Irritanzien, Kosmetika, Seife, Austrocknung bei atopischer Diathese, Xerose in höherem Alter, Entfettung der Haut durch übermäßige Körperpflege, häufiges Duschen und Baden, Tumorleiden mit paraneoplastischem Juckreiz. Auch eine neurotische Störung kann zu solchen Kratzartefakten führen.

10.5 Phototoxisches Kontaktekzem: Wiesengräserdermatitis

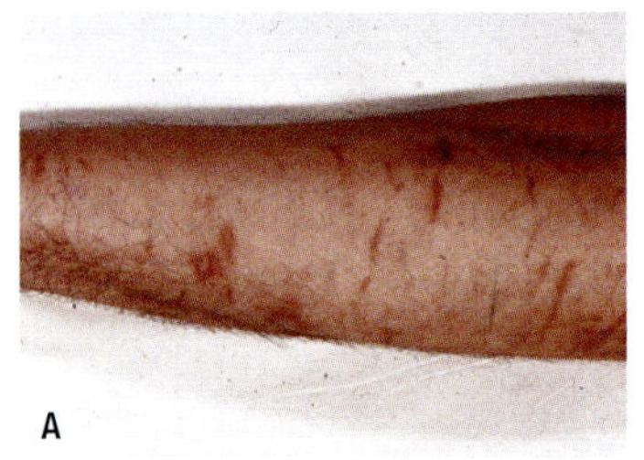
A

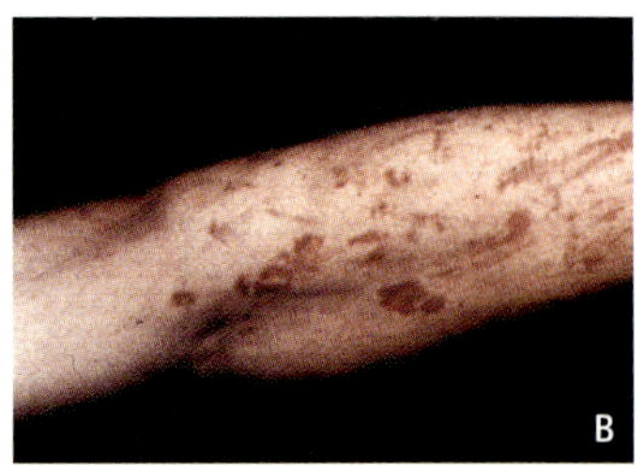
B

Lokalisation Unterarme

Erscheinungsbild Striäre, teils parallel **A** oder auch völlig wirr **B** verlaufende, erythematöse Makulae und Plaques, Blasenbildung möglich. Juckreiz oder brennende Schmerzen.

Ähnliche Krankheitsbilder

- Kratzartefakte (▸ Kap. 10.4).

Kommentar Nach einem Picknick auf einer Wiese aufgetretene phototoxische Reaktion durch die in Gräsern enthaltenen Fuorocumarine in

Verbindung mit Sonnenlicht. Die Fuorocumarine wirken als Photosensibilisator.

Therapie

- Antientzündlich; kühlend; lokale Glucocorticoide.

10.6 Artefakt

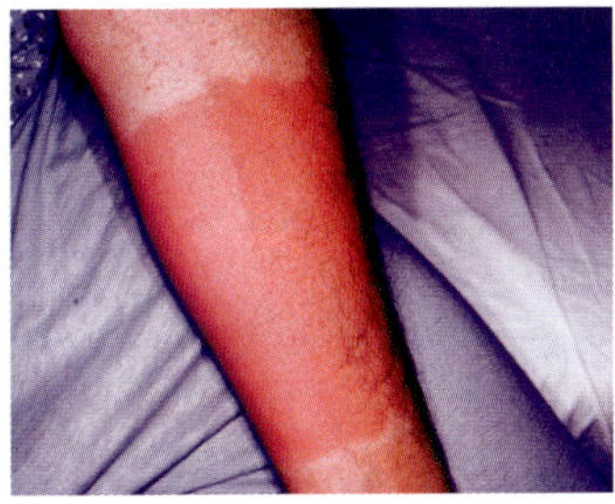

Lokalisation Unterarm
Erscheinungsbild Scharf begrenzte, erythematöse, wenig infiltrierte Hautveränderung. Der Randbereich ist etwas anämisch, diskrete Streupapeln befinden sich in der Umgebung.

Ähnliche Krankheitsbilder

- Erythem durch Hitze.
- Phototoxische Reaktion.

Kommentar Ein Artefakt ist eine absichtlich oder unabsichtlich herbeigeführte (artifzielle) Beschädigung der Haut, im Sinne einer Selbstverstümmelung. Hier hat ein psychisch auffälliger Patient den Unterarm mit einem nassen Tuch umwickelt und mit einem Kochlöffel immer wieder auf das Tuch geschlagen, was zu einer Rötung und Schwellung führte.

Therapie

- Psychotherapie.

10.7 Cortisonschaden

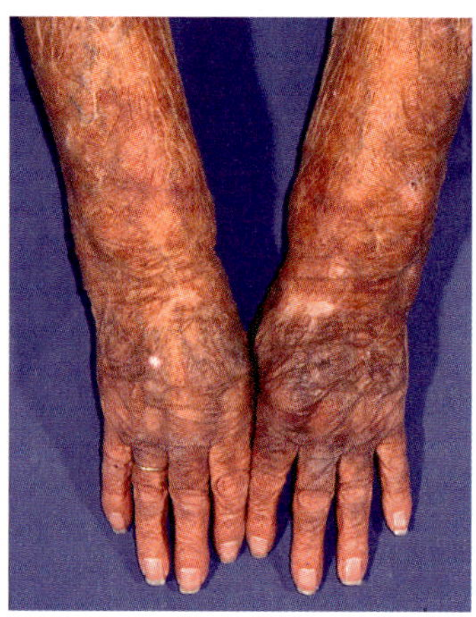

Lokalisation Unterarme

Erscheinungsbild Die Haut der Unterarme und Hände ist atrophisch, wie dünnes Papier gefältelt. Die Gefäße scheinen deutlich hindurch. Es fallen weiße, strichförmige Narben auf, „pseudocicatrices stellaires", die nach Minimaltraumen durch Risse der brüchigen Dermis entstanden sind. Multiple Hämatome unterschiedlichen Alters verfärben die Haut.

Ähnliche Krankheitsbilder

- Sonnenlicht geschädigte Altershaut.
- Acrodermatitis chronica atrophicans Herxheimer: atrophisches Endstadium der chronischen Borreliose.

Kommentar Durch jahrelange Anwendung hochpotenter Steroidsalben (fluoriert) oder innerliche Corticoidtherapie kommt es zu dieser unerwünschten Wirkung. Die Corticoide gelangen in die Dermis und führen dort nicht nur zur gewünschten Entzündungshemmung und Immunsuppression, sondern auch zu einer Proliferationshemmung der Fibroblasten. Kollagene Fasern werden in homogene Masse umgewandelt, die

Grundsubstanz und Mucopolysaccharide werden reduziert. Ähnliche degenerative Wirkung entfalten die Corticoide im Bereich der brüchig werdenden Gefäßwände, sodass leicht Hämatome entstehen.

Therapie

- Der Schaden ist irreversibel.
- Die Haut sollte gepflegt und geschmeidig gehalten werden, z. B. durch Harnstoff in Salbe.
- Vorsorglich sollten bei steroidpflichtigen Dermatosen hochpotente, fluorierte Corticoide nur einige Tage gegeben werden, danach Umstellung auf nicht fluorierte Corticoide (4. Generation). Diese werden bereits in der Epidermis metabolisiert und gelangen nicht in die Dermis oder an die Gefäße.

10.8 Pemphigus vulgaris

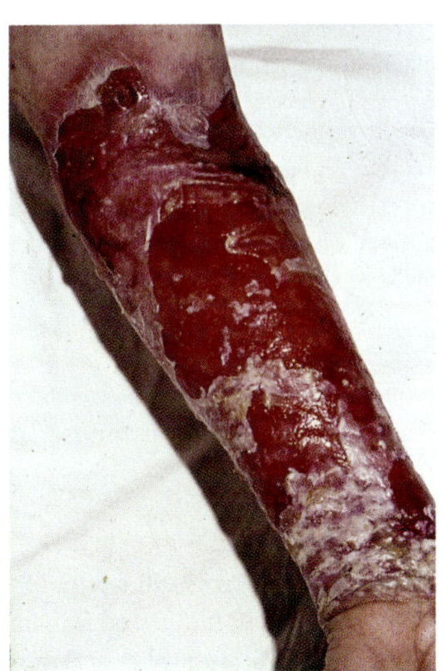

Lokalisation Unterarm

Erscheinungsbild Großflächige Erosionen am Unterarm mit Resten von geplatzten Blasendecken, die als dünne Lappen aufliegen. In 50 % der Fälle ist auch die Schleimhaut betroffen. Die umgebende Haut ist nicht entzündlich gerötet.

Ähnliche Krankheitsbilder

- Verbrennung (Verbrühung) 2. Grades.
- Toxisch epidermale Nekrolyse (▸ Kap. 10.9): meist durch Medikamente ausgelöste und nachfolgend durch zytotoxische Lymphozyten entstehende Ablösung von Epidermis und Ausbildung von Nekrosen.
- Staphylococcal scalded skin syndrome (SSSS): durch Staphylokokkentoxin ausgelöste, großflächige Ablösung epidermaler Schichten.
- Bullöses Pemphigoid: Blasen liegen subepidermal, sind prall, mit Flüssigkeit gefüllt und stabiler. Die umgebende Haut ist nicht entzündlich gerötet. Das Nikolski-Phänomen ist positiv (▸ Kap. 15.37).

Kommentar Es handelt sich um eine Autoimmunerkrankung unklarer Ätiologie, bei der zirkulierende Antikörper gegen Interzellularsubstanz (Desmosomen) der Keratinozyten auftreten. Diese führen zu einer blasigen Ablösung der betroffenen Epidermisschichten. Die Blasen befinden sich intraepidermal, sie sind aufgrund ihrer oberflächlichen Lage fragil, erscheinen schlaff und platzen schnell. Als Auslöser kommen Malignome oder Medikamente infrage. Die Blasen lassen sich auch in scheinbar nicht befallener Haut durch tangentialen Druck mit dem Finger erzeugen. Bestehende Blasen lassen sich im Randbereich durch Verschieben der Haut vergrößern (Nikolski-Zeichen I und II positiv). Die Prognose ist häufig ungünstig.

Therapie

- Systemisch: Immunsuppressive Therapie mit Glucocorticoiden ggf. in Kombination (zur Einsparung der Steroiddosis) mit Azathioprin; andere Immunsuppressiva, Immunglobuline, Plasmapherese und Biological Rituximab, laut neueren Studien.
- Lokal: nicht verklebende Wundauflagen und antiseptische Lösungen zur Vermeidung einer bakteriellen Superinfektion.

10.9 Toxisch-epidermale Nekrolyse (TEN)

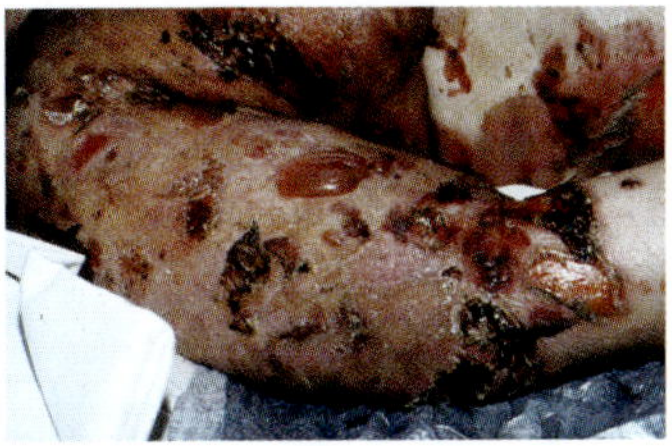

Lokalisation Arm, Rumpf

Erscheinungsbild Am gesamten Integument blasige Ablösung der Epidermis, hämorrhagische Blasen, hämorrhagische und nekrotische Krusten. Die noch nicht abgelöste Haut ist entzündlich gerötet. Die Blasenbildung ist subepidermal.

Ähnliche Krankheitsbilder

- Bullöses Pemphigoid (▸Kap. 9.19): Blasen liegen auch subepidermal, sind prall, mit Flüssigkeit gefüllt und stabiler. Die umgebende Haut ist entzündlich gerötet. Das Nikolski-Phänomen ist negativ.
- Pemphigus vulgaris (▸Kap. 10.8).
- Staphylococcal scaled skin syndrome: durch Staphylokokkentoxin ausgelöste, großflächige Ablösung epidermaler Schichten.

Kommentar Das Krankheitsbild wurde früher auch als Lyell-Syndrom bezeichnet (Syndrom der verbrühten Haut) und gilt als Maximalvariante einer blasenbildenden Hauterkrankung, bei der sich die gesamte Oberhaut ablösen kann (lebensbedrohlicher Zustand, in 20–40 % tödlich verlaufend). Es handelt sich meist um eine schwere allergische Reaktion auf Medikamente. Antigenstrukturen der Medikamente werden durch Keratinozyten an der Zelloberfläche präsentiert. Diese Zellen werden durch zytotoxische T-Lymphozyten zerstört, die nekrotischen Zellareale konfluieren, es entstehen subepidermale Blasen bis hin zur großflächigen Epidermisablösung. Wie bei Verbrennungen kommt es zu einem erhöhten Flüssigkeitsverlust mit massiver Belastung des Kreislaufs. Meist sind auch die Schleimhäute betroffen.

Die Abheilung erfolgt hier mit Narbenbildung und Verwachsungen z. B. der Augenlider (Symblepharon) oder Strikturen der Körperöffnungen.

Therapie

- Systemisch: Glucocorticoide unter intensivmedizinischen Maßnahmen wie bei Verbrennung mit Flüssigkeitsersatz und Infektionsprophylaxe mit Antibiotika, sofern diese nicht Auslöser der TEN sind.
- Lokal: nicht verklebende Wundauflagen.

10.10 Erythema exsudativum multiforme

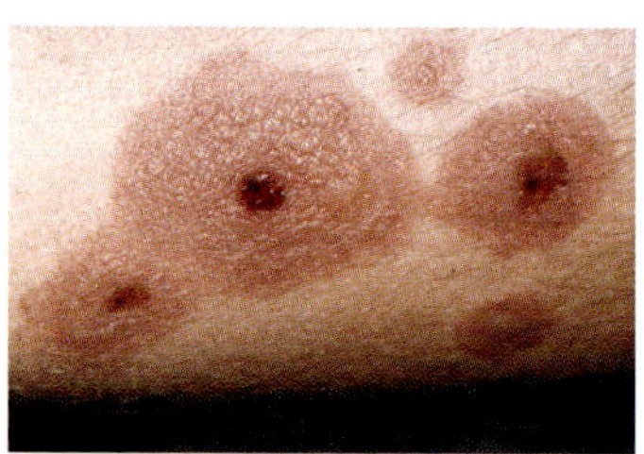

Lokalisation Arme
Erscheinungsbild Auf den Unterarmstreckseiten befinden sich rote, flache, kreisrunde Plaques, die wie bei einer Schießscheibe aus mehreren Ringen bestehen. Im Zentrum befindet sich jeweils ein hämorrhagisch-nekrotisches Bläschen. Es handelt sich um typische Kokarden.

Ähnliche Krankheitsbilder

- Blasenbildende Dermatosen (▸Kap. 7.53, ▸Kap. 9.19, ▸Kap. 10.8, ▸Kap. 15.37).
- Erythema nodosum: Vaskulitis der Subkutis, sehr schmerzhaft, z. B. bei Sarkoidose oder parainfektiös.
- Sweet-Syndrom: akute febrile neutrophilenreiche Dermatose, parainfektiös.

Kommentar Untergang nekrotisch gewordener Keratinozyten als Reaktion auf Arzneimittel oder eine Herpes-simplex-Infektion. Die Keratinozyten präsentieren Medikamenten- oder Herpesantigene an ihrer Zelloberfläche und werden durch zytotoxische T8-Lymphozyten zerstört. Die zentrale Blase ist subepidermal gelegen und Ausdruck der Nekrose.

Therapie

- Bei leichten, lokalisierten Formen: externe Glucocorticoid-Salben, bei generalisierten Formen auch systemische Glucocorticoide.
- Eine antivirale Therapie mit z.B. Valaciclovir ist empfehlenswert, wenn zuvor ein Herpes simplex bestanden hat oder diese Hauterscheinungen chronisch rezidivieren, ohne dass ein medikamentöser Auslöser infrage kommt, da Herpesinfektionen auch subklinisch verlaufen können und so einen permanenten Trigger darstellen; bei schweren Formen werden auch die Schleimhäute befallen. Hier behandelt man zusätzlich mit antiseptischen Lösungen, bei Mitbefall der Augen sollte ein Augenarzt an der Therapie beteiligt werden.

10.11 Prurigo simplex chronica

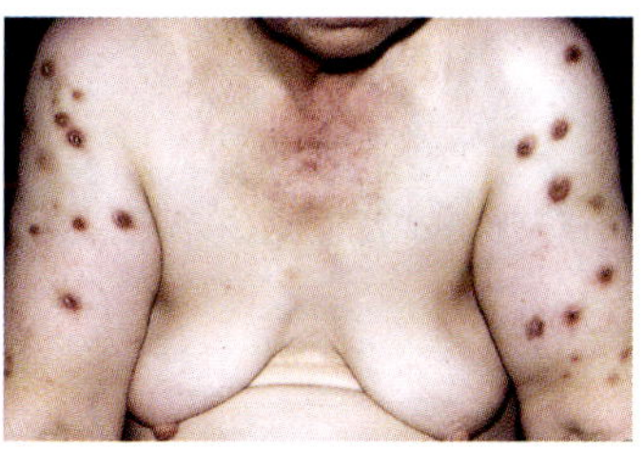

Lokalisation Arme

Erscheinungsbild Rotbraune Knoten und Knötchen mit zentraler Kruste, narbiger Einsenkung, hyperpigmentierte Narben und Depigmentierungen sind typisch. Die Effloreszenzen treten nur dort auf, wo der Patient auch mit seinen Händen zum Kratzen heranreicht, besonders an Armen, Schultern, Beinen, dagegen kaum am Rücken. Subjektiv besteht extremer Juckreiz. In der Anamnese wird typischerweise berichtet, dass das Aufkratzen juckender Hautstellen „bis es blutet“ zur Erleichterung führt.

Ähnliche Krankheitsbilder

- Lichen ruber verrucosus: warzenartiger Subtyp des Lichen ruber. Chronisch oder subakute entzündliche Hauterkrankung mit juckenden Papelnm syn. Knötchenflechte.
- Pruriginöses Ekzem: Ekzem, das wie eine Prurigo simplex chronica aussieht. Oft sind Atopiker betroffen.
- Syphilis Stadium II (▸Kap. 13.6).
- Reaktion auf Parasiten.

Kommentar Die Ursache bleibt häufig unerkannt. Besonders bei älteren Menschen können neurologisch-psychiatrische Ursachen, Tumorerkrankungen oder Stoffwechselerkrankungen zugrunde liegen. So können Diabetes mellitus, Leber- und Gallenwegserkrankungen, Gicht, Niereninsuffizienz oder auch chronische Infektionen zu Juckreiz führen. Typisch ist der oft jahrelange Verlauf; ohne intensive Behandlung tritt kaum eine Besserung ein. Selbst wenn eine weitgehende Abheilung erzielt wurde, bedarf die Erkrankung einer längerfristigen Lokaltherapie.

Therapie

- Lokal: Capsaicin; Cayennepfefferfrüchte-Dickextrakt; Capsaicinoide-Creme (Fertigprodukt); Glucocorticoide; Teer; UV-Therapie (UVA, UVB, PUVA).
- Intrafokal: Injektion von Corticoid-Kristall-Suspension in jeden einzelnen Knoten.
- Systemisch: sedierende Antihistaminika; Glucocorticoide.
- Allgemeine Maßnahmen: Beseitigung der Ursache.

10.12 Hämangiom

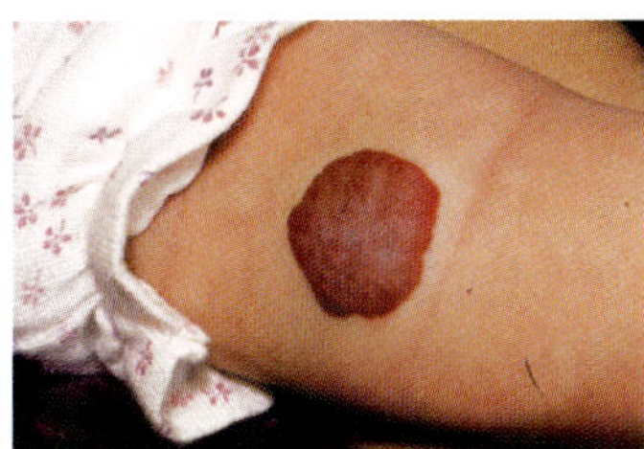

Lokalisation Arme

Erscheinungsbild Lividroter polsterartiger Tumor am Unterarm eines Säuglings. Schmerzlos und asymptomatisch.

Ähnliche Krankheitsbilder

- Angiokeratom: kavernöse Gefäßerweiterungen mit hyperkeratotischen Krusten.
- Granuloma pyogenicum (▸Kap. 9.15): meist nach Traumen entstehende gutartige Gefäßwucherung, entzündlich bedingt, leicht blutend, besonders an Fingern und Lippen.
- Lymphangiom: naevoide Fehlbildung beim Säugling.

Kommentar Es handelt sich um einen gutartigen Gefäßtumor, der meistens bereits bei Geburt in sehr geringer Größe vorhanden ist oder in den ersten Lebenswochen auftritt. Oft rasches Wachstum in den ersten Lebenswochen, im weiteren Verlauf in 90 % spontane Rückbildung.

Therapie

- Sofern sich das Hämangiom nicht gerade im Wachstumsschub befindet, kann die Spontanregression abgewartet werden (sie tritt meist bis zum 1. Lebensjahr ein).
- Im Gesicht jedoch, insbesondere in Augennähe, muss behandelt werden, da es sonst zu irreversiblen Störungen der Sehentwicklung kommen kann: Propranolol-Trinklösung, Kryotherapie, Farbstoff- oder Neodym-Yag-Laser.

10.13 Fibroma pendulans

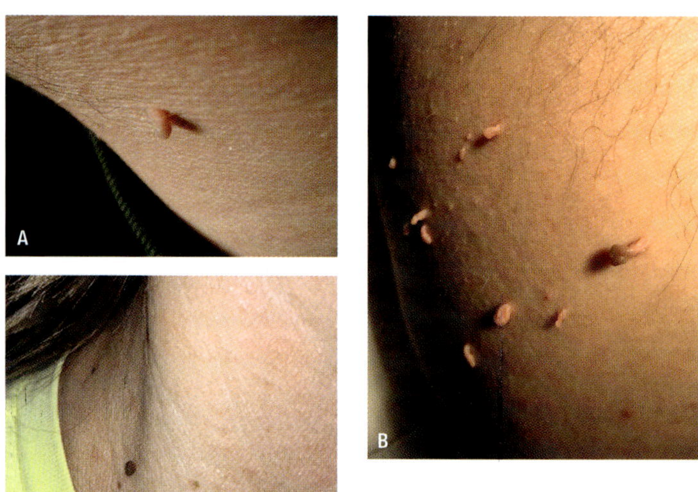

Lokalisation Oberarm, Axilla
Erscheinungsbild Gestielter (pendulierender), weicher, hautfarbener Tumor. Subjektiv asymptomatisch.

Ähnliche Krankheitsbilder

- Papillomatöser Naevuszellnaevus.
- Gestieltes Neurofibrom.

Kommentar Gutartige, umschriebene Bindegewebevermehrung.

Therapie

- Therapie nicht notwendig. Falls kosmetisch oder mechanisch störend, genügt in der Regel die Exzision mittels Scherenschlag.

Praxistipp Bei kleinen Fibromen kann der gefäßführende Stiel auch mit einem chirurgischen Faden abgebunden werden. Das Fibrom wird nicht mehr durchblutet und stirbt ab. Es fällt dann von selbst ab.

10.14 Keratoakanthom

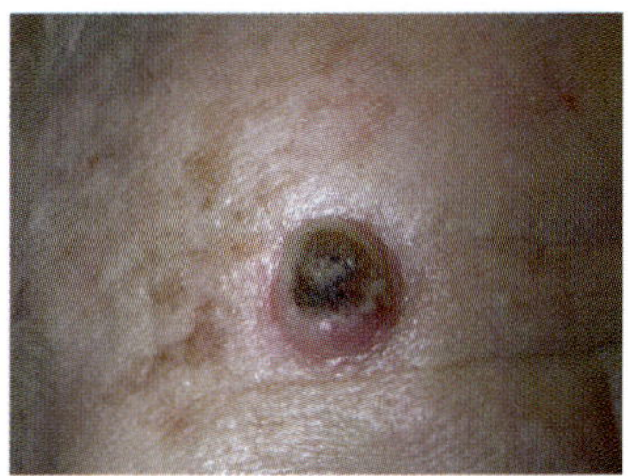

Lokalisation Unterarm
Erscheinungsbild Tumor mit zentralem Hornpfropf. Asymptomatisch (▸ Kap. 15.34).

Ähnliche Krankheitsbilder

- Plattenepithelkarzinom (▸ Kap. 1.8).
- Histiozytom: gutartige Ansammlung von Gewebefresszellen, meist nach Insektenstichen, meist an den Beinen. Bei Frauen gehäuft vorkommend.
- Amelanotisches malignes Melanom: seltene Melanomform, die so entartet ist, dass der Tumor kein schwarzes Pigment mehr bilden kann, sondern rötlich erscheint.
- Knotiges Basaliom (▸ Kap. 1.5).
- Seborrhoische Keratose (▸ Kap. 15.30).

Kommentar Es handelt sich um einen gutartigen, relativ schnell wachsenden Tumor (nur Wochen), der klinisch und histologisch an ein Plattenepithelkarzinom erinnert. Zur Unterscheidung wird der zentrale Hornpfropf herangezogen, der von epithelialen Tumorlippen umschlossen wird, sich allerdings gut aus dem Tumor herauslösen lässt. Obwohl sich der Tumor spontan zurückbilden kann, sollte er exzidiert werden, da ein Karzinom nur histologisch ausgeschlossen werden kann.

Therapie

- Exzision.

10.15 Erysipel (Wundrose)

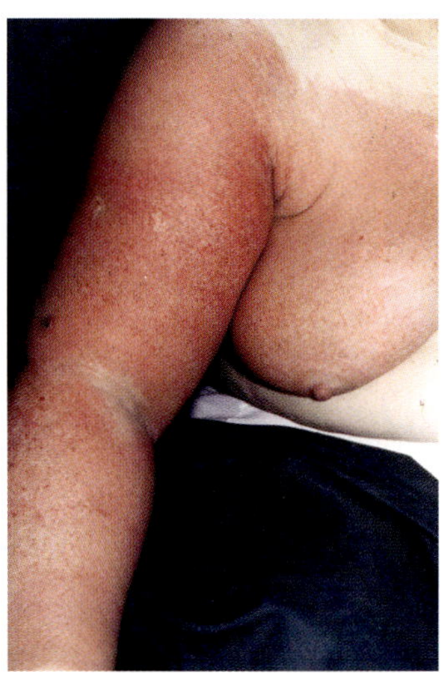

Lokalisation Arm

Erscheinungsbild Flammende Rötung, scharf abgegrenzt zur gesunden Haut oft mit zungenförmigen Ausläufern. Das Erysipel erstreckt sich nicht nur über den Arm, sondern reicht bis zu Thorax und Brust. Gleichzeitig bestehen hohes Fieber, Schüttelfrost, Krankheitsgefühl.

Ähnliche Krankheitsbilder

- Kontaktdermatitis (▸Kap. 7.31, ▸Kap. 11.3).
- Phlegmone: tiefgehende Weichteilinfektion.

Kommentar Auslöser sind meist β-hämolysierende Streptokokken der Gruppe A *(Streptococcus pyogenes)*, die durch eine Eintrittspforte (Verletzung, Insektenstich oder Tinea, syn. Mykose) in das Gewebe gelangen. Ursache war in diesem Falle ein Lymphödem infolge eines Lymphstaus nach Ausräumung der Achselhöhle wegen Lymphknotenmetastasen.

Therapie

- Lokal: Antiseptische, kühlende Umschläge (z. B. Kaliumpermanganat-Lösung).
- Systemisch: Antibiose mit Penicillin; bei komplizierten, therapieresistenten Verläufen: Clindamycin.
- Allgemeine Maßnahmen: Bettruhe, Hochlagern des Arms.

10.16 Lipom

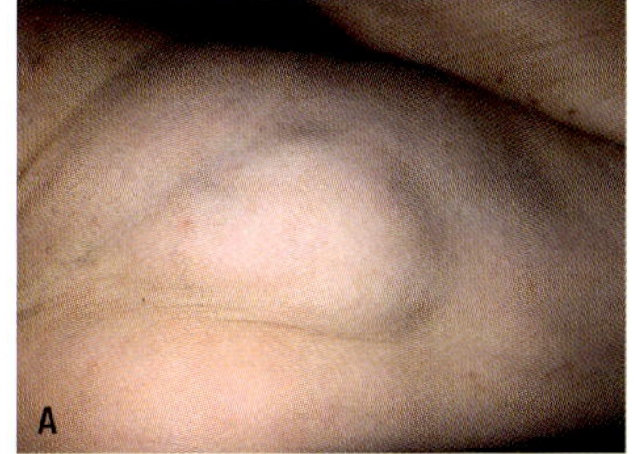
A

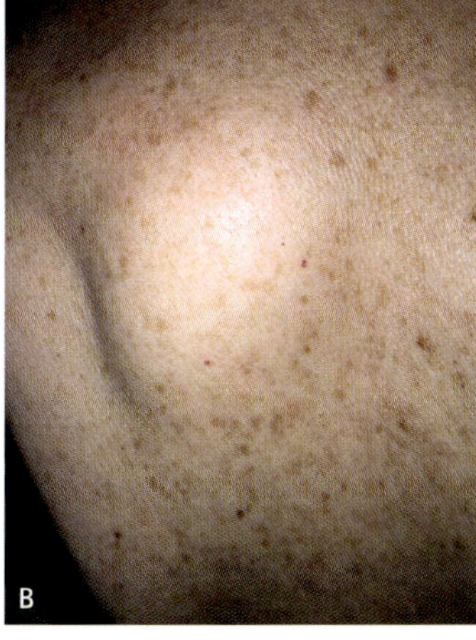
B

Lokalisation Gesamter Körper, Betonung von Rumpf, Armen, proximalen Oberschenkeln und Oberkörper

Ähnliche Krankheitsbilder

- Atherome (▸Kap. 1.11).
- Zysten: flüssigkeitsgefüllte Hohlräume mit einer bindegewebigen Kapsel.
- Vergrößerte Lymphknoten.
- Fibrome: bindegewebige gutartige Tumore, die auch unter der Haut vorkommen.

Kommentar Im subkutanen Fettgewebe liegende, kleine und große, weiche Fett-Bindegewebe-Tumore von wenigen Millimetern bis zu mehreren Zentimetern Durchmesser. Je nach Bindegewebeanteil mit Unterteilungen ist der Tastbefund härter. Sie kommen einzeln und mutiple vor, dann Lipomatose genannt. Männer sind häufiger, besonders von den Lipomatosen, betroffen: familiäre Häufungen.

Wenn Nervenfasern eingewachsen sind oder Druck auf Nerven ausgeübt wird, schmerzen Lipome manchmal.

Therapie

- Fettgewebespritze: mehrfach über Wochen und Monate Einspritzen einer Kombination aus Phospholipiden (aus Sojapflanzen) und Desoxycholsäure (aus Gallenflüssigkeit): führt zum Zerplatzen der Fettzellen und zum Schrumpfen der Lipome. Nur die bindegewebliche Kapsel bleibt erhalten.
- Fettabsaugung unter Mitnahme der Lipome, wenn sie besonders groß sind.
- Chirurgische Entfernung: Es bleiben oft unschöne, große Narben.

Praxistipp Die Diagnose sollte mittels Sonographie, MRT oder Histologie gesichert werden, da man von außen die Diagnose in manchen Fällen nicht sicherstellen kann.

Gerade vor der Fettwegspritze muss eine sichere Differenzierung erfolgen.

11 Achseln

11.1 Pyodermia fistulans sinifica

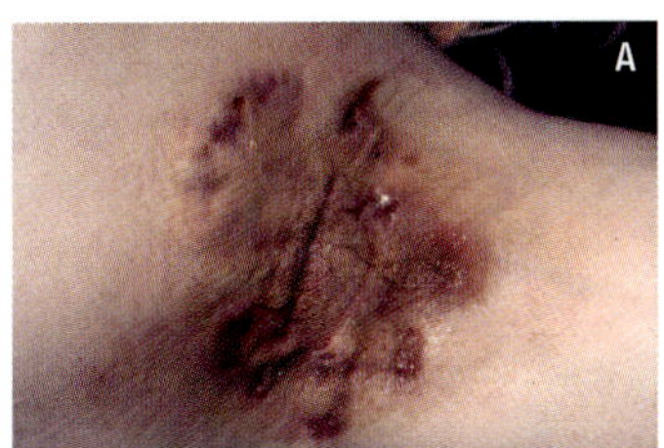

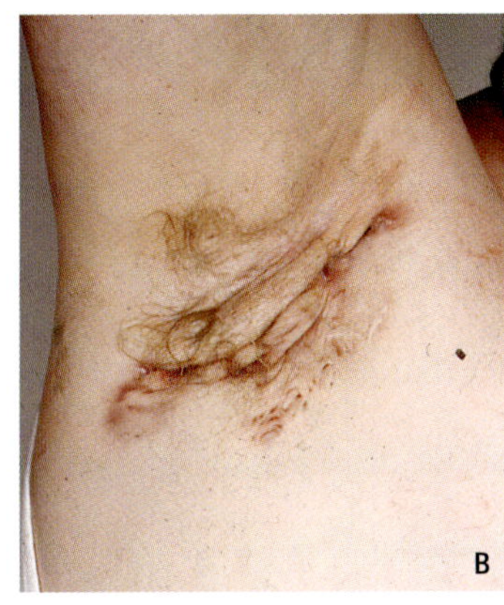

Lokalisation Achseln
Erscheinungsbild Im Bereich der schweißdrüsenreichen Axillarregion erkennt man eine lividrot entzündete Haut mit Öffnungen von Fistelgängen, knotigen Anteilen und Eiteraustritt. **A** zeigt eine akute Entzündung, **B** die Folgen jahrelang bestehender Entzündungen mit Ausbildung wulstiger Narben und Fistelgängen.

Ähnliche Krankheitsbilder

- Intertrigo (▸ Kap. 16.2): bildet keine Fisteln aus, nur Entzündung.

Kommentar Es handelt sich bei diesem schweren Krankheitsbild um eine Sonderform der Akne, genannt „Akne tetrade“, weil typischerweise vier Lokalisationen betroffen sind (beide Axillen und beide Leisten plus Genitoanalregion). Klassische Aknetherapeutika sind unwirksam. Allerdings entzünden sich bei dieser Akneform nicht die Talgdrüsen-Haarfollikel wie bei der Akne vulgaris, sondern die Schweißdrüsenfollikel. Diese unterliegen, anders als die Talgdrüsen-Haarfollikel, nicht dem Einfluss männlicher Hormone. Die Ursache für diese Erkrankung ist nicht bekannt, allerdings sind Rauchen und Übergewicht begünstigende Faktoren.

Therapie

- Exzision des gesamten Areals bis zur Subkutis und Abwarten der Sekundärheilung bzw. plastische Deckung mittels Hautverpflanzung.
- Zur Reduzierung der Keimdichte sind saure synthetische Waschsubstanzen im Bereich der typischen Lokalisation sinnvoll.

11.2 Pemphigus vegetans

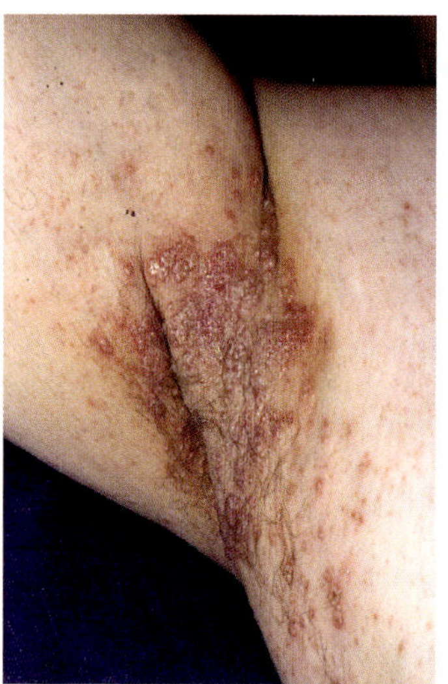

Lokalisation Achseln
Erscheinungsbild In der Achsel finden sich papillomatöse und verruköse, gerötete Papeln und Plaques sowie einzeln stehende Pusteln.

Ähnliche Krankheitsbilder

- Intertrigo, Tinea (▸ Kap. 16.2): mehr Schuppung und Juckreiz.
- Pyodermie: Pusteln und Follikulitiden (▸ Kap. 9.9).

Kommentar Sonderform des Pemphigus vulgaris. Es handelt sich um eine intraepidermale Blasenbildung, die durch zirkulierende Autoantikörper hervorgerufen wird, die zu einer Auflösung der Zellbrücken zwischen den epidermalen Zellen (Akantholyse) führen. Diagnosesicherung durch Biopsie. Er ist besonders in den Hautfalten lokalisiert, es finden sich intraepidermale, leicht verletzbare Blasen und Erosionen (durch Ablösung des Blasendachs) wie auch beim Pemphigus vulgaris, es bestehen aber gleichzeitig die hier besonders augenscheinlichen hypertrophen, granulierenden Wundheilungsreaktionen. Dieser Prozess ist chronisch vegetierend (wuchernd) – daher der Name.

Therapie

- Lokale oder systemische Glucocorticoide.
- Azathioprin.
- Die Hautveränderungen neigen zu bakterieller und mykotischer Superinfektion, welche antiseptisch, antibiotisch und antimykotisch zu behandeln sind.

11.3 Toxisches Kontaktekzem

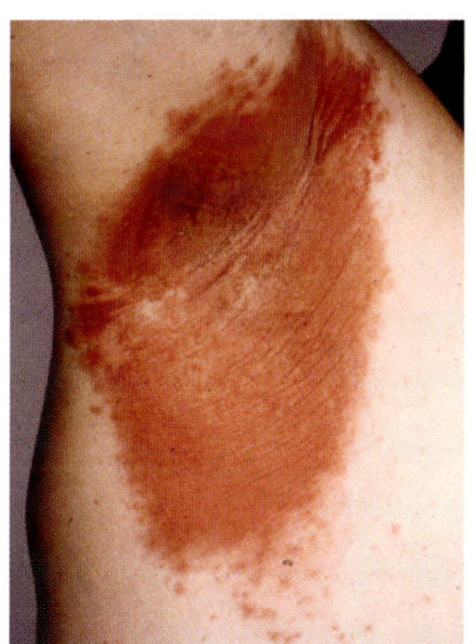

Lokalisation Achseln
Erscheinungsbild In der Achsel findet sich das Bild eines chronischen Ekzems, relativ scharfrandig zur gesunden Haut abgegrenzt. Subjektiv mehr Brennen als Juckreiz.

Ähnliche Krankheitsbilder

- Allergische Kontaktdermatitis: ähnliche Hauterscheinungen, stärkere Streuung in die Umgebung, mehr Juckreiz als Brennen.
- Intertrigo: mehr Schuppung und Gefühl des Wundseins.

Kommentar Eine toxische Kontaktdermatitis in dieser Lokalisation lässt immer an Deodorants denken, die auch in diesem Falle verantwortlich für die ausgeprägte Reizung war.

Therapie

- Lokale Glucocorticoide der Wirkstärkeklasse II für 1–2 Wochen.
- Pasta zinci (dünn).
- Synthetische Gerbstoffe.

11.4 Pseudoacanthosis nigricans

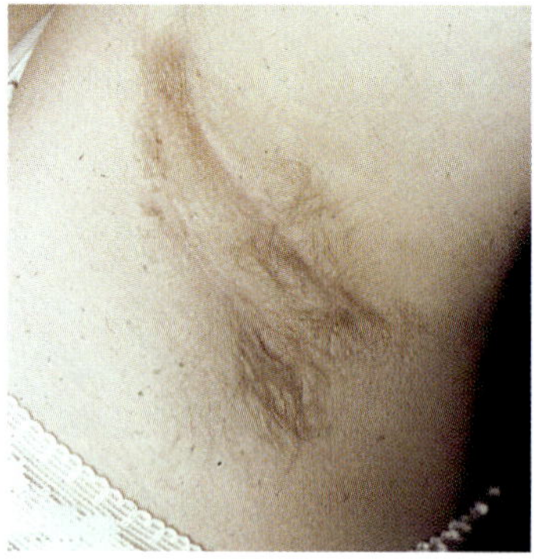

Lokalisation Achseln

Erscheinungsbild In der Achsel, aber auch in anderen Arealen, an denen Haut auf Haut liegt (Falten, inguinal, submammär) finden sich schmutzig wirkende, gelbe bis bräunliche Areale, die eine samtartige bis papillomatöse Oberfläche aufweisen. Es bestehen keine Beschwerden.

Ähnliche Krankheitsbilder

- Acanthosis nigricans, die praktisch genauso aussieht wie die Pseudoacanthosis nigricans und vielfältige Ursachen hat: Vererbung, Erwerb im Rahmen von Syndromen, Medikamentenkonsum, bestimmte bösartige Erkrankungen (z. B. Magenkarzinom).

Kommentar Harmlose Erscheinung, überwiegend bei adipösen, dunkelhaarigen, dunkel pigmentierten Frauen. Parallel oft Hyperhidrosis axillaris. Eine Abklärung und Abgrenzung zur Acanthosis nigricans sollte erfolgen.

Therapie

- Eine deutliche Gewichtsreduktion führt häufig bereits zum Verschwinden der Erscheinungen.
- Im Übrigen austrocknende Maßnahmen, Bekämpfung der Schwitzneigung.
- Versuch mit Tretinoin-Creme 0,05 %.

12 Beine

12.1 Atopisches Ekzem (Neurodermitis)

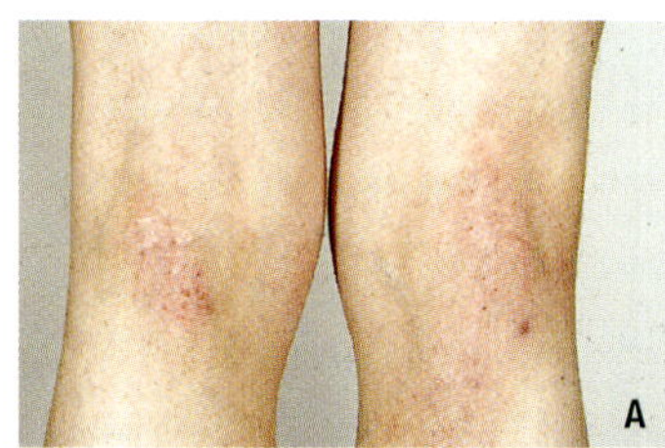

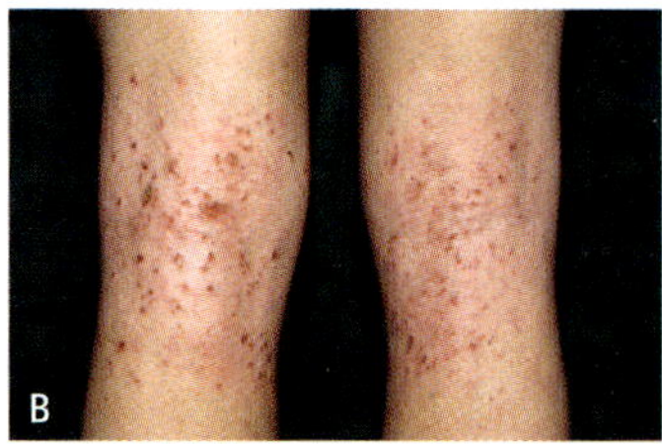

Lokalisation Beine, Kniebeugen

Erscheinungsbild In den Beugen erkennt man entzündlich gerötete Haut, die aufgrund der chronischen Entzündung verdickt (lichenifiziert) ist. Bei **A** erkennt man, dass die Haut trocken ist und schuppt. Bei **B** sind die Veränderungen schwerer. Die chronisch bestehende Entzündung mit Entzündungsinfiltrat und Hautverdickung führt dazu, dass die Hautspaltlinien und Hautleisten verstärkt hervortreten und deutlich sichtbar werden. Es finden sich bei **B** neben chronischen Veränderungen auch Zeichen eines akuten Ekzems mit disseminiert verteilten, geröteten und größtenteils wegen des starken Juckreizes aufgekratzten Papeln.

Ähnliche Krankheitsbilder

- Skabies: nach Milbengängen suchen! Meist kurze Anamnese (nicht jahrelang) und Familienmitglieder haben ebenfalls oft Juckreiz.

Kommentar Die Patienten haben meist eine lange Anamnese (seit der Kindheit), die Säuglingsmilchschorf, Heuschnupfen, allergisches Asthma, Kontaktallergien, trockene Haut und Allergien auch bei Familienmitgliedern einschließt. Oft werden Nahrungsmittel- und Wollunverträglichkeit angeführt. Die Erkrankung beruht auf einer genetischen Veranlagung, Allergien zu entwickeln. Die Hautbarriere und damit die Abwehrfunktion der Haut sind gestört. Gleichzeitig reagiert das zelluläre Immunsystem verändert im Vergleich zu Gesunden, sodass Neurodermitiker auch eine schlechtere Erregerabwehr aufweisen. Sie leiden unter einer stärkeren Besiedlung mit Staphylokokken, welche die Neurodermitis ebenfalls verschlechtern. Weitere Prädilektionstellen: alle großen Beugen, Gesicht, Mundwinkel.

Therapie

- Allgemein sparsamer Umgang mit Waschsubstanzen, Verwendung rückfettender Waschsubstanzen, auch mit Harnstoff ohne Farbstoffe und Duftstoffe. Atmungsaktive Kleidung, Silberfasern in den Textilien; Allergenmeidung, Meiden von Feuchtarbeiten.
- Lokal: symptomatisch mit Hautbarriere regenerierenden Lipolotionen oder Lipocremes und Salben, gut auch mit eingearbeitetem Mikrosilber, um die bei Atopikern vermehrte Hautbesiedelung mit Staphylokokken zu vermindern, die als Ekzemverstärker wirken. Glucocorticoide; Calcineurininhibitoren (Tacrolimus, Pimecrolimus). Es gibt zahlreiche Alternativen und ergänzende Externa mit unterschiedlichen Inhaltsstoffen wie Polidocanol, Harnstoff, Gentianaviolett, Eosinlösung, Teer, Gerbstoffe, Dulcamara stipites, Cardiospermum halicacabum, Capsaicin, Dexpanthenaol, Niacin.
- Phototherapie: UVA/UVB, PUVA, Balneophoto-Therapie, Schmalband UVB-Therapie.
- Systemisch: Antihistaminika, Immunsuppressiva, Glucocorticoide, in Einzelfallberichten Biologicals. Im Schub ist i. d. R. ein Antibiotikum zur Eindämmung der Staphylokokken innerlich nötig.
- Zusätzlich: Omega-3-Fettsäuren, Zink, Vitamin D und Probiotika verbessern oft den Hautzustand.

12.2 Eczema craquelé

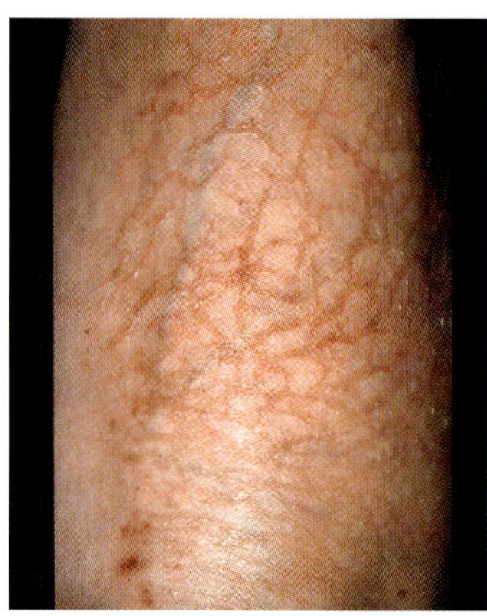

Lokalisation Beine

Erscheinungsbild Trockene, schuppige Haut mit gerötetem, netzförmigem Muster, die wie bei Tongefäßen oder bei einem alten Gemälde mit gesprungener Farbe „craqueliert" wirkt. Es besteht Juckreiz.

Ähnliche Krankheitsbilder

- Ekzeme anderer Genese.

Kommentar Besonders bei alten Menschen auftretende Dermatitis als Folge von fettarmer und schlecht hydratisierter Haut. Die Altershaut produziert weniger Fett, da die Hormonspiegel sinken und die Haut insgesamt atrophisch ist.

Therapie

- Rückfettende harnstoffhaltige Salben.
- Keine Seifen für die Körperreinigung.
- Ausreichend Trinken.

Praxistipp Fragen Sie Ihre Patienten explizit danach, ob sie sich etwa die Haut einölen. Sehr häufig werden Sie eine bejahende Antwort erhalten. Öl löst aus der Haut die schützenden Barrierelipide heraus und führt so zur Austrocknung.

12.3 Erysipel (Wundrose)

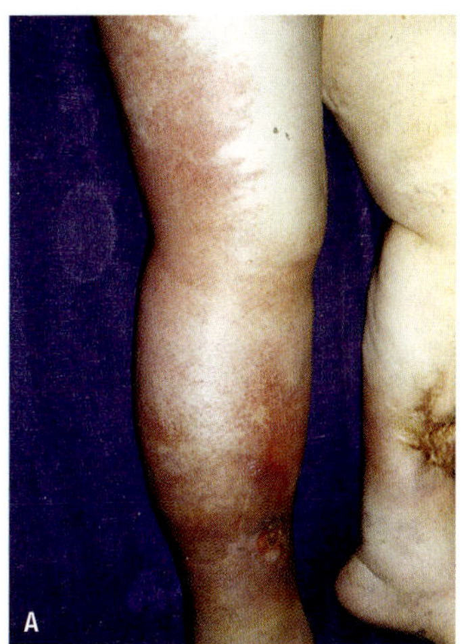

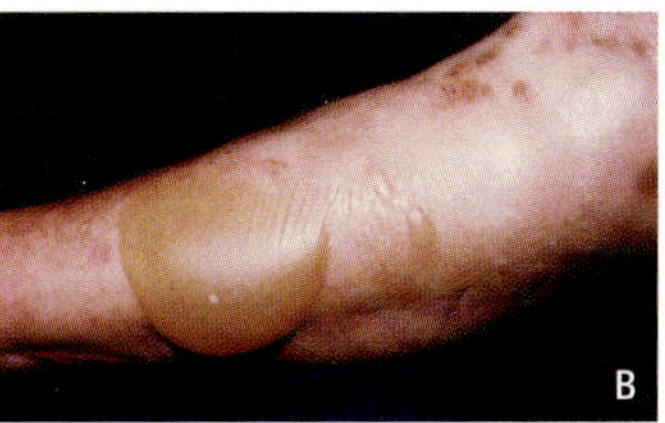

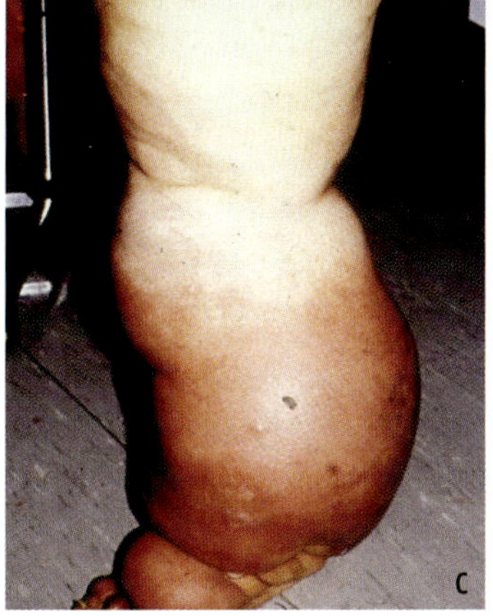

Lokalisation Bein

Erscheinungsbild **A** Flammende Rötung, scharf begrenzt mit zungenförmigen Ausläufern. Das Erysipel ist sehr ausgedehnt, da es sich über das ganze Bein und nicht nur auf den Unterschenkel erstreckt. Es ist zum Austritt von Erythrozyten gekommen (Rötung dort nicht wegdrückbar), da auch die Gefäße durch die heftige Entzündung in Mitleidenschaft gezogen wurden, weshalb am Unterschenkel eine düsterrote Färbung entstanden ist. Am anderen Unterschenkel erkennt man ein abgeheiltes Ulcus cruris, auch das betroffene Bein weist im unteren Schienbeinanteil eine Ulzeration auf. Sie ist nicht typisch für das Erysipel, kann jedoch in schweren Fällen sekundär durch Absterben von Gewebe oder Platzen von Blasen entstehen. Sofern das Ulkus jedoch schon vor dem Erysipel bestanden hat, muss es als mögliche Eintrittspforte für die Erreger in Erwägung gezogen werden. **B** Dieses Erysipel ist so ausgeprägt, dass sich die Epidermis blasig abhebt. **C** Ein rezidivierendes Erysipel, hier 5. Rezidiv. Mit jedem Rezidiv wird die Schwellung zunehmen und persistieren, das Fieber wird deutlich niedriger ausfallen, die Schmerzen werden geringer. Ausgangspunkt ist eine Mykose zwischen den Zehen, durch deren Hautläsionen die Bakterien in die Haut eindringen können. Die Infektion wird von Fieber, Schüttelfrost, vergrößerten regionären Lymphknoten und Anstieg der Leukozyten sowie Entzündungszeichen im Serum begleitet.

Ähnliche Krankheitsbilder

- Stauungsdermatitis: Unterschenkelekzem mit Rötung, Schuppung, Juckreiz und manchmal auch Bläschen und Nässen.
- Kontaktdermatitis (▸ Kap. 7.31, ▸ Kap. 12.6).
- Phlegmone: tiefgreifende Weichteilinfektion.
- Bei Blasenbildung: bullöse Dermatose (▸ Kap. 10.8, ▸ Kap. 15.37).
- Akute tiefe Beinvenenthrombose.

Kommentar Auslöser sind meist β-hämolysierende Streptokokken der Gruppe A (*Streptococcus pyogenes*), die durch eine Eintrittspforte, wie Fuß- bzw. Nagelpilz, Dornwarzen und Verletzung (es reicht manchmal ein Kratzer) oder Insektenstich, in das Gewebe gelangen. Hämorrhagische, bullöse oder nekrotische Verlaufsformen kommen gehäuft bei Diabetikern, chronisch venöser Insuffizienz, Lymphödem oder peripheren arteriellen Durchblutungsstörungen vor.

Therapie

- Lokal: antiseptische, kühlende Umschläge (z. B. Chinolinol, Octenidin, Kaliumpermanganat-Lösung).
- Systemisch: Antibiose mit Penicillin, Cefuroxim, Cefalexin; bei Penicillinallergie: Erythromycin; Clindamycin.
- Allgemeine Maßnahmen: Bettruhe; Hochlagern der Beine. Wichtig ist die Sanierung der Eintrittspforte.

Praxistipp Zur Vorbeugung eines Erysipels sollte jeder Haut- und Nagelpilz ausgemerzt werden. Die Zehenzwischenräume müssen gut gepflegt werden (keine mazerierte oder rissige Haut!), denn dort dringen die Keime besonders gerne ein.

12.4 Karbunkel

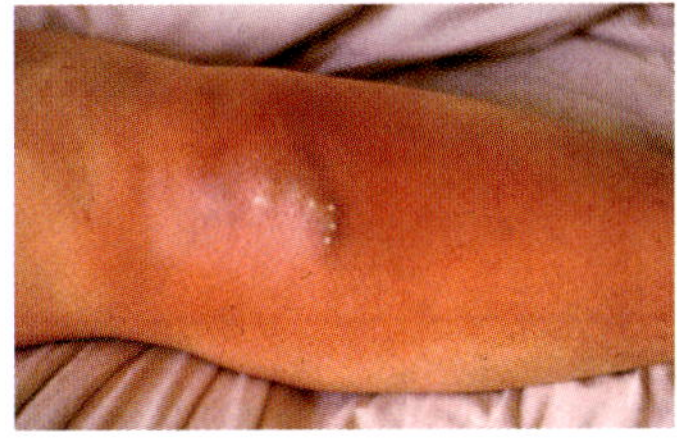

Lokalisation Bein
Erscheinungsbild Unterhalb des Knies befinden sich mehrere leicht livide Knoten mit eingestreuten Pusteln, die multizentrischen Einschmelzungsherden entsprechen. Massive Umgebungsrötung und Schwellung. Fieber, regionale Lymphknotenschwellung, evtl. Lymphangitis können vorliegen. Subjektiv sehr schmerzhaft.

Ähnliche Krankheitsbilder

- Furunkel (▸Kap. 15.3).
- Phlegmone: tiefgreifende Weichteilinfektion.
- Herpesinfektion (▸Kap. 15.7).

Kommentar Es handelt sich um eine abszedierende Entzündung im Bereich von Haarfollikeln. Sie wird in erster Linie durch koagulasepositive Staphylokokken ausgelöst. Es besteht Sepsis- und Nekrosegefahr.

Therapie

- Chirurgisch: Abszessspaltung und Einlegen einer desinfizierenden Lasche mit z. B. Povidon-Iod als Drainage.
- Allgemeine Maßnahmen: Bettruhe; Hochlagern der Beine.
- Antibiose.

12.5 Lichen ruber planus

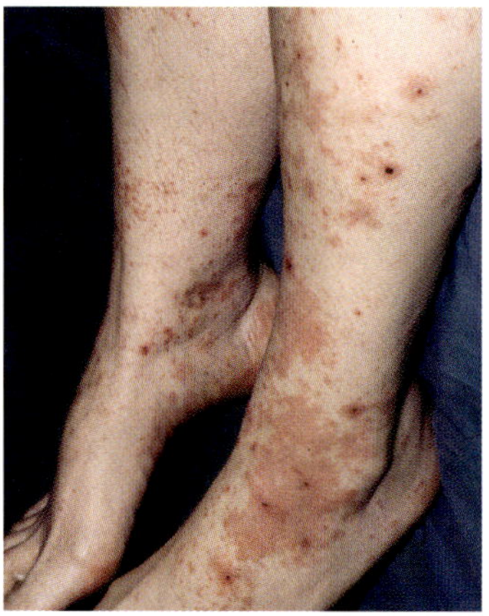

Lokalisation Beine

Erscheinungsbild An den Unterschenkeln finden sich fliederfarbene, zum Teil blutig gekratzte, flache Papeln, die im Knöchelbereich zu großen Plaques konfluiert sind. Es besteht starker Juckreiz. Bei näherer Betrachtung kann man manchmal eine weißliche, netzförmige Zeichnung erkennen (Wickham-Streifung). Die Einzelpapel ist polygonal und glänzend. Prädilektionsstellen sind Handgelenke, Knöchel, Streckseiten von Unterarmen und Unterschenkeln, Lumbosakralbereich, Schleimhäute.

Ähnliche Krankheitsbilder

- Ekzem (atopisch oder durch Kontaktallergie), juckt ebenfalls, jedoch keine polygonalen Papeln, keine Wickham-Streifen, kein Schleimhautbefall.
- Psoriasis vulgaris: ebenfalls Streckseiten betont, aber nicht an Handbeugen, Schleimhaut und mehr Schuppung, selten Juckreiz.
- Lichenoide Arzneimittelexantheme: eruptives, symmetrisches Auftreten (vom Lichen ruber exanthematicus nur mittels Probebiopsie unterscheidbar).
- Verrucae planae juveniles: ebenfalls umschriebene Papeln, sind aber verrukös oder rauer, glänzen nicht.
- Papulöses Syphilid.

Kommentar Die Ursache dieser entzündlichen Erkrankung ist unbekannt. Diabetes mellitus, Lebererkrankungen oder Arzneimittel können auslösend sein. Manchmal hilft erst eine Probebiopsie, die richtige Diagnose zu stellen. In bis zu 70 % der Fälle findet man gleichzeitig Mund- oder Genitalschleimhautveränderungen, erkennbar an nicht abwischbaren, weißlichen Hyperkeratosen der Schleimhaut, typischerweise ebenfalls netzförmig angeordnet. Die Netzzeichnung kommt durch eine auch histologisch erkennbare netzförmige Hyperkeratose und Hypergranulose (Verdickung des Stratum corneum und granulosum) zustande. Des Weiteren sind seltener Nagelveränderungen oder vernarbender Haarausfall (Haarfollikel gehen irreversibel zugrunde) assoziiert. Mechanische Reize führen zum Auftreten neuer Hautveränderungen, z. B. im Bereich von Kratzspuren (Köbner-Phänomen).

Therapie

- Gegen den Juckreiz: Antihistaminika.
- Bei geringem Lokalbefund: topische Glucocorticoide z. B. unter Folienokklusion, oder intraläsional injiziert, topische Retinoide.
- Bei ausgedehntem Lokalbefund: UVA- und PUVA-Therapie, auch Schmalspektrum UVB mit 311 nm, orale Glucocorticoide, Retinoid Acitretin 0,5–0,7 mg/kg Körpergewicht.

12.6 Toxisches Kontaktekzem, syn. toxische Kontaktdermatitis

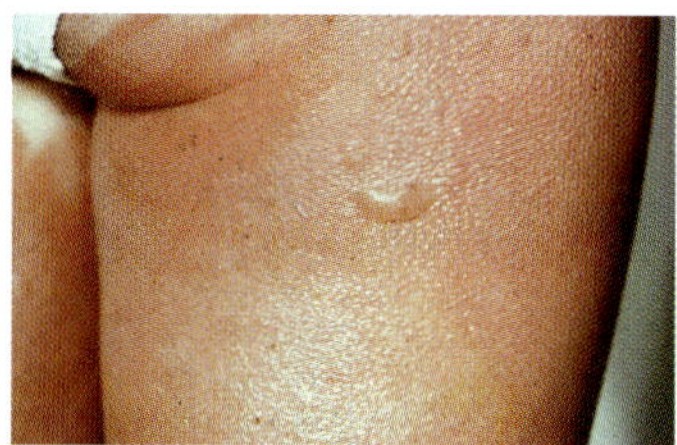

Lokalisation Bein, Gesäß
Erscheinungsbild Scharf begrenzte, entzündlich gerötete und infiltrierte Haut (die Follikel wirken plastischer) mit einer prallen, klargefüllten Blase. Neben dem Slip erkennt man die nicht betroffene Haut scharf abgegrenzt. Weniger Juckreiz, dafür mehr Brennen und Schmerzen.

Ähnliche Krankheitsbilder

- Allergisches Kontaktekzem: nicht scharf begrenzt, mit Streupapeln. Die Schwere der Dermatitis nimmt zunächst noch zu (Crescendo).
- Bullöses Pemphigoid: Rötung der Haut ist nicht so großflächig und nicht derart artefiziell scharf begrenzt.
- Bullöses Erysipel: geht mit Fieber und reduziertem Allgemeinbefinden einher. Kein Juckreiz. Zungenförmige Ausläufer.

Kommentar Ursache dieser toxischen Kontaktdermatitis ist die Eigenbehandlung mit Quarkpackungen, die zu viel Senf enthielten (angewandt wegen ischialgiformer Beschwerden). Die entzündliche Reaktion der Haut beruht auf der starken Reizwirkung von Senf, nicht aber auf einer zuvor abgelaufenen Sensibilisierung. Daher treten auch keine Streuphänomene auf. Die Schwere der Dermatitis nimmt nach und nach ab (Decrescendo).

Therapie

- Lokal: antiseptische, kühlende Umschläge; Schwarzteeumschläge, antiinflammatorische Therapie mit Glucocorticoiden.

- Systemisch: Antihistaminika.
- Allgemeine Maßnahmen: Auslöser beseitigen.

12.7 Insektenstich (Iktus)

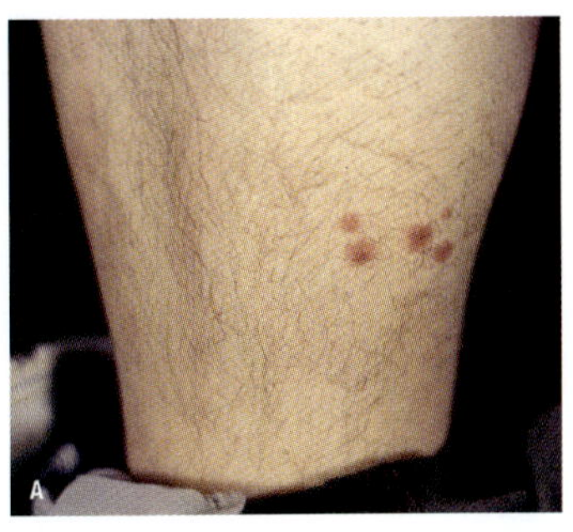

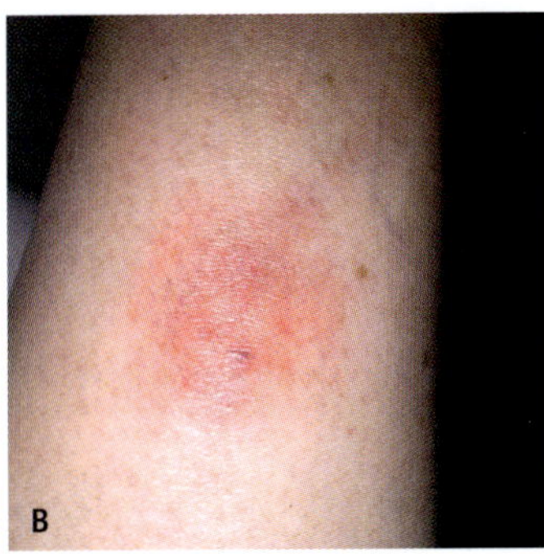

Lokalisation Beine
Erscheinungsbild A: Rote, juckende Papeln, meist an nicht durch Kleidung bedeckter Stelle, gelegentlich zentrale Einstichstelle erkennbar. B: Livide Verfärbung infolge toxischer Gefäßschädigung durch das Insektengift, oft auch begleitende Lymphangitis.

Ähnliche Krankheitsbilder

- Follikulitis: bakterielle Entzündung eines Talgdrüsenhaarfollikels.

Kommentar Leicht zu erkennendes Krankheitsbild. Bei singulären Stichen sind meistens Mücken die Verursacher, bei gruppierten Stichen oft Flöhe.

Therapie

- Symptomatisch: Kühlgel, Polidocanol in Lotio alba aquosa, lokales Glucocorticoid. Ein Stichheiler zerstört mithilfe von Temperaturen über 40 °C die Proteinstruktur des Insektengifts. Es kommt zu einer Abnahme des Juckreizes, auch durch Stimulierung der Hitzenerven.

12.8 Varikosis (Krampfadern)

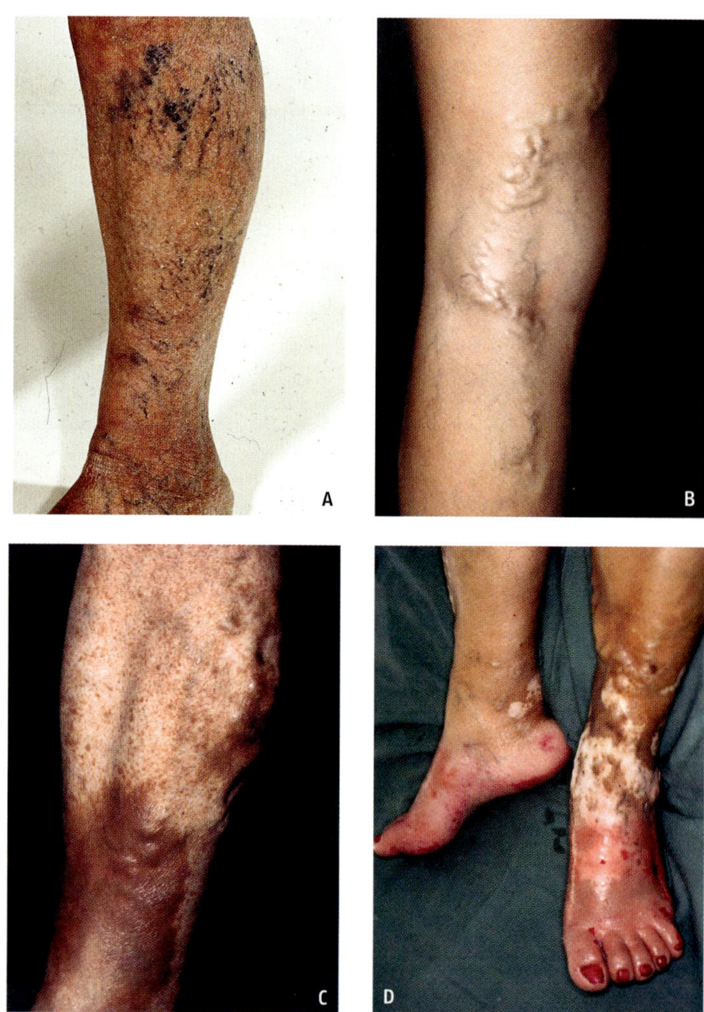

Lokalisation Beine
Erscheinungsbild **A** Kleine, oberflächliche Venenerweiterungen, subjektiv asymptomatisch, aber kosmetisch störend. **B** Prominente, erweiterte, stark geschlängelte Venen, verursachen geschwollene Füße, Spannungsgefühl, Schmerzen insbesondere nach längerem Stehen, Sitzen und an heißen Tagen. **C** Varizen mit rotbraunen Hyperpigmentierungen der Haut als Ausdruck der Ablagerung von Abbauprodukten des Blutfarbstoffs (Hämosiderin), die im durch Stauung und chronische Entzündung schlecht versorgten Gewebe liegen bleiben (Purpura jaune d'ocre). Ausdruck einer chronisch venösen Insuffizienz im fortgeschrittenen Stadium. **D** Varizen mit weißlichen Hautverfärbungen „Atrophie blanche" neben brauner Hyperpigmentierung. Beides ist Ausdruck der trophischen Störungen mit narbigem Umbau der Unterhaut und Gewebeatrophie einerseits und nicht abtransportierten Abbauprodukten des Hämosiderins andererseits.

Ähnliche Krankheitsbilder

- Folgen eines nekrotisierenden Erysipels (▸ Kap. 12.3).
- Vaskulitis mit Purpura.

Kommentar Bei entsprechender, genetischer Veranlagung, begünstigt durch sitzende oder stehende Tätigkeit und Schwangerschaft können die Venenklappen insuffizient werden und damit das venöse Blut nicht mehr ausreichend zum Herzen transportieren. Es fließt nach proximal und sofort wieder zurück, sodass es zu einem Anstau des venösen Blutes kommt. Die oberflächlichen Venen dehnen sich und sacken aus. Das chronische Ödem führt zu mangelnder Versorgung des Gewebes, mit Ausbildung von Unterschenkelekzemen, Hyperpigmentierungen, Dermatoliposklerose (Verhärtung), narbiger Atrophie bis hin zum Ulcus cruris im Endstadium. Es ist sinnvoll, auch ohne bereits sichtbare Krampfadern einen Venencheck durchführen zu lassen, denn bevor diese sichtbar werden, erhöht sich schon viel früher das Risiko für Fußpilz, Nagelpilz und Warzen an den Füssen sowie punktuelle Ekzeme, letzteres z. B. oberhalb darunter liegender insuffizienter Brückenvenen, die oberflächliches und tiefes Beinvenennetz verbinden. Besenreiser können auf ein verstecktes Venenleiden hinweisen oder nur kosmetisch bedeutsam sein.

Therapie

- Kompressionsstrümpfe der Kompressionsklasse II oder Kompressionsbinden (Kurzzugbinden!).
- Flüssig-, Schaum- oder Gewebekleber-Verödung je nach Kaliber der Varizen.
- Verödung mittels endovasaler Lasertherapie oder Radiofrequenzverfahren mittels eingeführtem Venenkatheter.
- Operative Sanierung: Venenstripping, Ligatur und Exhairese.

12.9 Ulcus cruris

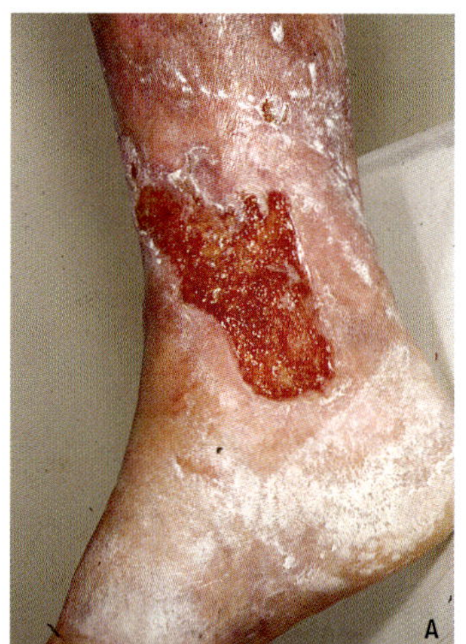

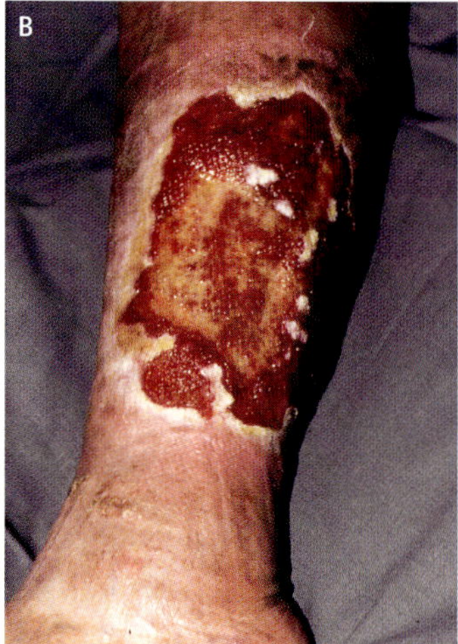

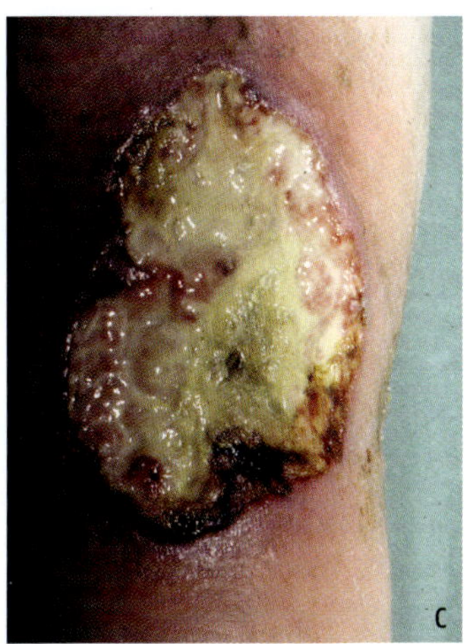

Lokalisation Unterschenkel

Erscheinungsbild Epitheldefekt mit freiliegenden, tieferen Gewebeschichten. Diese Ulzera liegen an der Innenseite des Unterschenkels; sie sind scharf begrenzt.

A zeigt ein flaches Ulkus mit hellrotem Granulationsgewebe (gefäßreiches Gewebe, das im Rahmen der Wundheilung auftritt). Die das Ulkus umgebende Haut ist rötlich, am oberen Bildrand bräunlich mit weißen Schuppungen versehen.

B zeigt ein tieferes Ulkus, das im Randbereich gut durchblutetes Granulationsgewebe aufweist, dort treten bereits vereinzelte, weiß imponierende Epithelinseln auf. Im Ulkuszentrum befindet sich jedoch gelbliches, verhärtetes Bindegewebe und/oder Fibrin ohne Granulationsgewebe. Auch hier ist die Unterschenkelhaut rotbraun verfärbt und verhärtet. Am Fuß erkennt man Varizen (Krampfadern).

C Der Ulkusgrund ist gelblich, schmierig mit Fibrin, Detritus und Bakterien belegt, am Unterrand erkennt man schwarze Krusten. Subjektiv gibt es stark schmerzhafte (arterielle Genese) und weniger schmerzhafte (venöse Genese) Ulzera, sodass man Rückschlüsse auf die Art der zugrunde liegenden Durchblutungsstörung ziehen kann.

Ähnliche Krankheitsbilder

- Vaskulitis mit sekundärer Ulzeration, z. B. Pyoderma gangränosum, oft mit entzündlichen Darmerkrankungen und Paraproteinämie assoziiert, Livedovaskulitis mit Sommerulzerationen oder bei Arzneimittelallergie.
- Plattenepithelkarzinom.
- Andere ulzerierte Tumoren.

Kommentar Ulcus cruris ist ein rein deskriptiver Begriff für „Unterschenkelgeschwür".

In 90 % handelt es sich um die Folge einer chronisch venösen Insuffizienz der oberflächlichen Beinvenen mit ihren Perforansvenen (Brücken zum tiefen Beinvenensystem), klinisch als Krampfadern zu erkennen, oder um ein postthrombotisches Syndrom nach abgelaufener Thrombose im tiefen Beinvenensystem. Diese Ulzera sind meist flach, groß und nur gering schmerzhaft. Die umgebende Haut zeigt häufig braunes Pigment (Ablagerung von abgebautem Blutfarbstoff durch chronische Stauung) oder bereits weißlich-narbige Veränderungen. Es kann zu Ödemen und Entzündungen mit Stauungsekzemen kommen. Hochlagern des Beines wird als angenehm empfunden **A** + **B**.
Seltener sind arteriell bedingte Ulzera durch eine periphere arterielle Verschlusskrankheit (bei Rauchern, Diabetikern, Fettstoffwechselpatienten). Diese Ulzera sind eher am äußeren Unterschenkel lokalisiert, tiefer (reichen teilweise bis in das Fettgewebe, in die Muskulatur, sogar bis zu den Sehnen). Anzeichen einer arteriellen Genese können auch schwarze Krusten (Nekrosen) und starke Schmerzen sein **C**. Herunterhängen statt Hochlagern des Beines wird als angenehm empfunden.

Therapie

Venöse Ulzera:

- Kompressionsstrümpfe der Kompressionsklasse II–III (35 mmHg) oder Kompressionsverbände mit Kurzzugbinden.
- Operative oder Verödungs-Therapie: Entfernung der insuffizienten Venen, Abtragen der chronisch verhärteten, vernarbten Haut, Hautverpflanzung.

- Mechanische Abtragung von abgestorbenem Gewebe und Belägen.
- Wundauflagen zur Reinigung: enzymhaltige Salben, antiseptische Umschläge, Madentherapie; Granulations- und schließlich Epithelisationsförderung: Hydrogele, Hydrokolloidverbände, Polyurethanschäumverbände, Calciumalginate, medizinischer Honig etc.
- Zinkeinnahme.

Arterielle Ulzera:

- Gefäßchirurgie.
- Durchblutungsfördernde Maßnahmen: Pentoxifyllin, Prostacycline.
- Wundauflagen.
- Rauchen aufgeben.

12.10 Zoster segmentalis

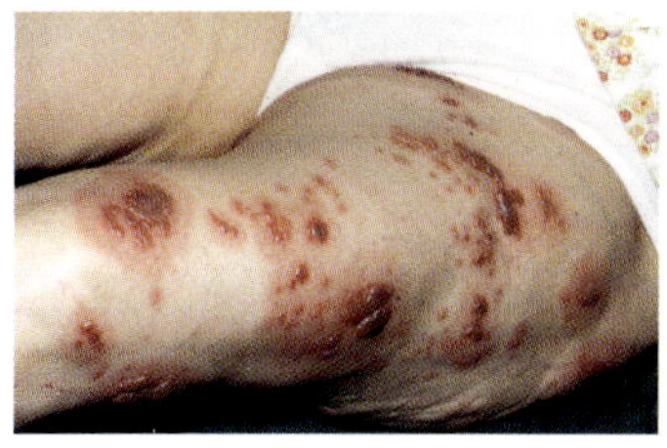

Lokalisation Bein

Erscheinungsbild Gerötete Plaques mit gruppiert stehenden Bläschen. Sie sind bei dieser Patientin zu großen Blasen konfluiert und weisen einen hämorrhagischen Blaseninhalt auf. Betroffen ist das linke Bein im Bereich des Dermatoms (Hautsegments) des versorgenden Nerven L3. Starke Schmerzen gehen voraus oder bestehen gleichzeitig. Sie werden oft als gewöhnliche Rückenschmerzen verkannt.

Ähnliche Krankheitsbilder

- Bullöses Pemphigoid (▸Kap. 15.37): Klinisch ebenfalls pralle Blasen, allerdings nicht auf ein Dermatom beschränkt.

Kommentar Bei ausgedehnten Befunden sollte an eine Immunsuppression (Tumor, Diabetes etc.) gedacht und entsprechend untersucht werden. Solange Blasen bestehen, gilt die Erkrankung als infektiös. Es handelt sich um Varicella-Zoster-Viren, die bei der Erstinfektion Windpocken verursachen. Die Viren können dann lebenslang im Bereich der Spinalganglien persistieren und bei Abwehrschwäche über die Nerven zurück in die Haut wandern.

Therapie

- Lokal: Zinkoxidschüttelmixtur zur Abtrocknung der Blasen; Capsaicin-Creme nach Abheilung der Blasen und nach neurologischen Beschwerden im Segment.
- Systemisch: Nur bei ausgeprägtem Befund oder Immunsuppression innerhalb der ersten 3 Tage der Blasenbildung Virustatika: Aciclovir, Valaciclovir, Brivudin, Famciclovir. Schmerzbehandlung gemäß WHO-Richtlinien.
- Nahrungsergänzungsmittel zur Unterstützung des Immunsystems: Vitamin D, Zink, B-Vitamine.

12.11 Postinflammatorische Hyperpigmentierung

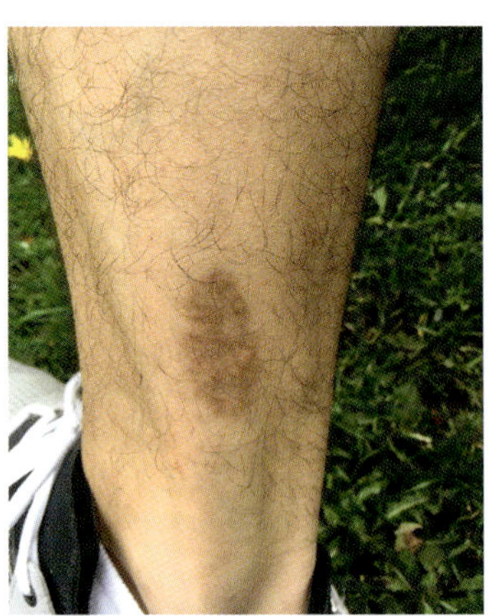

Lokalisation Unterschenkel
Erscheinungsbild Scharf begrenzter hellbrauner Fleck. Nur kosmetisch störend.

Ähnliche Krankheitsbilder

- Café-au-lait-Fleck, oberflächlicher Pigmentzellnaevus.

Kommentar Nach einer Schürfverletzung beim Sport mit anschließender Superinfektion entstanden. Durch heftige Entzündungen kann Melanin aus der Epidermis in die tiefer liegende Etage, die Dermis, abtropfen und dort liegen bleiben.

Therapie

- Eine Therapie ist nur aus kosmetischen Gründen indiziert.
- Manchmal bleicht die Stelle von selbst. Oft hilft man nach mit Hydrochinon in Bleichcremes oder mit Lasern gegen braunes Pigment.

12.12 Histiozytom

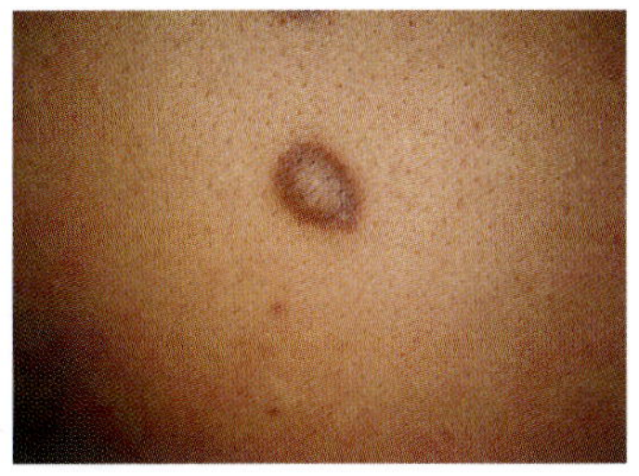

Lokalisation Beine
Erscheinungsbild Derber rotbrauner Tumor, zentral hell, wie eine Narbe und umgeben von Äderchen oder Hyperpigmentierung. Tastet sich wie eine kleine Kugel.

Ähnliche Krankheitsbilder

- Dermaler Naevus.
- Basaliom.
- Amelanotisches Melanom.

Kommentar Es handelt sich um eine Vernarbungsreaktion des Hautgewebes gegen Insektengift nach einem Stichereignis. Meist an den Beinen, häufiger bei Frauen.

Therapie

- Nicht notwendig.
- Exzision.
- Shave-Abtragung.
- Einspritzen von Triamcinolonacetonid zur Aufweichung der Narbe.
- Laser gegen Hyperpigmentierung der Äderchen und zur Abtragung des herausstehenden Anteils.
- Zur Diagnosesicherung ist manchmal eine Shavebiopsie mittels scharfer Ring-Curette sinnvoll.

12.13 Exanthem

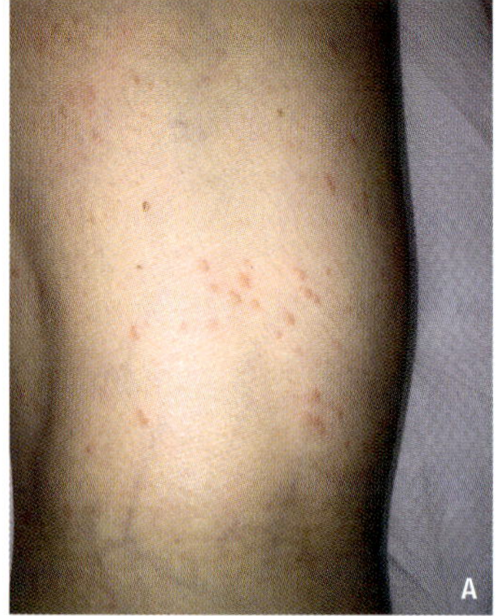

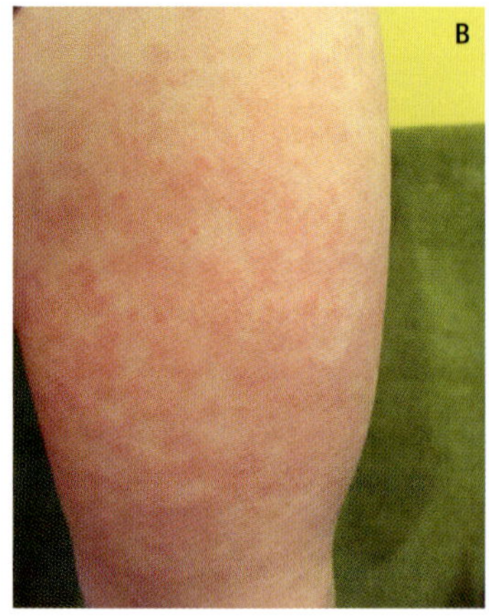

Lokalisation Beine
Erscheinungsbild A Exanthem, Papeln: zahlreiche disseminiert verteilte urtikariell anmutende Papeln. **B** Exanthem, Plaques: plaqueartige infiltrierte erythematöse Plaque, die miteinander konfluieren und keine epidermale Komponente aufweist, also keine Rauigkeit und keine Schuppung.

Ähnliche Krankheitsbilder

- Urtikaria.
- Insektenstiche.

Kommentar Am gesamten Integument finden sich entsprechende „monomorphe" Exanthemherde. Es besteht Juckreiz. Ursache ist ein Virusinfekt bzw. ein medikamentöser Auslöser. Bei Virusinfekten ist meist der Rumpf stärker betroffen als die Extremitäten. Eine Anamnese ist sinnvoll.

Therapie

- Symptomatisch gegen Juckreiz.
- Bei medikamentösem Auslöser sind topische oder sogar systemische Glucocorticoide indiziert.

13 Füße

13.1 Kontaktekzem

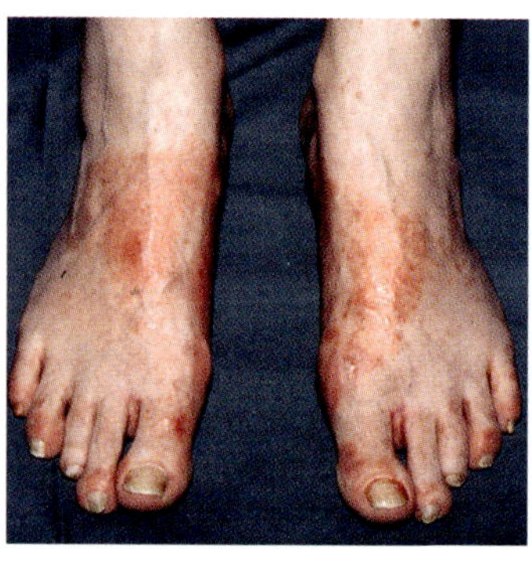

Lokalisation Füße

Erscheinungsbild Stark juckende, erythematöse Papeln und Papulovesikel im Kontaktareal, das gut an den Grenzen zu erkennen ist. Als Ursache kommt eine toxische oder allergische Genese infrage. Toxisches Kontaktekzem (▸Kap. 12.6): scharf begrenzt, schmerzt mehr, als es juckt, nimmt im Verlauf von 48 Stunden ab; allergisches Kontaktekzem: eher unscharf begrenzt, Streupapeln (benachbart oder auch an entfernten Arealen), starker Juckreiz, nimmt im Verlauf von 48 Stunden zu.

Ähnliche Krankheitsbilder

- Atopisches Ekzem (▸Kap. 12.1).
- Mikrobielles Ekzem: Ekzemherde, die in Zusammenhang mit bakteriellen Infekten z. B. im HNO-Bereich auftreten. Sie sind typischerweise münzförmig.
- Stauungsekzem (▸Kap. 12.8).

Kommentar Eine Kontaktallergie ist eine Allergie vom verzögerten Typ. Die Hautreaktion tritt demnach nicht sofort, sondern nach Stunden bis 2 Tagen auf, je nach Ausprägung der Sensibilisierung. Bei einer Kontaktallergie muss es bereits zu einem früheren Zeitpunkt einen Kontakt gegeben haben, der zu einer Sensibilisierung der T-Lymphozyten mit Ausbildung von Gedächtnis-T-Lymphozyten geführt hat. Erst bei einem erneuten Kontakt oder auch bei einem chronischen Kontakt, bei dem Sensibilisierung und Allergie direkt ineinander übergehen, treten die Hauterscheinungen auf. Streureaktionen sind die Folge hämatogener Aussaat der sensibilisierten T-Lymphozyten. Häufig hilft eine genaue Anamnese, den Auslöser zu ermitteln: Schuhe (Leder, Synthetik, Stoff, Metallschnallen, Textilfarbstoffe, Gummi), Strümpfe, Fußpflegemittel. Nach vollständiger Abheilung sollte eine Epikutantestung (Läppchentest) erfolgen, um das auslösende Allergen nachzuweisen und einen Allergieausweis auszustellen. Wichtige Kontaktallergene sind z. B. Metalle wie Nickel, Kobalt, Chromatsalze (im Leder als Gerbstoff enthalten) und Kosmetikainhaltsstoffe wie Duftstoffe, Konservierungsstoffe, Salbengrundlagen, Emulgatoren, aber auch Gummiinhaltsstoffe, Farbstoffe usw.

Ein toxisches Kontaktekzem tritt als akute Reaktion auf eine irritierende Substanz auf. Es tritt innerhalb weniger Stunden nach dem Kontakt auf, schmerzt mehr als es juckt, bildet sich innerhalb von 2 Tagen deutlich zurück, bildet Papulovesikel oder Blasen aus, ist in der Regel scharf begrenzt und streut nicht, da keine immunologischen Prozesse stattfinden. Das toxische Kontaktekzem kann akut auftreten durch Kontakt mit höher konzentrierten obligaten Irritanzien (z. B. Natriumlaurylsulfat) oder aber erst im Laufe von Wochen oder Monaten infolge Einwirkens niedrig konzentrierter Substanzen (z. B. Schneidöle, die in der Metallindustrie weit verbreitet sind), was zu einer Schädigung der Hautbarriere führt. Auch häufiges Händewaschen kann zu diesem sog. kumulativtoxischen Ekzem führen.

Therapie

- Lokal: Glucocorticoide, im akuten Stadium wässrige Grundlage wählen; feuchte Umschläge.
- Systemisch: Glucocorticoide bei Streureaktion oder schwerem Verlauf; Antihistaminika.
- Allgemeine Maßnahmen: Meiden der Noxe.

13.2 Phototoxische Dermatitis

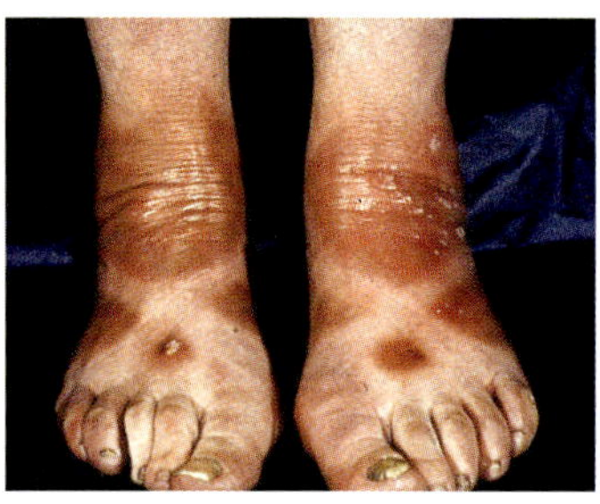

Lokalisation Füße
Erscheinungsbild Scharf begrenzte rotbraune, entzündliche Verfärbung der lichtexponierten Haut einer Riemchenschuhträgerin. Juckreiz, brennende Schmerzen.

Ähnliche Krankheitsbilder

- Dermatitis solaris.

Kommentar Die Patientin hatte ein Sulfonamidpräparat eingenommen und sich dann der Sonne ausgesetzt. Sulfonamide, Retinoide, Tetracycline, orale Antidiabetika, Phenothiazine, Antiarrhythmika, Diuretika, Johanniskraut, Psoralen u. v. m. besitzen phototoxische und/oder photosensibilisierende Eigenschaften, sodass auch schon bei geringfügiger Sonneneinstrahlung eine sonnenbrandähnliche Reaktion ausgelöst wird. Hauptverantwortlich ist der UVA-Bereich der Sonnenstrahlen, daher sind auch hinter Fensterglas Verbrennungen möglich.

Therapie

- Absetzen des Medikaments oder Vermeiden von Sonnenbestrahlung.
- Bei akuter Verbrennung: systemisch Acetylsalicylsäure und lokal Glucocorticoide.

13.3 Tinea pedum

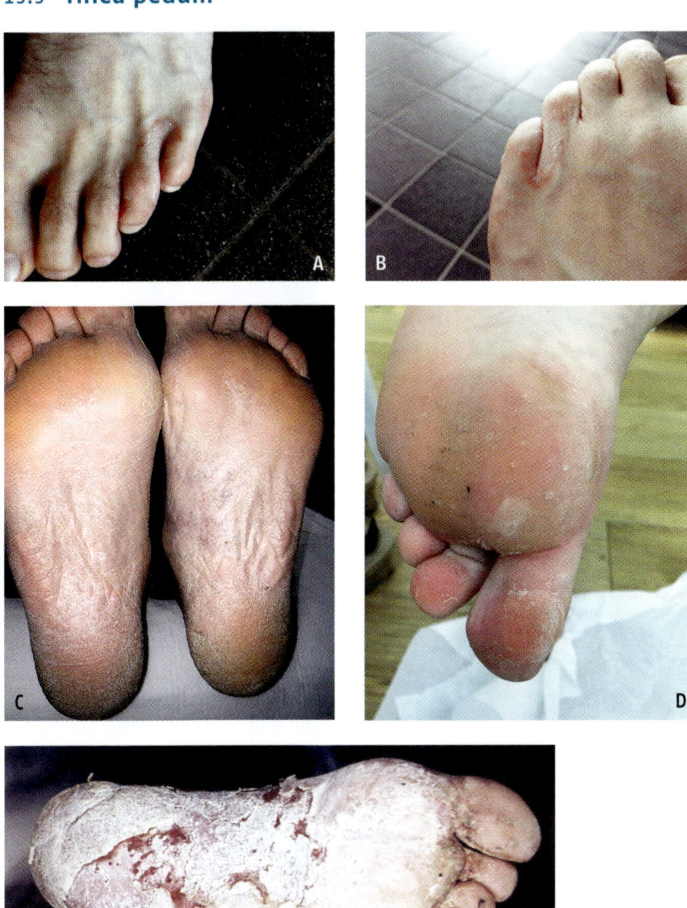

Lokalisation Füße
Erscheinungsbild Die Fußsohlen sind mit weißlichen Hyperkeratosen bedeckt, die teilweise eingerissen sind und zu blutigen Erosionen geführt haben.
A, B: geröteter Plaque mit Randbetonung, Schuppung und Juckreiz. C, D oberflächliche, weiße Schuppung, teils wie Mehlstaub. E starker Befall.

Ähnliche Krankheitsbilder

- Hyperkeratotisches Fußekzem (▸ Kap. 9.1).
- Psoriasis plantaris (▸ Kap. 9.2).

Kommentar Pilze gedeihen gut im feucht-warmen Milieu von Schuhwerk, insbesondere Turnschuhen. Die Infektion erfolgt über Schuhe, Socken, Handtücher, Teppichböden, im Schwimmbad oder in der Sauna. Reinfektionen sind häufig (Schuhe immer mitbehandeln). Ein infizierter Fuß verliert etwa 50 infizierte Schuppen pro Schritt! Diese Maximalform eines Fußpilzes geht häufig von einer unbehandelten Zehenzwischenraummykose aus, die sich weiter auf die Fußsohle und deren Ränder ausgedehnt hat. Es können auch kleine Bläschen auftreten. Die Diagnosesicherung erfolgt durch ein mikroskopisches Nativpräparat und eine Pilzkultur. Zum einen stellt dieser Patient eine große Infektionsquelle für seine Mitmenschen dar, zum anderen bietet die Mykose Bakterien eine Eintrittspforte und birgt damit die Gefahr eines Erysipels. Disponierende Faktoren für eine Fußmykose sind arterielle Durchblutungsstörungen bei Diabetes mellitus oder peripherer arterieller Verschlusskrankheit, Venenleiden, wie chronisch venöse Insuffizienz, Lymphödem, aber auch Atopie, starkes Schwitzen, Rauchen, Abwehrschwäche, Krebserkrankung und Mangelernährung.
Es ist bei dieser Diagnose immer sinnvoll, einen Venenstatus mittels Ultraschall zu erheben. Krampfadern, auch versteckte, können ein Auslöser sein.

Therapie

- Lokal: selten benutzt, aber wirksam: Triphenylmethanfarbstoffe: Gentianaviolett, Fuchsin; Antimykotika: Imidazolderivate, Allylamine, Morpholine, Ciclopiroxolamin, Sertaconazolnitrat, Tolnaftat.
- Systemisch, wenn nötig: Fluconazol, Terbinafin, Itraconazol, Griseofulvin.
- Allgemeine Maßnahmen: Barfuß gehen; luftiges Schuhwerk; tägliches Sockenwechseln; Baumwollsocken, die bei 60 °C gewaschen werden müssen; Schuhe mindestens einen Tag austrocknen lassen und desinfizieren; in öffentlichen Bereichen Badeschuhe verwenden, es reicht nicht, diese vor der Sauna abzustellen, denn am Boden der Sauna herrscht ein ideales Pilzklima! Zehenzwischenräume gut abtrocknen oder sogar trocken föhnen; Mullläppchen als Platzhalter zwischen die Zehen klemmen, um die Okklusion zu verhindern oder cremen mit Pasta zinci oxidati SR.

13.4 Zehenzwischenraummykose

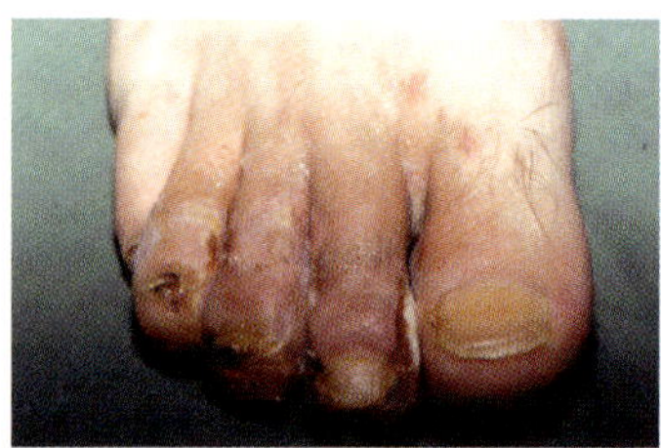

Lokalisation Füße, Zehenzwischenräume
Erscheinungsbild Zwischen den Zehen ist die Haut, begünstigt durch den Okklusionseffekt, aufgeweicht, weißlich verfärbt, die Hornschicht löst sich in Fetzen ab, Mazerationen und Erosionen haben sich ausgebildet und sind schmierig belegt. Subjektiv bestehen Juckreiz und Schmerzen. Die erosive Haut ist oft bakteriell superinfiziert.

Ähnliche Krankheitsbilder

- Erosio interdigitalis (▸Kap. 9.10 – simple Mazeration der Zehenzwischenräume ohne Infektion) infolge häufiger Durchfeuchtung der Füße bei Sportlern.
- Fußinfekt mit gramnegativen Bakterien.

Kommentar Pilze gedeihen gut im feucht-warmen Milieu von Schuhwerk, insbesondere Turnschuhen. Die Infektion erfolgt über Teppichböden, im Schwimmbad oder in der Sauna, die Reinfektion über nicht ausgekochte Socken, Handtücher oder die eigenen pilzbefallenen Schuhe. Mit 10 % Prävalenz ist Tinea pedis die häufigste Hautpilzerkrankung. Besonders Patienten ohne subjektive Symptome stellen eine große Infektionsquelle dar. Der Patient ist über die Pilzerkrankung hinaus noch weiter gefährdet, da die Erosionen Bakterien eine Eintrittspforte durch die Rhagaden der Zehenzwischenräume bieten und damit ein Erysipel hervorrufen können.
Es ist bei dieser Diagnose immer sinnvoll, einen Venenstatus mittels Ultraschall zu erheben. Krampfadern, auch versteckte, können ein Auslöser sein.

Therapie

- Lokal: selten benutzt, aber wirksam: Triphenylmethanfarbstoffe: Gentianaviolett, Fuchsin; Antimykotika: Imidazolderivate, Allylamine, Morpholine, Ciclopiroxolamin, Sertaconazolnitrat, Tolnaftat.
- Systemisch, wenn nötig: Fluconazol, Terbinafin, Itraconazol, Griseofulvin.
- Allgemeine Maßnahmen: barfuß gehen; luftiges Schuhwerk; tägliches Sockenwechseln; Baumwollsocken, die bei 60 °C gewaschen werden müssen; Schuhe mindestens einen Tag austrocknen lassen und desinfizieren; in öffentlichen Bereichen Badeschuhe verwenden, es reicht nicht, diese vor der Sauna abzustellen, denn am Boden der Sauna herrscht ein ideales Pilzklima! Zehenzwischenräume gut abtrocknen oder sogar trocken föhnen; Mullläppchen als Platzhalter zwischen die Zehen klemmen, um die Okklusion zu verhindern oder cremen mit Pasta zinci oxidati SR.

13.5 Scabies norvegica (Sonderform der Krätze)

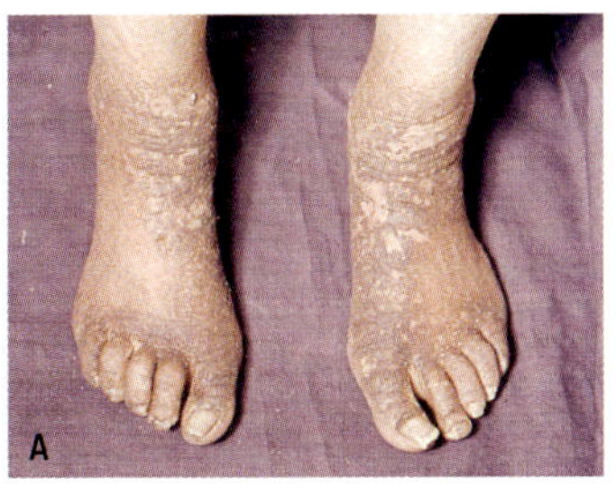

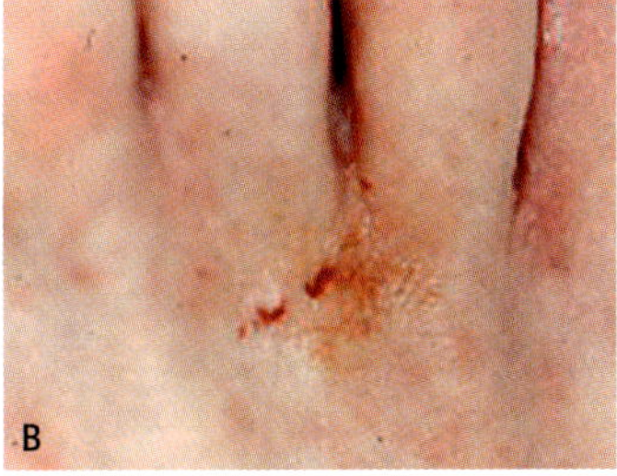

Lokalisation Füße

Erscheinungsbild Die Füße sind mit schmutzigbraunen Krusten und Borken belegt. Unter den 2. Zehennägeln erkennt man hervortretende Hornmassen. Diese Hautveränderungen betreffen oft den ganzen Körper als generalisierte grau-braune Verfärbung mit Schuppung. Subjektiv geringer oder fehlender Juckreiz (im Gegensatz zur „klassischen" Skabies, die stark juckt).

Ähnliche Krankheitsbilder

- Psoriasis vulgaris (▸Kap. 9.2).
- Ekzem (▸Kap. 13.1).
- Prurigo (▸Kap. 15.13).
- Ichthyosis: Erbkrankheit, bei der die gesamte Haut schuppt: „Fischschuppenkrankheit“.

Kommentar Die Erkrankung wird durch die Krätzemilbe ausgelöst – ein einzelnes begattetes Weibchen genügt für die Ansteckung. Bei einer „gewöhnlichen“ Krätze beträgt die Zahl der Milben ca. 10–20 pro Erkranktem, sodass ein normaler Handschlag zur Übertragung nicht genügt, es bedarf dazu eines engen Körperkontakts. Die Scabies gehört daher auch zu den sexuell übertragbaren Erkrankungen. Die Milben bohren innerhalb der Hornschicht mehrere Millimeter lange Gänge und legen dort täglich Eier ab. Bei der Scabies norvegica sind massenhaft (tausende) von Milben in der Haut, darum genügt schon eine kurze Berührung für die Ansteckung. Selbst über unbelebte Gegenstände wie Wäsche oder Blutdruckmanschetten kann es zur Übertragung kommen, da die Milbenlast sehr hoch ist – bis zu 200 Milben/cm^2 Haut, das bedeutet Millionen von Milben pro Erkranktem. Scabiesepidemien treten besonders in Kindergärten, Kasernen, in der Familie und in Altenheimen auf, da hier eine leichte Übertragung über das Pflegepersonal auf die alten, oft abwehrgeschwächten Bewohner stattfindet, ganz besonders, wenn eine Person an einer Scabies norvegica leidet. Sie tritt meist nur bei immungeschwächten Personen mit Krebs, Immunsuppressiva-Einnahme oder Marasmus auf. In der Regel verläuft die „normale“ Scabies unter dem klinischen Bild eines Ekzems (daher leicht zu verwechseln mit einem Exsikkations- bzw. sebostatischen Ekzem alter Menschen). Erst bei genauem Hinsehen findet man besonders im Bereich der Prädilektionsstellen – Fingerzwischenräumen, Fußrändern, Genital-, Nabel- und Brustregion Gangstrukturen aus denen sich die Milbe oder Milbenkot mit einer Kanüle herauskratzen und im Mikroskop nachweisen lässt. Bei Scabiesverdacht immer nach verstärktem Auftreten des Juckreizes bei Nacht in der Bettwärme und nach Juckreiz beim Partner oder anderen Kontaktpersonen fragen. Der Juckreiz wird durch eine immunologische

IgE-Reaktion gegen Milbenantigene ausgelöst und persistiert auch nach erfolgreicher Therapie wegen noch in der Haut verbliebener Restpartikel, bis diese abgeschilfert sind.

Therapie

- Lokal: Permethrin ist 1. Wahl, Alternativen: Benzoylbenzoat, Allethrin, (Crotamiton, schwächer wirksam). Hier genau die Anwendungsvorschriften beachten, da es sonst zum Persistieren einzelner Milben kommt; bei Scabies norvegica zusätzlich Keratolyse mit 10 % Salicylsäure in Vaselinum album.
- Systemisch: Ivermectin (für diese Indikation allerdings noch nicht zugelassen) wirkt zuverlässig als Einmaldosis bei Epidemien.
- Allgemeine Maßnahmen: Kleidung und Bettwäsche über 60 °C waschen bzw. Kleidung 35 Tage ohne Menschenkontakt lüften, sodass die Milben absterben; alle Kontaktpersonen, auch asymptomatische müssen mitbehandelt werden, um einer späteren Reinfektion vorzubeugen, denn die Inkubationszeit beträgt je nach Anzahl der übertragenen Milben einige Tage bis 4 Wochen. Im Rahmen der Skabies tritt oft ein ausgeprägtes Ekzem auf, das durch das intensive Kratzen aufrechterhalten wird. Dieses Ekzem kann auch nach dem Abtöten der Milben als sogenanntes postskabiöses Ekzem über längere Zeit bestehen bleiben und bedarf einer entsprechenden antiekzematösen Therapie, vorzugsweise mit topischen Corticoiden.

13.6 Syphilis Stadium II

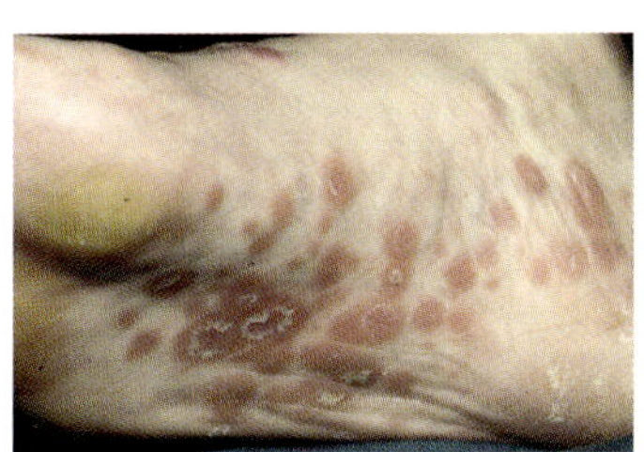

Lokalisation Fußsohle

Erscheinungsbild An den Fußsohlen finden sich flache, braunrote Papeln, teilweise mit einer nach innen gerichteten Schuppenkrause. Gleichartige Veränderungen können sich an den Händen finden. Subjektiv: asymptomatisch.

Ähnliche Krankheitsbilder

- Psoriasis palmoplantaris.
- Fußekzem (▸Kap. 13.1).
- Tinea pedis (▸Kap. 13.3).
- Arzneimittelexanthem (▸Kap. 15.17).

Kommentar Die Syphilis ist eine sexuell übertragbare Erkrankung durch *Treponema pallidum*, die in drei Stadien abläuft. Stadium I entwickelt sich nach einer Inkubationszeit von 2–3 Wochen im Bereich der Eintrittspforte Genitale, Anus oder Mundschleimhaut. Dort bildet sich eine Papel aus, die sich im Verlaufe von ca. 1 Woche in ein derbes, schmerzloses Ulkus umwandelt. Begleitend kommt es zur schmerzlosen Lymphknotenschwellung im Bereich der regionären Lymphknoten. Das Sekundärstadium tritt ca. 7–10 Wochen nach Infektion auf und dauert bis zu 2 Jahren, bevor das Tertiärstadium beginnt. In dieser Phase können ein oder mehrere Krankheitsschübe auftreten, aber es kommen auch klinisch latente Verläufe vor, bei denen der Krankheitsnachweis nur serologisch gelingt. Im Sekundärstadium treten lokalisierte Papeln auf, wie hier zu sehen. Sie stellen eine Anhäufung zahlreicher *Treponema-pallidum*-Bakterien dar. Sie gelangen aus dem Primäraffekt in die Blutbahn und kommen so zu den Fußsohlen und Handflächen, in den Genitoanalbereich (Condylomata lata), an den Haaransatz (Corona veneris), in die Mundschleimhaut und den Rachen, dort in der Regel fibrinös belegt (Plaques muqueuses) mit begleitender, entzündlicher Rachenrötung (Angina specifica) und in die Mundwinkel (syphilitische Perleches). Diese Papeln sind hochinfektiös und können zum Materialgewinn für den Bakteriennachweis mittels Dunkelfeldmikroskopie herangezogen werden. Es empfiehlt sich, auf weitere, klassischerweise assoziierte Begleitsymptome zu achten: Generalisierte Lymphknotenschwellung; Exanthem seitlich am Stamm (Intoleranzreaktion auf Bakterienantigene); Haarausfall (diffus oder kleinfleckig, immer reversibel); kleinfleckige, postinflammatorische Hypopigmentierungen am Hals (syphilitisches Leukoderm) nach Abheilung syphilitischer Papeln. Achtung: HIV-Test durchführen! Partner untersuchen und mitbehandeln. Es besteht Meldepflicht. Weiterhin Suche nach Hepatitis, Gonorrhö und Chlamydien-Infektion.

Therapie

- Täglich 1 Mio. IE Penicillin über 3 Wochen (▸ Kap. 15.2) oder Benzathin-Penicillin-G 2,4 Mio. IE i.m. einmalig oder Doxycyclin 2 × 100 mg oral über 14 Tage.
- Der Wirkspiegel der Antibiotika muss – je nach Stadium – lückenlos über 2–3 Wochen aufrechterhalten bleiben.

13.7 Perniones (Frostbeulen)

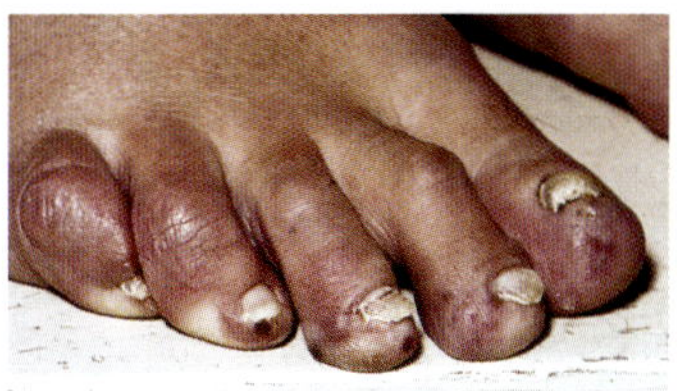

Lokalisation Zehen

Erscheinungsbild Auf den Zehenrücken zeigt sich eine blaurote, fleckige Verfärbung, die in starkem Kontrast zu den durch Druck anämisch weißen Arealen steht. Die dunkel lividen Maculae an den Zehenspitzen entsprechen Einblutungen oder bereits eingetretenem Gewebeuntergang. Die Läsionen können auch ulzerieren.

Ähnliche Krankheitsbilder

- Vaskulitis z. B. bei Lupus erythematodes (▸ Kap. 7.49).
- Dermatomyositis (▸ Kap. 7.52).
- Mikroembolien bei Endokarditis.
- Morbus Osler: genetisch erworbene Gefäßerweiterungen.

Kommentar Meist durch die Anamnese ermittelbare Diagnose: Arbeit im Kühlhaus oder langer Aufenthalt im Schnee. Meist genügen jedoch Temperaturen über 0 °C, vorzugsweise wenn eine funktionelle Gefäßstörung, besonders bei jungen Frauen mit Akrozyanose und Cutis marmorata oder bei Personen mit Neigung zu Gefäßspasmen, z. B. Morbus Raynaud, vorliegt. Sie können von schmerzhaften Schwellungen und Brennen begleitet werden, da eine Histaminausschüttung provoziert wird.

Therapie

- Systemisch: Förderung der Durchblutung mit Pentoxifyllin, Nifedipin.
- Allgemeine Maßnahmen: Schutz vor Kälte und Nässe; warme Bäder.

13.8 Fersenhämatom

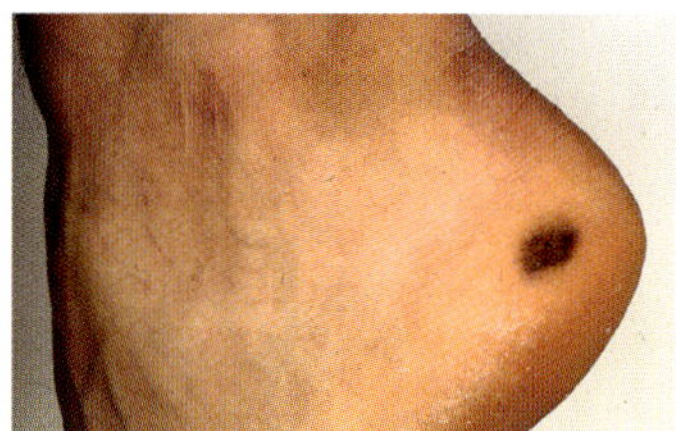

Lokalisation Ferse
Erscheinungsbild Rötlicher Fleck unterhalb der Hornhaut.

Ähnliche Krankheitsbilder

- Malignes Melanom (▸ Kap. 15.24).
- Naevuszellnaevus (▸ Kap. 15.25).

Kommentar Da ein malignes Melanom genauso aussehen kann, muss eine genaue Diagnostik erfolgen (▸ Kap. 7.48, ▸ Kap. 15.32). Es handelt sich um ein harmloses Hämatom, das durch Tragen zu engen Schuhwerks und durch starke mechanische Belastung (Sport) entstanden ist. Dementsprechend ist die Anamnese eher kurz, d. h. der Fleck ist plötzlich aufgetreten, macht im Verlauf von Tagen eine Farbänderung durch (grün, gelb) und blasst bald ab. Mithilfe eines Auflichtmikroskops können Blutschollen gut vom Pigment eines echten Pigmentmals abgegrenzt werden.

Therapie

- Tragen größerer Schuhe.

13.9 Corona phlebectatica

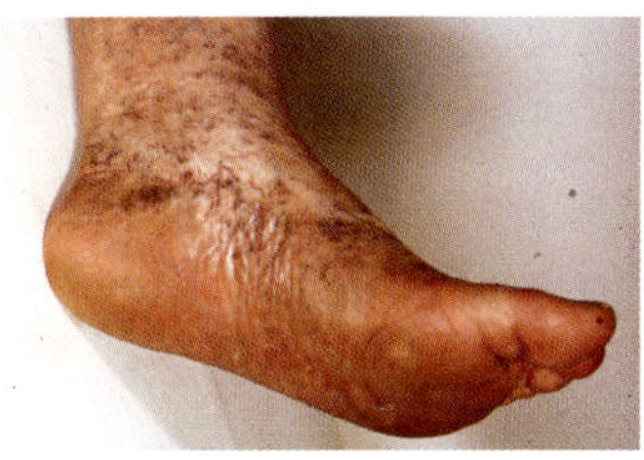

Lokalisation Fuß

Erscheinungsbild Am Fußrand erkennt man radiär angeordnete, erweiterte, oberflächliche Fußvenen. Auch weiter oberhalb erkennt man kleine Varizen (Krampfadern).

Ähnliche Krankheitsbilder

- Keine.

Kommentar Es handelt sich um ein Hautzeichen im Rahmen der chronisch venösen Insuffizienz. Aufgrund des Verlusts von Venenklappen und einer angeborenen Bindegewebsschwäche sowie durch Zivilisationsfaktoren, zu viel Stehen und Sitzen, kommt es zu einem zunehmenden Rückstau des venösen Blutes in den oberflächlichen Venen, erkennbar an Krampfadern, der Corona phlebectatica, aber auch an Knöchelödemen, Unterschenkelekzemen und bräunlich-fleckigen Hyperpigmentierungen am Unterschenkel. Diese entstehen durch ins Gewebe abgepresste Erythrozyten, die dort unter Zurücklassung bräunlichen Pigments (Hämosiderin) abgebaut werden.

Therapie

- Behandlung der chronisch venösen Insuffizienz durch Kompressionsstrümpfe der Kompressionsklasse II (35 mmHg) oder Verödungsbehandlung oder operative Unterbindung und Entfernung der insuffizienten Venen, ▸Kap. 12.8.

13.10 Verruca plantaris (Dornwarze) und Verrucae vulgares

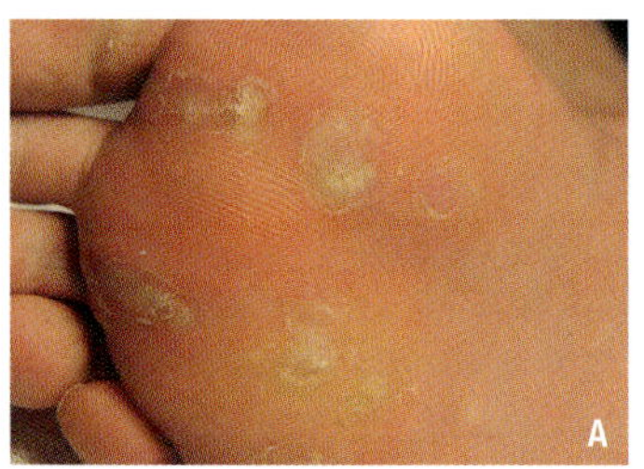

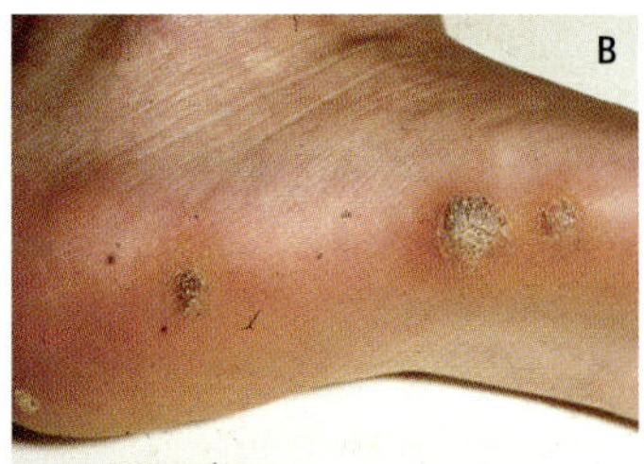

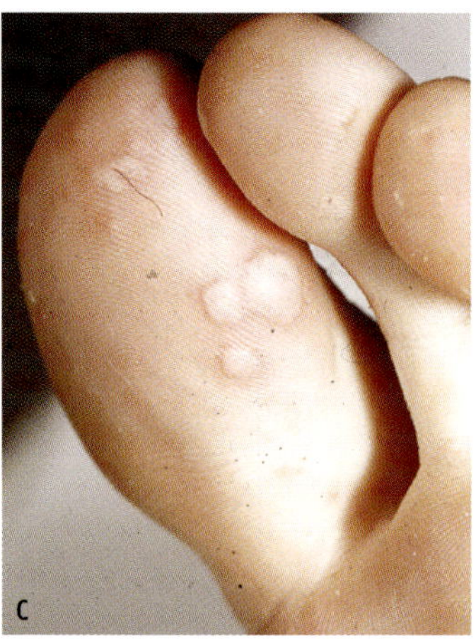

Lokalisation Fußsohle

Erscheinungsbild **A** Verruca plantaris. An einer durch das Fußgewölbe stark druckbelasteten Stelle – dem Vorfußballen – findet sich eine große hyperkeratotische Warze, die zentral aufgebrochen ist. Sie ist schmerzhaft, da der Hornkegel wie ein Dorn in Tiefe gedrückt wird. **B** + **C** Verrucae vulgares. Dort, wo aufgrund der Lokalisation weniger Druck ausgeübt wird, sind die Warzen hyperkeratotisch-verrukös und überragen die Hautoberfläche. Die bräunliche Verfärbung kommt durch sekundäre Pigmentierung mit Schmutz oder Hautmelanin zustande. Die schwarzen Punkte in der Tiefe sind thrombosierte Kapillaren.

Ähnliche Krankheitsbilder

- Clavus (Hühnerauge).
- Plattenepithelkarzinom der Fußsohle (Epithelioma cuniculatum).
- Malignes Melanom (wird manchmal verkannt und wie eine Warze behandelt!).

Kommentar Warzen werden durch humane Papillomviren verursacht. Die Ansteckung erfolgt durch direkten Kontakt oder die Inokulation von virusbefallenen Hornschüppchen (z. B. im Schwimmbad). Zunächst sind solche Warzen flach, können bei entsprechend langer Bestandsdauer aber auch nach außen wachsen.

Therapie

- Keratolyse und Virustötung mit salicylsäurehaltigen Lösungen optimal in Kombination mit viruzidem 5-Fluorouracil oder salicylsäurehaltigem Pflaster, dann mit Ring Curetten kürettieren, diese Prozedur über mehrere Wochen wiederholen; Druckentlastung im Fußbett oder mittels Filzring, der auf die Haut geklebt wird.
- Farbstofflaser: ein oder mehrere Impulse erhitzen die vorbehandelte und kürettierte Warze indirekt mittels Koagualtin der darunter liegenden Kapillaren, evtl. mehrmals über ein paar Wochen wiederholen.
- Applikation von flüssigem Stickstoff (Kryo-Therapie); die Rezidivhäufigkeit liegt bei 20–95 %. Keinesfalls darf eine operative Interven-

tion erfolgen, denn die immer resultierende Narbe kann stärker drücken, als die Warze selbst und Gehunfähigkeit bewirken.

- Manchmal heilen Warzen spontan ab.

Praxistipp Warzen sind eine Infektionskrankheit! Man schützt sich, indem man in Schwimmbad, Sauna und öffentlicher Dusche Badeschuhe trägt. Danach Haut sehr gut trocknen, denn auf trockener Haut können keine Warzen „angehen". Badematten und Handtücher bei 60 °C waschen. Die Hautabwehrlage verbessert sich auch durch barriereregenerierende Eincremung der Füße, Zink- und Vitamin-D-Einnahmen.

14 Nägel

14.1 Onychodystrophie

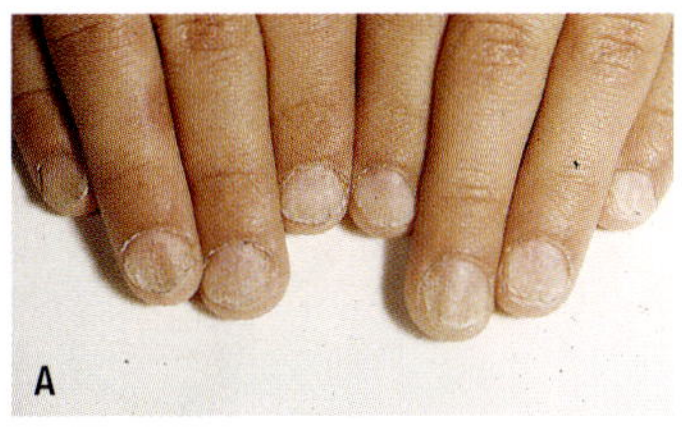

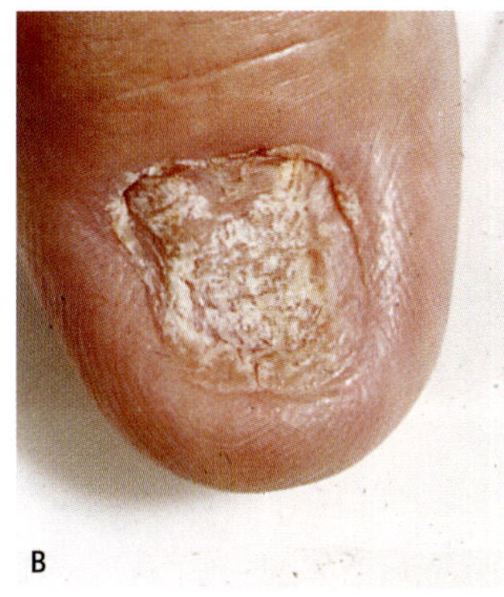

Lokalisation Nägel

Erscheinungsbild **A** Alle Nägel sind aufgeraut, teilweise abgeflacht, spalten sich distal schichtförmig auf (Onychoschisis), auch die Nagelfalze sind rau und rissig. **B** Die Nagelplatten sind aufgelöst, stattdessen liegen nur noch krümelig aufgelöste Hornmassen vor.

Ähnliche Krankheitsbilder

- Es handelt sich um ein unspezifisches Symptom zahlreicher Erkrankungen: Onychomykose; Psoriasis vulgaris; Lichen ruber; kutanes T-Zell-Lymphom; Alopecia areata; angeborene Störungen der Nagelbildung, Traumafolge.

Kommentar Die komplette Nagelplatte wird verändert und verformt. Ursache ist ein chronisches Trauma bzw. eine Entzündung mit Einwirkung auf das gesamte Nagelbildungsorgan, die Matrix.

Therapie

- Behandlung der Grunderkrankung.
- Härtender Nagellack oder Nahrungsmittelergänzungen sind unwirksam.
- Abschleifen, kosmetische Nagelmodellage.

14.2 Nagelveränderungen bei Psoriasis vulgaris

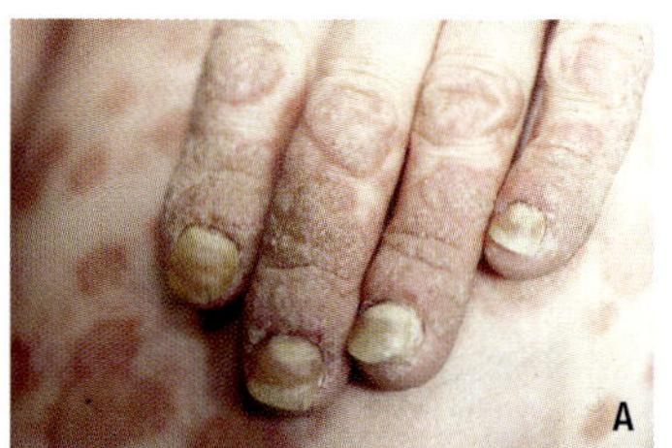

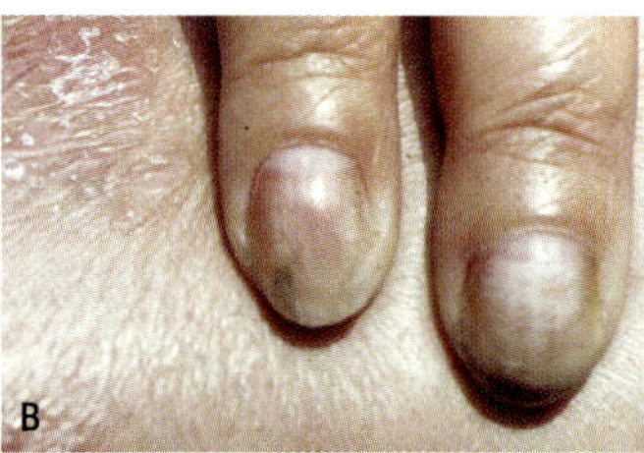

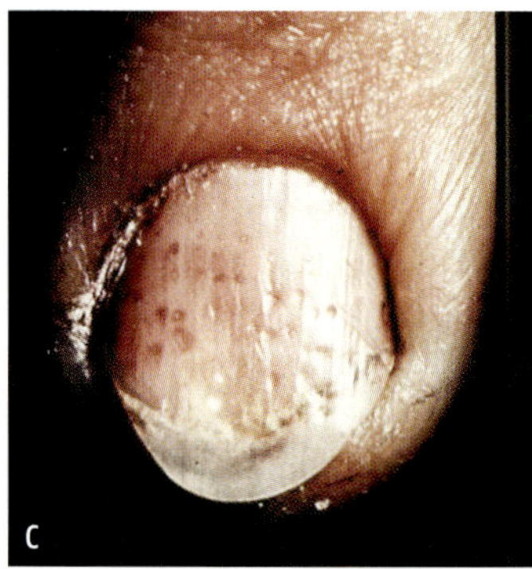

Lokalisation Fingernägel
Erscheinungsbild A Man erkennt die Ablösung der distalen (körperfernen) Nagelplatte vom Nagelbett. Unterhalb des 4. Nagels treten Hornmassen (Hyperkeratosen unterhalb der Nagelplatte) hervor. Die Nägel sind bucklig, haben Rillen, sind verformt und verdickt. Die Fingerendglieder zeigen entzündlich gerötete, schuppende Plaques. Dieser Patient

hat gleichzeitig typische Psorasisplaques auf dem Körper. **B** Unter dem sonst relativ glatten Nagel schimmern weiße undurchsichtige Flecken hindurch, die unterhalb der Nagelplatte angehäuften Hornmassen entsprechen, und dunklere, bräunliche Flecken sog. „Ölflecken", die durch parakeratotisches Material (kernhaltige Hornzellen) innerhalb der Nagelplatte entstehen. **C** Hier finden sich punktförmige Dellen auf der Nageloberfläche. Sie sind durch herausgefallene parakeratotische Hornkügelchen entstanden.

Ähnliche Krankheitsbilder

- Onychodystrophie bei schwerem Ekzem.
- Lichen ruber.
- Onychomykose.

Kommentar Auch die Nägel bleiben von der Psoriasis nicht verschont. Chronische Entzündungen in der Nagelmatrix und im Nagelbettbereich führen zu Nagelwachstumsstörungen mit verlangsamtem Wachstum, Nagelverdickung und Strukturdefekten. Gleichzeitig finden sich die typischen Psoriasisphänomene der Haut, Hyperkeratose (übermäßige Verhornung) und Parakeratose (Fehlverhornung), auch im Nagelbereich. Dadurch kommt es zu unter dem Nagel herausquellenden Hornmassen, zu bräunlichen „Ölflecken", die Verhornungsstörungen innerhalb der Nagelplatte darstellen und zu „Tüpfelnägeln", was punktförmigen Verhornungsstörungen an der Nagelplattenoberfläche entspricht, die dann herausfallen und kleine Dellen zurücklassen.

Therapie

- Spricht schlecht auf Therapie an.
- Lokal: sehr schmerzhaftes Einspritzen von Triamcinolonacetonid in die Nagelmatrix; Auftragen von Calcipotriol, Glucocoticoide okklusiv im Matrixbereich.
- Systemisch: wie bei schwerer Psoriasis vulgaris und Psoriasis arthropathica.
- Allgemeine Maßnahmen: Vermeidung mechanischer Irritationen (Manipulationen am Nagelbett, handwerkliche Arbeit, Schreibma-

schine schreiben etc.); Nägel kurz schneiden; schützender Nagellack; Pflegecremes.
- Nahrungsergänzungsmittel mit Keratin, L-Cystin, Kieselsäuregel, Silicium , Zink, B-Vitaminen.

14.3 Onycholyse (Ablösung der Nagelplatte)

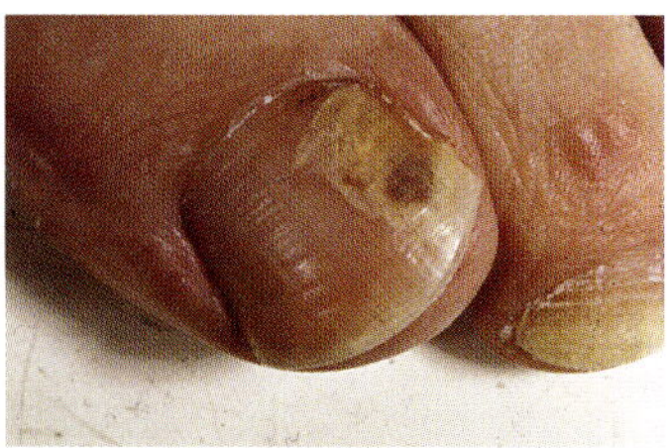

Lokalisation Nägel
Erscheinungsbild Der seitliche Nagelrand löst sich vom Nagelbett, dort erkennt man mittig außerdem einen bräunlichen Fleck – ein Hämatom.

Ähnliche Krankheitsbilder

- Keine.

Kommentar Es handelt sich um eine Lösung des Nagels oder von Nagelanteilen vom Nagelbett. Dabei wird die Verzahnung von Hornzellen des Nagelbetts mit der Nagelplatte gelöst. Mögliche Ursachen: mechanisch: Trauma, meist in Verbindung mit einem Hämatom, z. B. durch zu enges Schuhwerk; chemisch: Chemotherapie, Laugen, Detergenzien (Auswaschen der schützenden Hornschichtlipide); entzündlich: Psoriasis vulgaris, Onychomykose.

Therapie

- Behandlung der Auslöser.
- Im vorliegenden Fall, handelt es sich um ein Trauma durch zu enges Schuhwerk. Zunächst sollten der Nagel kurz geschnitten und weite Schuhe getragen werden.

14.4 Onychogrypose (Krallennagel)

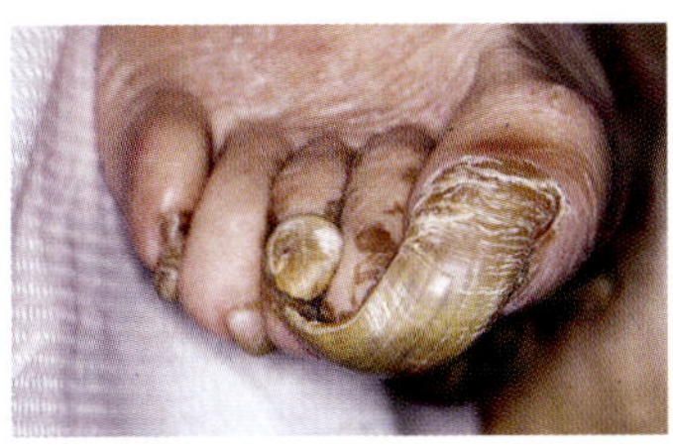

Lokalisation Fußnägel
Erscheinungsbild Krallenartige Verformung und Verlängerung des Nagels. Typisch für dystrophe (mangelgebildete) Nägel ist die Verdickung und Verhärtung der im Wachstum gestörten Nagelplatte. Grau-schwärzliche Nagelverfärbung durch Pigmente von Bakterien.

Ähnliche Krankheitsbilder

- Nageltumor.

Kommentar Es handelt sich um eine Form der Nageldystrophie bzw. um eine keratotische Hyperplasie (übermäßige Verhornung mit verdickter Nagelplatte) auf dem Boden mangelnder Nagelpflege. Zusätzlich haben ein chronisches Trauma auf den Nagel (zu enges Schuhwerk) und fehlendes Kürzen der Fußnägel gewirkt. Begünstigend wirken Durchblutungsstörungen im Alter.

Therapie

- Nägel aufweichen und schneiden.
- Fußpflege.
- Weites Schuhwerk.

14.5 Glanznägel

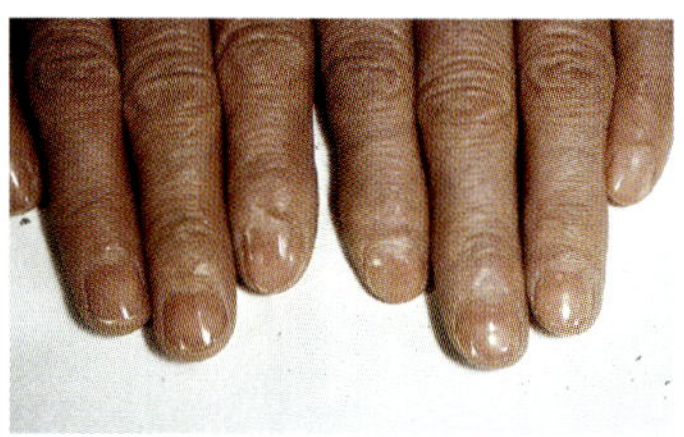

Lokalisation Nägel
Erscheinungsbild Wie lackiert erscheinende Nageloberfläche.

Ähnliche Krankheitsbilder

- Keine.

Kommentar Es handelt sich nicht um eine Erkrankung, sondern um ein Symptom. Glanznägel entstehen durch ständiges Scheuern bei chronisch juckenden Hauterkrankungen, wie z. B. atopischem Ekzem.

Therapie

- Behandlung des Juckreizes. Die Nägel müssen nicht behandelt werden.

14.6 Subunguales Hämatom

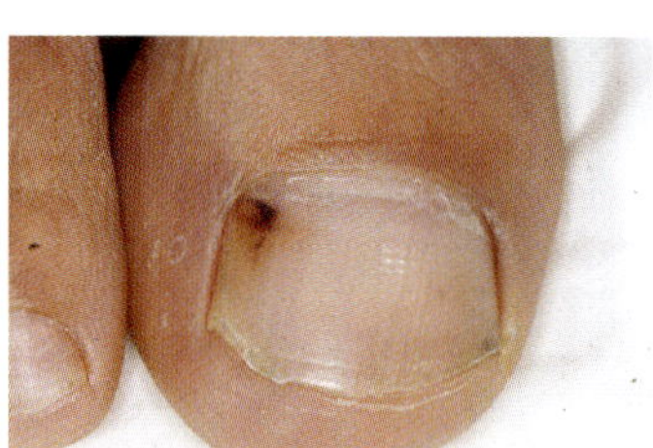

Lokalisation Nägel
Erscheinungsbild Bräunlich pigmentierter, unregelmäßig begrenzter Fleck (je nach Alter der Läsion auch rot bis schwarz) schimmert durch die Nagelplatte.

Ähnliche Krankheitsbilder

- Subunguales malignes Melanom (▸Kap. 7.48).
- Subungualer Naevuszellnaevus.
- Pigment durch Schimmelpilzinfektion.
- Ölflecken bei Psoriasis vulgaris (▸Kap. 9.2).
- Schmutz (am distalen Nagelende).

Kommentar Meist erinnern sich die Patienten an ein Trauma und können angeben, dass der Fleck von proximal (körpernah) nach distal (körperfern) herauswächst. Manchmal erkennt man dies auch an der streifigen Anordnung des Pigments in Wachstumsrichtung. Allerdings kann dieser Prozess bis zu 6 Monate andauern. Aufgrund der leichten Verwechslungsmöglichkeit mit dem malignen Melanom ist in unklaren Fällen eine Nageleröffnung nötig. Krümelt geronnenes Blut durch den Eröffnungskanal, handelt es sich um ein Hämatom. In allen anderen Fällen muss der Nagel teilweise entfernt, die Veränderung exzidiert und histologisch untersucht werden.

Therapie

- Bei Hämatomen ist keine Therapie nötig. In unklaren Fällen, wenn es sich um ein Melanom handeln könnte: chirurgische Entfernung nach Nagelplatteneröffnung oder Teilexzision.

14.7 Half and half nails, Terry-Nägel

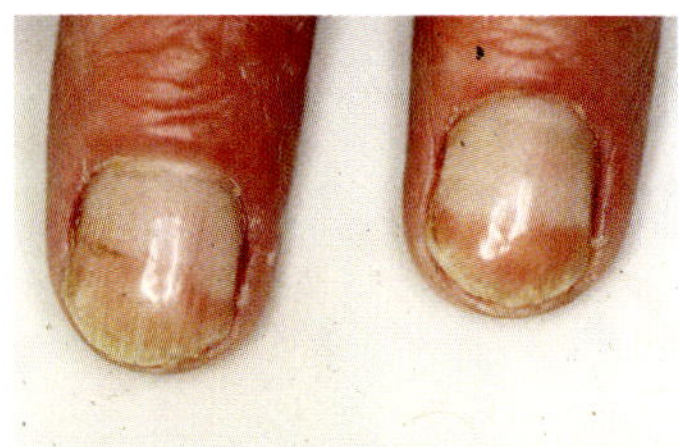

Lokalisation Fingernägel
Erscheinungsbild Der proximale (körpernahe) Nagelanteil ist weiß, der distale (körperferne) normal rosa gefärbt.

Ähnliche Krankheitsbilder

- Onychomykose.
- Leukonychie durch Traumen, chemische Noxen, Schwermetalleinlagerungen, Zytostatika, Pellagra.
- Yellow-Nail-Syndrom (verdickte, gelbliche Nägel, die Lunula ist nicht mehr sichtbar. Onycholyse oft assoziiert. Häufiger bei Atemwegserkrankungen).

Kommentar Es handelt sich um ein Zeichen einer Systemerkrankung wie Niereninsuffizienz oder Leberzirrhose. Die Farbveränderung liegt im Bereich des Nagelbetts und wächst daher nicht mit aus. Die Ursache ist unbekannt.

Therapie

- Therapie der Grunderkrankung soweit möglich.

14.8 Onychoschisis

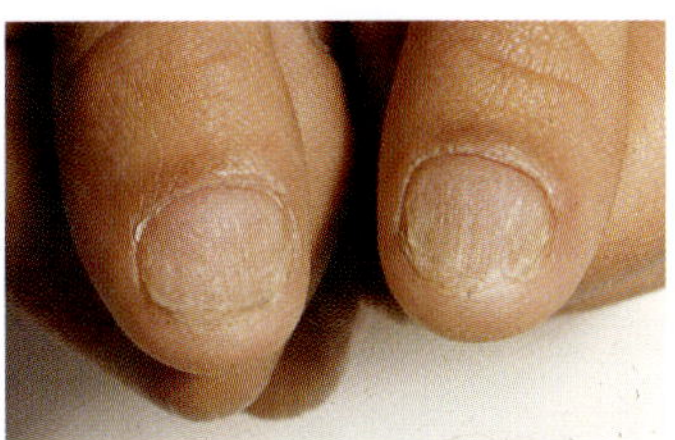

Lokalisation Nägel

Erscheinungsbild Die aufgerauten Nägel weisen am distalen Ende eine lamellierte Aufspaltung in eine obere und eine untere Lage auf.

Ähnliche Krankheitsbilder

- Onychomykose (▸ Kap. 14.11).
- Psoriasis vulgaris (▸ Kap. 9.2).
- Onychodystrophie durch Lichen ruber, schwere Ekzeme, kutanes T-Zell-Lymphom, Chemotherapie und andere, die Nagelmatrix mitbetreffende Erkrankungen.
- Wenn alle Nägel betroffen sind: Twenty-Nails-Syndrom.

Kommentar Der Nagel besteht physiologischerweise aus einer weicheren, unten gelegenen und einer härteren, oben gelegenen Schicht. Die dazwischen liegende Ebene kann durch Traumata, Entfettung bei ständigem Umgang mit Detergenzien und Wasser sowie durch Nagellackentferner leicht gelöst werden.

Therapie

- Meiden des Auslösers. Feilen, statt schneiden. Rückfettende, nicht schäumende Waschsubstanz, sparsam verwenden, fettende Pflege mit Harnstoff.
- Nahrungsergänzungsmittel mit Keratin, L-Cystin, Kieselsäuregel, Silicium , Zink, B-Vitaminen.

14.9 Unguis incarnatus, Paronychie

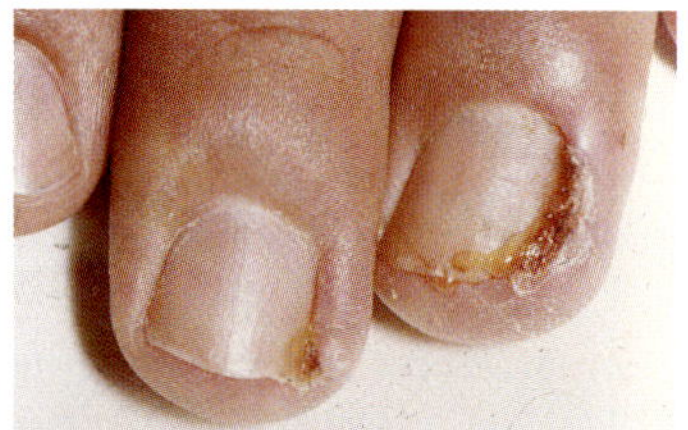

Lokalisation Nägel

Erscheinungsbild Eingewachsener Nagel mit entzündlich gerötetem Nagelwall des 4. Fingers, gelblich-blutigen Krusten und Sekretentleerung im Bereich des eingewachsenen Nagels. Am 3. Finger ist die distale Nagelecke ebenfalls eingewachsen, die Entzündung ist hier etwas geringer ausgeprägt.

Ähnliche Krankheitsbilder

- Ekzem.
- Tumor.
- Granuloma pyogenicum (▸Kap. 9.15).
- Subunguales Osteochondrom: auch durch chronische Druckbelastung hervorgerufener, gutartiger Knorpel-Knochentumor. Sehr schmerzhaft!

Kommentar Die Nagelecke ist in den Nagelwall eingewachsen, hat diesen mechanisch verletzt und sich sekundär bakteriell infiziert und entzündet. Begünstigend wirkt am Fuß zu enges Schuhwerk, das die scharfe Nagelkante noch weiter in den weichen Nagelwall hineindrückt.

Therapie

- Lokal: desinfizierende Fußbäder mit Chinolinol, Kaliumpermanganat oder Octenidin; Umschläge, Salbenverbände mit PVP-Iodsalbe.

- Allgemeine Maßnahmen: Prophylaktisch sollten die Nägel nicht rund, sondern gerade abgeschnitten werden und so lang belassen werden, dass die Nägel gerade den Nagelwall nach distal überragen.
- Nagelspange beim Podologen legen.

Wall abspreizen; chirurgisch: Eröffnung und Eiterentleerung; bei schweren Entzündungen oder Rezidiven Nagelverschmälerung.

14.10 Leukonychia linearis

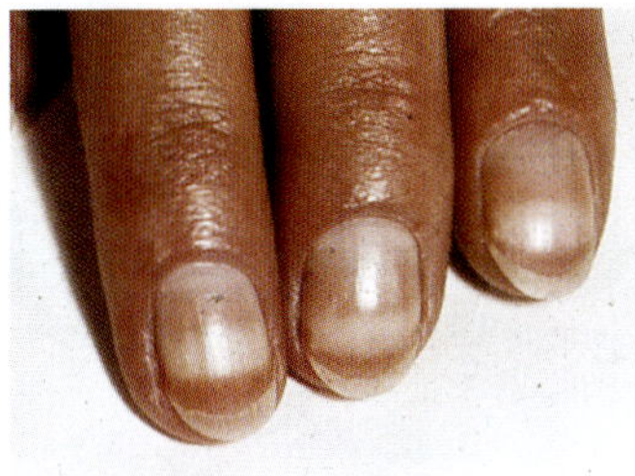

Lokalisation Nägel
Erscheinungsbild Weiße, breite Querstreifen verlaufen auf allen Nägeln im distalen Nageldrittel.

Ähnliche Krankheitsbilder

- Half-and-half-nails: Hinweis auf Niereninsuffizienz oder Leberzirrhose.
- Mees-Querstreifen: Arsenvergiftung.

Kommentar Es handelt sich um eine einige Monate zurückliegende Nagelmatrixschädigung. Die Schädigung kann durch einen schweren Infekt oder eine Intoxikation erklärt werden. Langsam wächst der geschädigte Nagelanteil nach distal aus. In diesem Fall war der Patient an einer Hepatitis erkrankt. Kleinfleckige Leukonychien entstehen durch Minimaltraumen auf die Matrix und wachsen ebenfalls aus.

Therapie

- Nicht notwendig.

14.11 Onychomykose, Tinea unguium

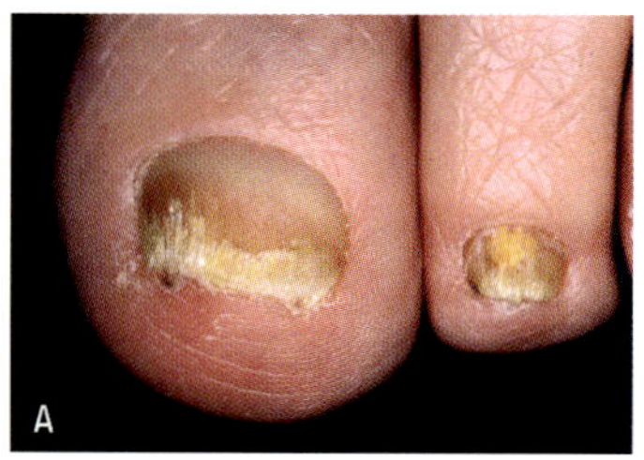

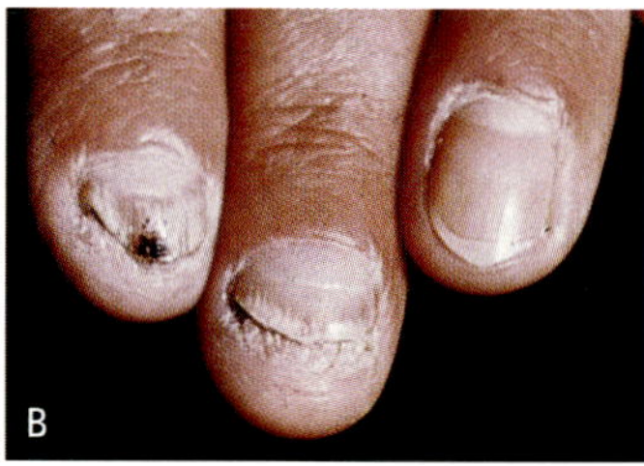

Lokalisation Fuß- und Fingernägel
Erscheinungsbild **A** Die distalen Nagelanteile sind weißlich verfärbt, aufgeraut, wie zersplittert und ausgefranst. **B** Die distalen Nagelenden des 2. und 3. Fingers sind weißlich, krümelig aufgelöst, Hornmassen treten unter der sich abhebenden Nagelplatte hervor. Die Nagelmatrix (Ort der Nagelbildung) ist ebenfalls bereits befallen, da die Nagelplatte verändert ist, rifflig und weiß-streifig verfärbt. Dunkles Pigment ist stellenweise eingelagert.

Ähnliche Krankheitsbilder

- Psoriasis vulgaris (▸Kap. 14.2).
- Morbus Darier: vererbte Verhornungsstörung mit schweren Nageldystrophien. Betroffene Hautareale fühlen sich wie ein Reibeisen an, sind rotbraun verfärbt und jucken oft. Die befallenen Hautareale sind die Schweißrinne an Brust und Rücken sowie die großen Körperfalten.
- Pachyonychia congenita: angeborene Verhornungsstörung mit krallenartiger Verdickung der Nägel. Auch betroffen sind Haut, Haare, Schleimhäute und Kornea.
- Twenty-Nails-Syndrom: alle zwanzig Nägel an Händen und Füßen sind dystroph. Ursache unbekannt.

- Lichen ruber (▸ Kap. 6.5, ▸ Kap. 12.5).
- Chronisches Ekzem (▸ Kap. 9.1).

Kommentar Wird überwiegend durch Dermatophyten (Ausnahme Microsporen) ausgelöst, die häufigsten sind Trichophyton rubrum und interdigitale und Epidermophyton floccosum sowie auch durch Schimmelpilze und Candida-Spezies. Begünstigt wird die Ausbreitung durch chronisch-mechanische Schädigung, Durchblutungsstörungen, auch Varikosis, Diabetes mellitus und vorbestehende Nagelkrankheit. Im Anfangsstadium befällt der Pilz das distale Nagelende und wächst über Monate immer weiter in die Breite und nach proximal. Wird schließlich auch die Matrix befallen, verändert sich auch die Nagelplatte und wird dystrophisch. Pigmentierungen entstehen einerseits durch pigmentbildende Schimmelpilze und Bakterien, aber auch durch Einblutung bei nur leichten Traumen gegen den erkrankten Nagel.

Therapie

- Lokal: flach feilen, die gesamte Nagelplatte abschleifen und Auftragen eines antimykotischen Nagellacks oder einer Lösung: Amorolfin, Bifonazol oder Ciclopiroxolamin. Therapiedauer 6–12 Monate, eine Weile über Erscheinungsfreiheit hinaus; auch die Füße über die ersten 4 Wochen mit einer antimykotischen Creme mitbehandlen, denn Pilz bedingte Schuppen an den Füssen werden oft als trockene Haut verkannt und können bei ausbleibender Behandlung zu einer Reinfektion führen. Anfangs kann das Nagelmaterial auch mit Harnstoff 40 % aufgeweicht werden.
- Systemisch bei Therapieresistenz oder Befall der kompletten Nagelplatte: Fluconazol, Terbinafin, Itraconazol, Griseofulvin über 6–12 Monate. Niedrigdosis Schemata existieren, wo zunächst wenige Tage täglich, danach nur einmal wöchentlich eine Tablette Fluconazol 200 verabreicht wird. Dies ist Leber schonend.
- Langgepulster Neodym-Yag-Nagellaser erhitzt Pilzelemente und der Nagel kann gesund auswachen, sofern nicht die komplette Nagelplatte befallen ist.

- Allgemeine Maßnahmen: barfuß gehen; luftiges Schuhwerk; tägliches Sockenwechseln; Baumwollsocken, die bei 60 °C gewaschen werden müssen; Schuhe mindestens einen Tag austrocknen lassen und desinfizieren; in öffentlichen Bereichen Badeschuhe verwenden, es reicht nicht, diese vor der Sauna abzustellen, denn am Boden der Sauna herrscht ein ideales Pilzklima!
- Einnahme Nagelwachstum begünstigender Nahrungsergänzungsmittel: mit Keratin, L-Cystin, Kieselsäuregel, Silicium, Zink, B-Vitaminen.

15 Stamm

15.1 Impetigo contagiosa

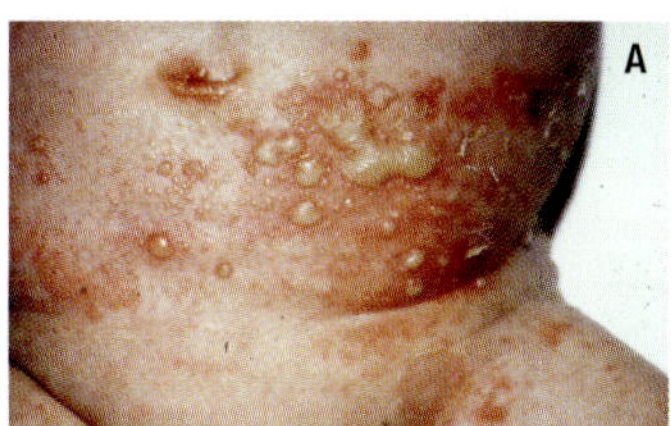

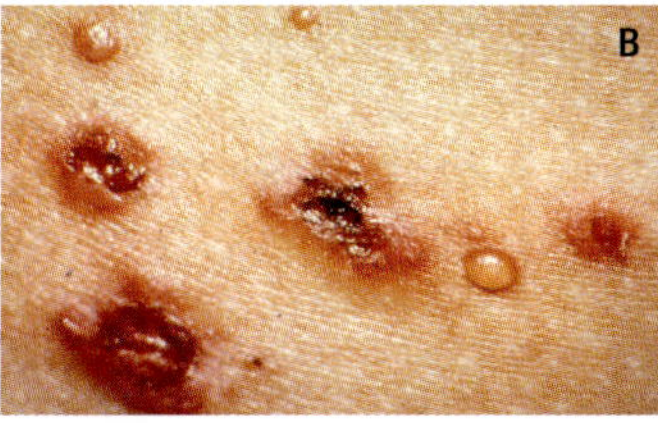

Lokalisation Bauch

Erscheinungsbild **A** Großflächig gerötete Haut mit trüben, großen, prallen und schlaffen Blasen, Erosionen und Krusten. **B** Die Blasen sind kleiner, die umgebende Haut weniger mitbeteiligt. Die Defekte sind nach Aufplatzen etwas tiefer.

Ähnliche Krankheitsbilder

- Bullöses Pemphigoid (▸ Kap. 15.37).
- Toxisch epidermale Nekrolyse (▸ Kap. 10.9).
- Bullöse Kontaktekzeme (allergisch oder toxisch).

Kommentar Die Impetigo contagiosa ist eine durch Streptokokken der Gruppe A oder Staphylokokken verursachte, sehr ansteckende, oberflächliche Hautinfektion. Meist sind Kinder betroffen, die Erkrankung breitet sich wegen des engen Kontaktes der Kinder untereinander leicht in Kindergärten aus. Verursacht werden die Blasen durch bakterielle Toxine.

Therapie

- Lokal: desinfizierende Maßnahmen mit Triclosan, Chlorhexidingluconat, Chinolinol, Octenidin, Triphenylmethanfarbstoffen in Lösungen, Umschlägen, Zinkoxidschüttelmixtur oder Linimentum aquosum; Fusidinsäure-Creme, Retapamulin-Creme.

- Systemisch: bei ausgedehntem Befall Antibiose mit Oxacillin, Erythromycin, Cefuroxim oder Cephalexin.
- Allgemeine Maßnahmen: Hygieneregeln beachten, Handtücher nicht mit anderen Personen teilen und bei 90 °C waschen, Hände desinfizieren.

15.2 Syphilis Stadium II

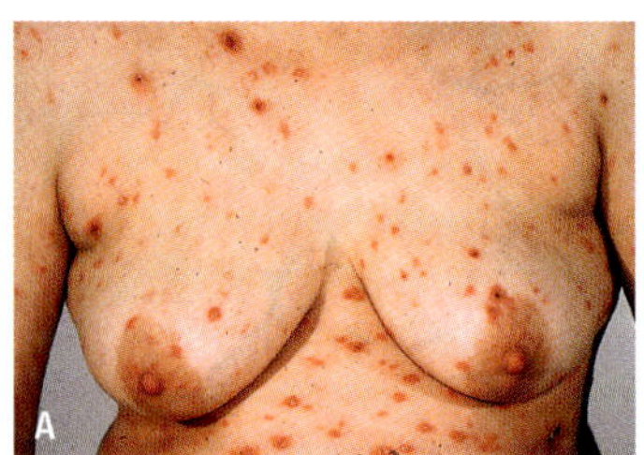

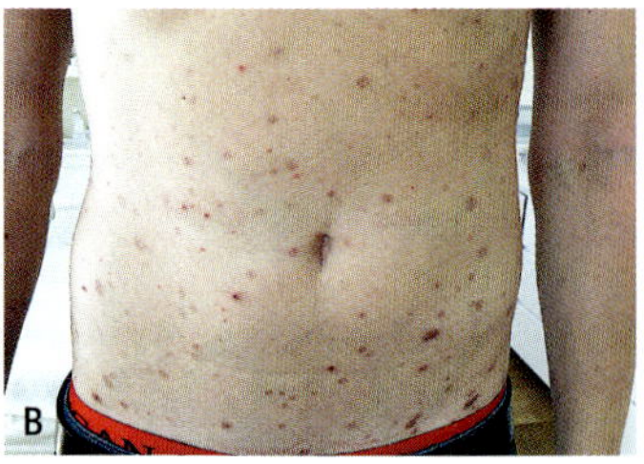

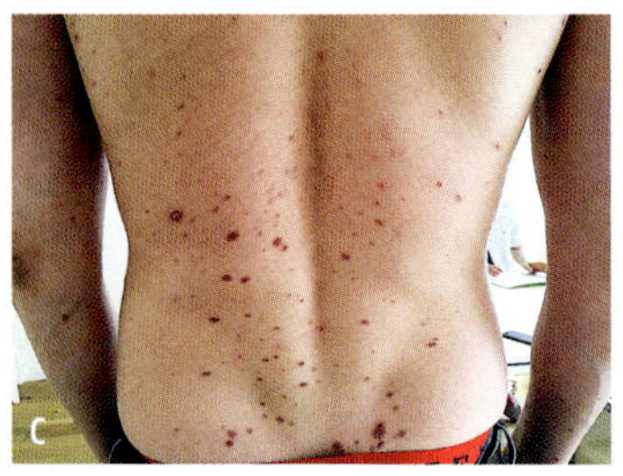

Lokalisation Rumpf

Erscheinungsbild **A** Erythematöse, teils exkorierte Papeln, disseminiert am gesamten Rumpf. Kein Juckreiz, gelegentlich Berührungsempfindlichkeit bei Berührung oder Sondendruck.

Eine über Jahre verschleppte Syphilis im Stadium II führte zu immunologisch bedingter Vaskulitis an Bauch **B** und Rücken **C** mit Blutaustritten und Nekrosen, die nur unter Zurücklassung von Narben abheilen.

Ähnliche Krankheitsbilder

- Prurigo simplex chronica (▸ Kap. 15.13).
- Prurigo-Typ des atopischen Ekzems.
- Skabies (▸ Kap. 15.9).

Kommentar Die Syphilis ist eine meldepflichtige Geschlechtskrankheit, die durch *Treponema pallidum* (Spirochätenbakterium) ausgelöst wird. Sie durchläuft unbehandelt 4 Stadien: Stadium I: 3–8 Wochen nach dem Geschlechtsverkehr (genital, anal, oral) tritt an der Eintrittspforte ein derbes, schmerzloses Ulkus und ein schmerzloser, vergrößerter regionaler Lymphknoten auf. Stadium II: 2 Wochen bis 6 Monate nach der Infektion können sich mannigfaltige Hautveränderungen ausbilden, die zahlreichen anderen Hauterkrankungen zum Verwechseln ähnlich sind. Besonders typisch sind in diesem Stadium die sog. „lokalisierten Papeln", die reich an Treponemen und daher auch infektiös sind. Diese Papeln sind auf dem Bild zu erkennen. Sie können auch blasser sein, palmoplantar, an der Mundschleimhaut, genitoanal und am Kapillitium auftreten. Stadium III: nach 3–5 Jahren: Ausbildung von Gummen, destruktiven Granulomen mit zentraler Verkäsung, die aufbrechen und ulzerieren können. Es kommt zu Knochendestruktionen und Organbeteiligung. Stadium IV: nach vielen Jahren: Befall des peripheren und zentralen Nervensystems und des Herz-Kreislaufsystems, besonders gefährlich ist das Aortenaneurysma (sackartig erweiterte Hauptschlagader) mit Rupturgefahr.

Therapie

Stadium II: Mittel der 1. Wahl ist Penicillin G. Die wirksame Serumkonzentration muss über 21 Tage aufrechterhalten werden. Wegen gelegentlicher Unzuverlässigkeit der Patienten wird eine Injektionsbehandlung durch den Arzt empfohlen: 1 Mio. IE pro Tag über 21 Tage mit Clemizol-Penicillin G, alternativ 2,4 Mio. IE Benzathin-Penicillin 3 × im Abstand von 7 Tagen. Bei Penicillin-Allergie gibt man Doxycyclin, 2 × 200 mg pro Tag über 30 Tage per os. Auch Erythromycin ist möglich.

Es besteht die Gefahr einer Herxheimer-Reaktion, einer schweren Allgemeinreaktion durch Bakterienzerfall, wie bei einer Grippe, aber auch

Gefahr der Ruptur im Bereich eines syphilitischen Aortenaneurysmas, allerdings im Stadium 3 der Syphilis. Prophylaktisch wird daher stationär und unter i. v. Cortisongabe die erste Antibiotikum-Gabe verabreicht.

15.3 Furunkel

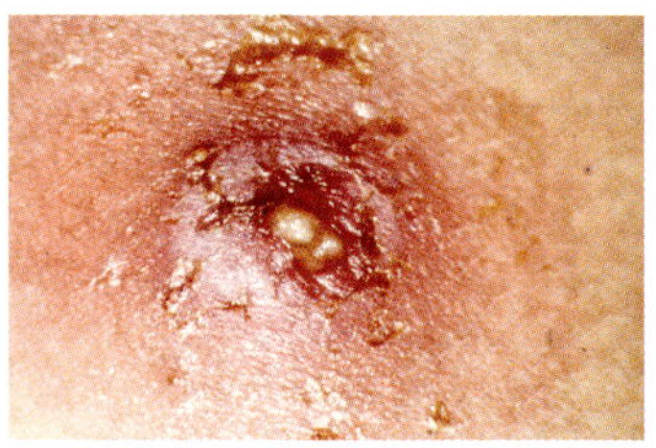

Lokalisation Rumpf

Erscheinungsbild Eitrige Einschmelzung eines Talgdrüsen-Haarfollikels mit starker Entzündung und Schmerzen.

Ähnliche Krankheitsbilder

- Tiefe Trichophytie: mit Abszedierung einhergehende Mykose.

Kommentar Durch *Staphylococcus aureus* verursachte Infektion des Talgdrüsen-Haarfollikels mit Abszessbildung.

Therapie

- Lokal: Ichthyol 20–50 % als Zugsalbe; darüber atmungsaktive Polyurethanfolie, Zinkpaste mit Antiseptikum; Gentianaviolettlösung; PVP-Iodsalbe.
- Chirurgisch: Inzision und Eiterentleerung, Wundspülung mit PVP-Iod; Einlage von Kegeln mit der Kombination aus Framycetin, Lidocainhydrochlorid und Trypsin, Iodgaze-Tamponade.
- Systemisch: in Ausnahmefällen ergänzend Oxacillin, Cefuroxim, Cephalexin oder Clindamycin. Allerdings wirkt dies nicht innerhalb des Abszesses. Es kann nur eine streuende Weichteilinfektion oder septische Komplikationen verhindern.

15.4 Pityriasis versicolor

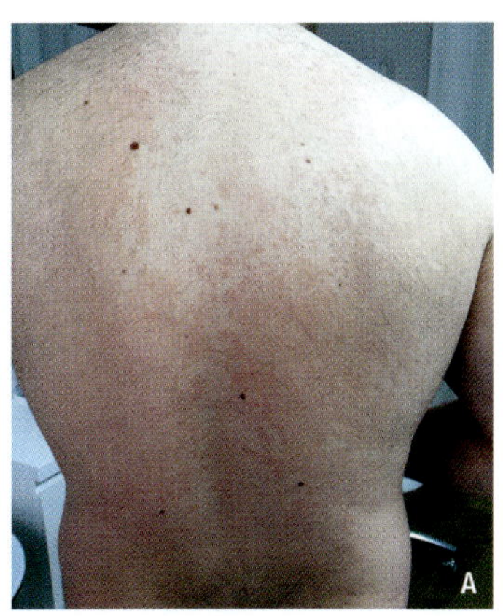

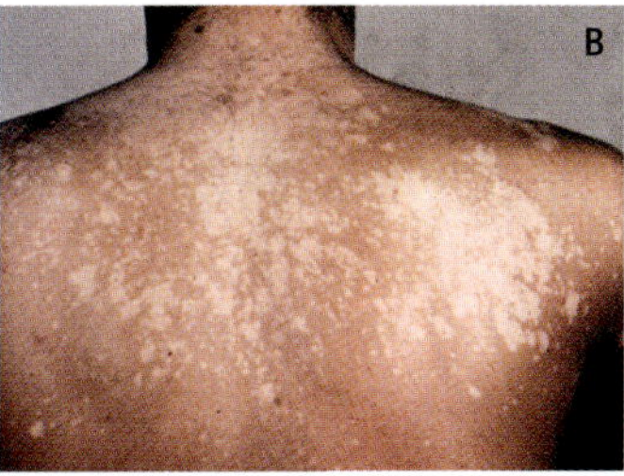

Lokalisation Rumpf
Erscheinungsbild Fleckige, weiße Hypopigmentierungen neben gebräunter Haut. Beim Schaben an den Läsionen treten kleine, pityriasiforme (kleieförmige) Schuppen auf. Subjektiv kann geringfügiger Juckreiz bestehen.

Ähnliche Krankheitsbilder

- Vitiligo (▸Kap. 9.20).
- Zirkumskripte Sklerodermie, oberflächlicher Typ: Autoimmunerkrankung mit umschriebenen verhärteten und atrophischen Hautarealen.
- Extragenitaler Lichen sclerosus et atrophicus: Weiße Hautatrophie mit Auflösung der elastischen Fasern der Haut. Ursache unbekannt.
- Luetisches Leukoderm: abgeheilte lokalisierte Syphilispapeln: meist in der Nackenregion (▸Kap. 15.2).
- Postinflammatorische Hypopigmentierungen: reversible Weißfärbung der Haut nach einer schweren Entzündung.

Kommentar Im gebräunten Zustand wirken die befallenen Areale depigmentiert **B**, im nicht gebräunten Zustand erscheinen die gleichen Areale im Kontrast zur Umgebung hyperpigmentiert **A**. Daher stammt der Name „versicolor". Es handelt sich um eine Infektion mit dem dimorphen Sprosspilz *Malassezia*, der in seiner Sprossform als nicht pathogener Saprophyt in den Talgdrüsen-Haarfollikeln lebt. Unter geeigneten Bedingungen wie feucht-warmes Milieu bei Hitze und durch starkes Schwitzen, keimt der Pilz in seine pathogene Mycelform aus. Der Erreger ist in der Lage, durch die Produktion von Azelainsäure bzw. durch Hemmung der Melaninsynthese die befallene Haut zu bleichen. Männer sind häufiger betroffen. Die Infektion wird kaum übertragen, da auf und in der Haut die o. g. ganz bestimmten Milieu-Bedingungen vorherrschen müssen. Ursächlich vermutet man verstärkte Talgsekretion (Seborrhö) und ein Aussprossen der Saprophyten *Malassezia* sp. *globosa* und *furfur*, syn. *Pityrosporum ovale*, die zur physiologischen Flora des Talgdrüsenfollikels gehören. Es ist ein Sprosspilz, der erst durch Auswachsen in seine Myzelform zu entzündlichen Hautreaktionen führt. *Malassezia globosa* soll wesentlich häufiger als *Malassezia furfur* vorkommen: Dieser Stamm bildet mehr als 50 Enzyme, darunter 14 Lipasen. Da der Hefepilz keine eigene Fettsäuresynthese betreiben kann, ist er vom Hautfett des Menschen abhängig. Lipophile Hefen spalten die Triglyceride im Talg (Sebum) in die Bestandteile Glycerin und freie Fettsäuren auf. Ein Teil (gesättigte Fettsäuren) wird von *Malassezia* verstoffwechselt, der andere Teil (ungesättigte Fettsäuren) gelangt in die tieferen Epidermisschichten und führt dort zu Hautreizungen, die als Ekzem mit Rötung und Schuppung klinisch sichtbar werden.

Therapie

- Lokaltherapie mit Azolen oder Ciclopiroxolamin als Shampoo und Creme. Das Kapillitium muss unbedingt mit behandelt werden, da hier das Erregerreservoir sitzt.
- Bei Therapieresistenz und häufigen Rezidiven kann zunächst eine 1–2-mal wöchentliche Shampoonierung des Kopfes und Oberkörpers mit einem Ketoconazol oder Ciclopiroxolamin-haltigen Shampoo durchgeführt werden, die Einwirkzeit beachten! Oder Beginn einer

systemischen Therapie mit Ketoconazol, Fluconazol oder Itraconazol in kurzen Intervallen über ein paar Wochen oder Monate.

15.5 Molluscum contagiosum (Dellwarze)

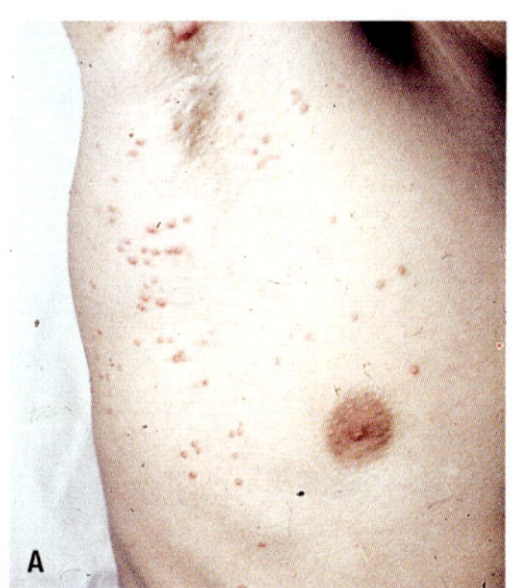

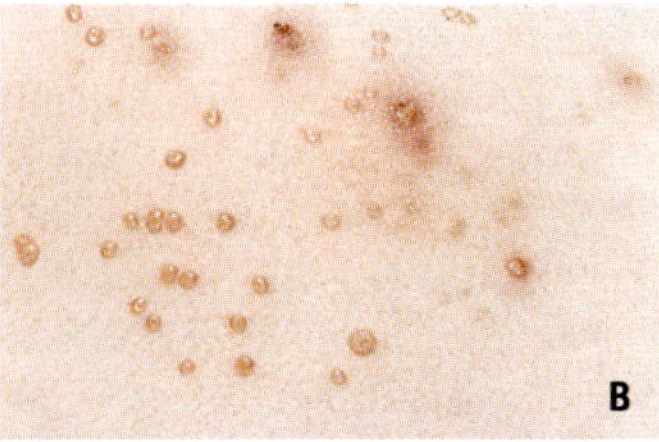

Lokalisation Rumpf
Erscheinungsbild Zunächst nur hautfarbene, halbkugelige Papeln, die sich weich anfühlen und zu eingedellten Papeln mit zentralem Krater heranwachsen. Der Inhalt der Warzen lässt sich nach Anritzen wie ein Mitesser exprimieren. Sie können am gesamten Integument, so auch im Gesicht, z. B. auf den Augenlidern und im Genitoanalbereich auftreten.

Ähnliche Krankheitsbilder

- Milien: Hornretentionszysten, meist um die Augen lokalisiert.
- Verrucae vulgares: Warzen durch Humane Papillomviren, haben eine raue, verruköse Oberfläche.

Kommentar Dellwarzen werden durch *Poxvirus mollusci* verursacht und über Schmierinfektion übertragen. Sie treten insbesondere bei Kindern mit Neurodermitis, aber auch bei jungen Erwachsenen als „sexually transmitted disease“ und bei HIV-Infizierten auf. Die Erkrankung ist selbstlimitiert und heilt manchmal mach 6 Monaten spontan ab, aber durch Autoinokulation rezidivfreudig.

Therapie

- Entfernung mit der Ringcutrette nach Einwirken einer lokalanästhetischen Creme unter Polyurethanfolie und zusätzlich bei Kindern gegebenenfalls Kryo-Luftkühlung. 10 % KOH-Lösung ist eine Laugenbehandlung, aber weniger erfolgreich und komplikationsbehafteter, weil auch die umgebende Haut verletzt wird.
- Off-Label-Use: Imiquimod-Creme.
- Auch der Farbstofflaser ist erfolgreich einsetzbar.
- Allgemeines: Die Hautbarriere kann durch eine regenerierende Lotion mit hautverwandten Lipiden (DMS) mit Mikrosilber gestärkt werden. An Zink- und Vitamin-D-Supplementation denken.

15.6 Röteln

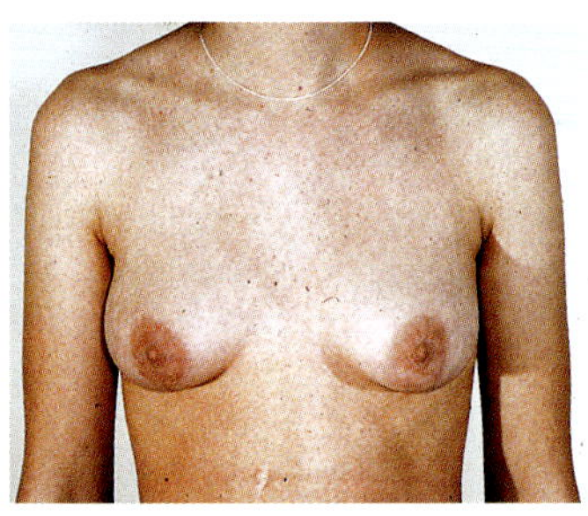

Lokalisation Rumpf
Erscheinungsbild Exanthem aus stecknadelkopfgroßen, blass-erythematösen, flachen Papeln, die nicht konfluieren. Beginn schmetterlingsförmig im Gesicht, Ausbreitung nach retroaurikulär und auf den Rumpf, dann zentrifugal auf die Extremitäten. Fieber maximal 38 °C, zervikale und okzipitale Lymphknotenschwellung, Arthralgien, Milzschwellung möglich. Der Allgemeinzustand ist nur leicht verschlechtert, es besteht ein leichter respiratorischer Infekt.

Ähnliche Krankheitsbilder

- Andere Virusexantheme (▸Kap. 7.2, ▸Kap. 7.4, ▸Kap. 7.1) bei: Epstein-Barr-Virus, Varizellen, HIV.
- Scharlach (▸Kap. 7.1).
- Arzneimittelexanthem (▸Kap. 15.17): zentripetale Ausbreitung von den Extremitäten auf den Rumpf.
- Urtikaria (▸Kap. 15.18): flüchtiges intradermales Ödem mit Rötung und Juckreiz als Reaktion auf eine allergische oder pseudoallergische Histaminausschüttung.
- Syphilisexanthem im Stadium II (▸Kap. 15.2).

Kommentar Das Rötelnvirus wird über Tröpfcheninfektion übertragen, Inkubationszeit 2–3 Wochen. Eine Rötelnimpfung mit Lebendimpfstoff wird bei Mädchen vor der Pubertät empfohlen, da die sonst eigentlich subjektiv leichte Erkrankung bei bestehender Schwangerschaft zur gefürchteten Rötelnembryopathie mit schweren Behinderungen oder zum Fruchttod führen kann. Aus diesem Grund stellt eine Rötelninfektion in der Schwangerschaft eine Indikation zur Abruptio dar. Es ist möglich, innerhalb von 14 Tagen nach Kontakt einer Schwangeren mit einer infizierten Person mit der vorsorglichen Gabe von Immunglobulinen (i. v. und i. m.) den Krankheitsausbruch zu verhindern. Bei konzeptionsfähigen Frauen muss 3 Monate nach der Impfung eine sichere Kontrazeption gewährleistet sein. Seltene Komplikation bei Röteln: Enzephalitis.

Therapie

- Meist ist keine spezifische Therapie erforderlich, außer Kindergarten- und Schulverbot bis eine Woche nach Abblassen des Exanthems.
- Symptomatisch: Bettruhe.
- Gegebenenfalls Fiebersenkung mit Paracetamol oder Ibuprofen und Wadenwickel.
- Lotio alba aquosa auf die Hautveränderungen, um einen kühlenden Effekt zu erzielen.

15.7 Herpes simplex

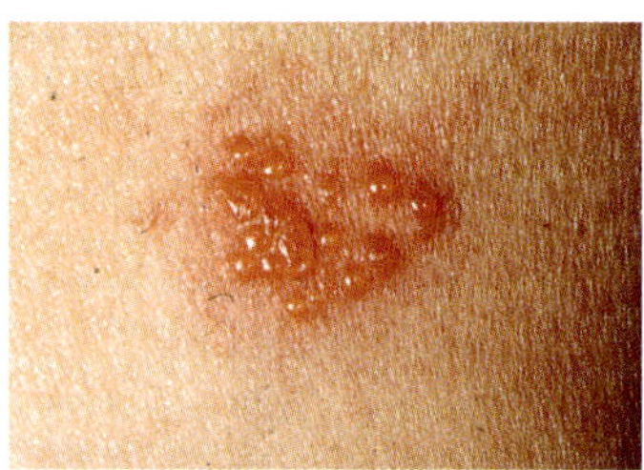

Lokalisation Rumpf

Erscheinungsbild Erythematöse Plaque mit darauf gruppiert stehenden Bläschen mit klarem Inhalt. Schmerzhaft.

Ähnliche Krankheitsbilder

- Varizella zoster Infektion (▸Kap. 12.10 und ▸Kap. 15.8).
- Pyodermie, Impetigo (▸Kap. 9.9, ▸Kap. 15.1, ▸Kap. 7.11): bakterielle Infektion mit Staphylokokken oder Streptokokken.

Kommentar Ca. 90 % aller Menschen weisen Antikörper gegen Herpes-simplex-Viren (HSV) auf, Tendenz steigend mit dem Lebensalter. Herpes-simplex-Viren verbleiben nach Erstinfektion zeitlebens im sensiblen Ganglion (Nervenschaltstelle) und wandern bei Reaktivierung durch Auslösefaktoren wie UV-Licht, Fieber, Infekte, Menstruation oder Stress in die Haut ein. Der Patient spürt häufig kurz vor dem klinischen Ausbruch ein Kribbeln im betroffenen Areal. Es kann sich sowohl um eine HSV-1- als auch um eine HSV-2-Infektion handeln. Im Verlauf einer Woche verkrusten die Bläschen und trocknen ab. Nach dem Abfallen der Krusten besteht keine Ansteckungsgefahr mehr.

Therapie

- Im kribbelnden Vorläuferstadium helfen Aciclovir- und Penciclovir-Cremes, sofern keine Resistenzen bestehen und Zinksulfatgel, das keinerlei Resistenzen hervorruft.

- Im Bläschenstadium helfen Zinksulfatgel oder -lösung, austrocknende, antientzündliche Maßnahmen z. B. Lotio zinci, um eine Superinfektion mit Bakterien zu verhindern. Die Viren lassen sich dann jedoch nicht mehr zurückdrängen, die Keratinozyten sind bereits von den Viren befallen. Bei milden Verläufen ist keine weitere Therapie nötig, erst bei häufigen Rezidiven (> 10/Jahr) ist eine Prophylaxe mit z. B. Valaciclovir, Famciclovir oder auch Aciclovir (geringere Bioverfügbarkeit) empfehlenswert. (▸ Kap. 17.17). Verbessern des allgemeinen Immunstatus durch Vitamin D und Zink und gegebenenfalls andere Mangelzustände, die durch Blutanalyse eruierbar ist – B-Vitamine, Selen, Eisen.

15.8 Zoster thoracicus (Gürtelrose)

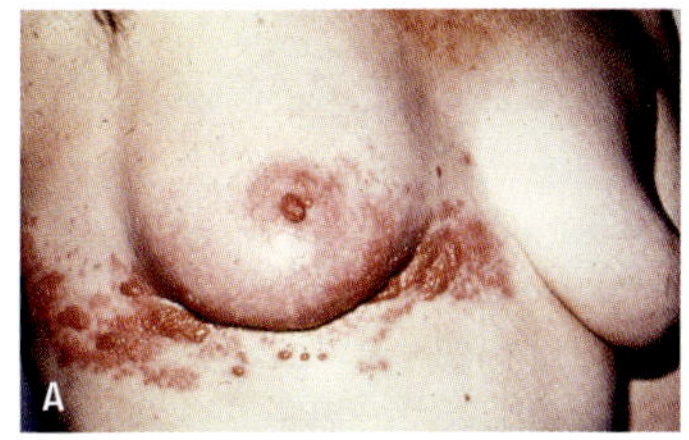
A

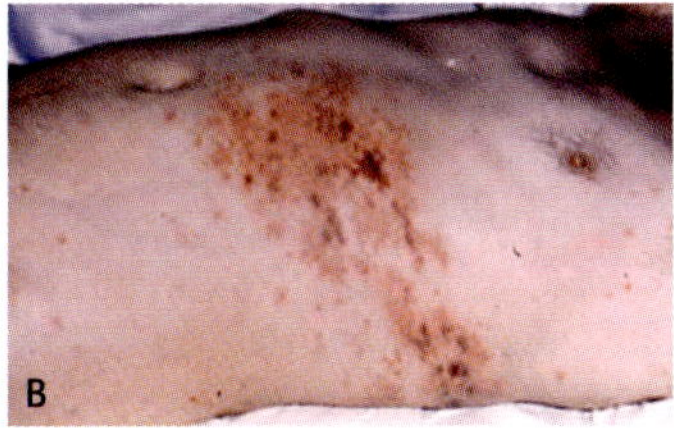
B

Lokalisation Rumpf
Erscheinungsbild Im Dermatom des Thoraxsegmentnervs TH 5 zeigen sich an der rechten Rumpfseite gruppiert stehende, trübe Bläschen, teilweise konfluierend auf erythematösen Plaques.

Ähnliche Krankheitsbilder

- Herpes simplex (▸ Kap. 15.7).

Kommentar Dem Auftreten der Hautveränderungen gehen häufig (gürtelförmige) Rückenschmerzen voraus, die oft persistieren und auch noch nach Abheilen der Hautveränderungen Beschwerden verursachen. Ursächlich ist die Entzündung eines Segmentnervs durch Varicella-Zoster-Viren, die als Ersterkrankung in der Kindheit Windpocken auslösen.

Die Viren ziehen sich nach der Windpockenerkrankung in die Spinalganglien zurück und können im Laufe des Lebens im Falle von Abwehrschwäche (Infekten, Stress, Diabetes, Tumoren, HIV) oder höherem Lebensalter entlang der Nerven rückwärts in die Haut wandern und eine Nerven- und Hautentzündung hervorrufen. Der Bläscheninhalt ist infektiös. Nach ca. einer Woche heilen die Bläschen unter Ausbildung von Krusten ab. Charakteristischerweise sind nur wenige Segmente streng auf nur einer Körperhälfte betroffen, sodass man nur von einem halbem Gürtel sprechen darf. Bei sehr abwehrschwachen Personen können Komplikationen auftreten, wie Ausdehnung auf andere Segmente, Generalisierung, Ausbildung tiefer Nekrosen mit Narbenbildung, postzosterischer Neuralgie. Achtung – wegen Ansteckungsgefahr keinen Kontakt mit Schwangeren und Abwehrgeschwächten!

Therapie

- Lokal: im Bläschenstadium zum Abtrocknen feuchte Umschläge oder Zinkpaste; Schmerzlinderung mit Capsaicin-Creme 0,025 % oder Polidocanol 5–10 % in Zinkoxid-Schüttelmixtur; zur Prophylaxe einer bakteriellen Superinfektion: Triclosan 2 % oder Chlorhexidindigluconat 2 % in nicht fettender Grundlage oder antiseptische Umschläge mit Octenidin, Kaliumpermanganat-Lösung; im Krustenstadium verwendet man zum Abweichen der Krusten Salbengrundlagen.
- Systemisch: Analgetika, z. B. Paracetamol, Metamizol. Stadiengerechte Schmerztherapie nach den WHO-Richtlinien; bei Patienten ab 60 Jahren und bei starken Schmerzen sowie bei Komplikationen (Hämorrhagie, Nekrosen, Streubläschen, Befall weiterer Segmente), mit Aciclovir i. v., Valaciclovir p. o. 3 × 1000 mg/Tag über 7 Tage, alternativ Brivudin oder Famciclovir.
- Nahrungsergänzungsmittel wie B-Vitamine, Vitamin D, Zink sowie Probiotika können nach Blutkontrolle unterstützend gegeben werden. Auch Probiotika können die Abwehrlage des Organismus positiv unterstützen.

15.9 Scabies (Krätze)

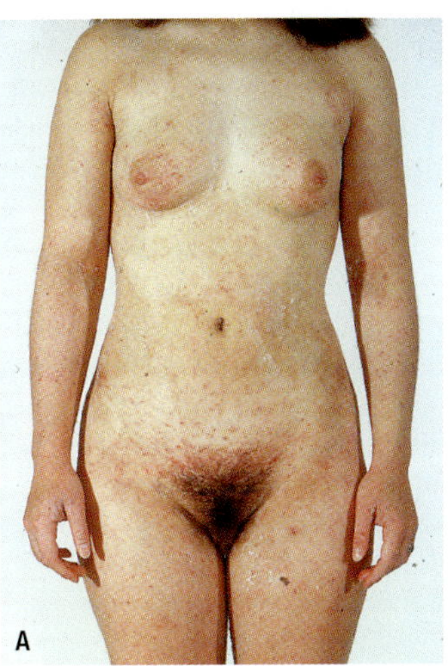

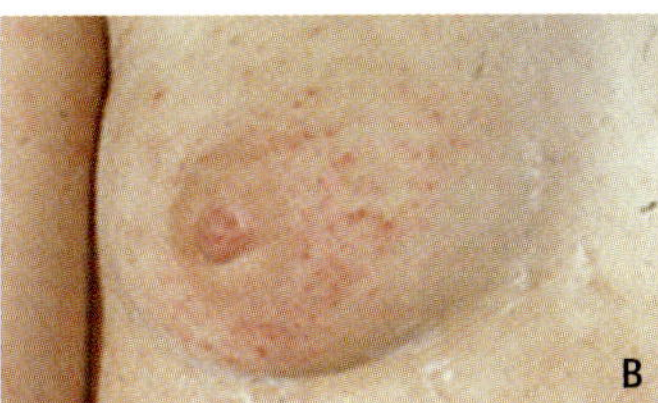

Lokalisation Rumpf, Genitale

Erscheinungsbild Im Bereich der Prädilektionsstellen der Skabies (Hände, Füße, Nabel-, Mamillen-, Genitalregion und Armbeugen) erkennt man erythematöse, schuppende Papeln und Plaques. Mit der Lupe erkennt man kleine Gangstrukturen mit einem winzigen dunklen Punkt an einem Ende. Massiver Juckreiz, besonders nachts.

Ähnliche Krankheitsbilder

- Ekzeme (▸Kap. 10.1, ▸Kap. 12.1, ▸Kap. 15.12).
- Syphilis (▸Kap. 15.2).
- Prurigo simplex chronica (▸Kap. 15.13).

Kommentar Die Erkrankung wird durch die Krätzmilbe ausgelöst – ein einzelnes begattetes Weibchen genügt für die Ansteckung. Bei einer „gewöhnlichen" Krätze beträgt die Zahl der Milben ca. 10–20 pro Erkranktem, sodass ein normaler Handschlag zur Übertragung nicht genügt, es bedarf dazu eines engen Körperkontakts. Die Scabies gehört daher auch zu den sexuell übertragbaren Erkrankungen. Die Milbengänge werden von den weiblichen Milben Sarcoptes scabiei gegraben. Sekundär entstehen Ekzemherde in der Umgebung der Gänge. Die Milben bohren innerhalb der Hornschicht mehrere Millimeter lange Gänge und legen dort täglich Eier ab. Bei der Scabies norvegica sind massenhaft (tausende) von Milben in der Haut, darum genügt schon eine kurze Berührung für die Ansteckung selbst über unbelebte Gegenstände wie Wäsche oder Blutdruckmanschetten kann es zur Übertragung kommen, da die Milbenlast sehr hoch ist – bis zu 200 Milben/cm^2 Haut, das bedeutet Millionen von Milben pro Erkranktem. Scabiesepidemien treten besonders in Kindergärten, Kasernen und in Altersheimen auf, da hier eine leichte Übertragung über das Pflegepersonal auf die alten, oft abwehrgeschwächten Bewohner stattfindet, ganz besonders, wenn eine Person an einer Scabies norvegica leidet. Sie tritt meist nur bei immungeschwächten Personen mit Krebs, Immunsuppressiva-Einnahme oder Marasmus auf. In der Regel verläuft die „normale" Scabies unter dem klinischen Bild eines Ekzems ab (daher leicht zu verwechseln mit einem Exsikkations- bzw. sebostatischen Ekzem alter Menschen). Erst bei genauem Hinsehen findet man insbesondere im Bereich der Prädilektionsstellen – Fingerzwischenräume, Fußränder, Genital-, Nabel- und Brustregion – Gangstrukturen, aus denen sich die Milbe oder Milbenkot mit einer Kanüle herauskratzen und im Mikroskop nachweisen lässt. Es besteht extremer Juckreiz, der den Betroffenen den Schlaf raubt, daher soll bei Scabiesverdacht immer nach verstärktem Auftreten des Juckreizes bei Nacht in der Bettwärme, beim Partner und anderen Kontaktpersonen gefragt werden. Der Juckreiz wird durch eine immunologische IgE-Reaktion gegen Milbenantigene ausgelöst und persistiert auch nach erfolgreicher Therapie wegen noch in der Haut verbliebener Restpartikel, bis diese abgeschilfert sind. Wenn durch das Kratzen Milbenpartikel in die Dermis übertreten, können lang persistierende pseudolymphomartige Papeln entstehen, die Ausdruck der immunologischen Abräumreaktion sind.

Therapie

- Lokal: Permethrin ist 1. Wahl, Alternativen: Benzoylbenzoat, Allethrin, (Crotamiton, schwächer wirksam). Hier genau die Anwendungsvorschriften beachten, da es sonst zum Persistieren einzelner Milben kommt; bei Scabies norvegica zusätzlich Keratolyse mit 10 % Salicylsäure in Vaselinum album.
- Systemisch: Ivermectin (für diese Indikation allerdings noch nicht zugelassen), wirkt zuverlässig als Einmaldosis bei Epidemien.
- Allgemeine Maßnahmen: Kleidung und Bettwäsche über 60 °C waschen bzw. Kleidung 3–5 Tage ohne Menschenkontakt lüften, sodass die Milben absterben; alle Kontaktpersonen, auch asymptomatische müssen mitbehandelt werden, um einer späteren Reinfektion vorzubeugen, denn die Inkubationszeit beträgt je nach Anzahl der übertragenen Milben einige Tage bis 4 Wochen. Im Rahmen der Skabies tritt oft ein ausgeprägtes Ekzem auf, das durch das intensive Kratzen aufrechterhalten wird. Dieses Ekzem kann auch nach dem Abtöten der Milben als sogenanntes postskabiöses Ekzem über längere Zeit bestehen bleiben und bedarf einer entsprechenden antiekzematösen Therapie, vorzugsweise mit topischen Corticoiden.

15.10 Flohstiche

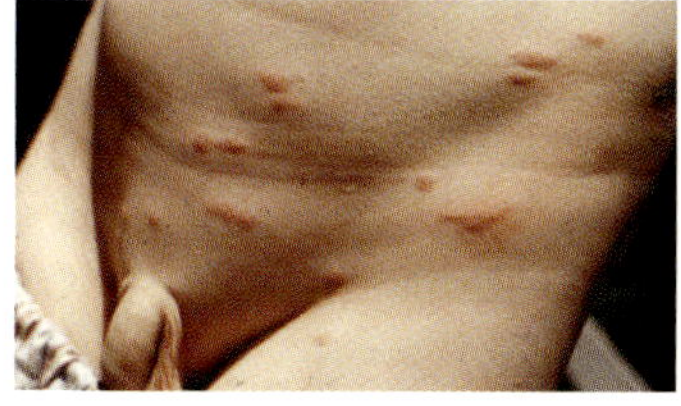

Lokalisation Rumpf

Erscheinungsbild Am Unterbauch befinden sich mehrere Quaddeln mit zentralem, hämorrhagischem Punkt. Juckreiz.

Ähnliche Krankheitsbilder

- Wanzenbisse.
- Insektenstiche.
- Spinnenbisse.
- Strophulus infantum: Pruriginöse akute Erkrankung bei Kindern.

Kommentar Flohstiche treten immer an bedeckten Arealen auf. Es kann sich sowohl um Stiche von Menschen- als auch von Tierflöhen handeln.

Therapie

- Polidocanol 5 % in Lotio zinci.
- Systemische Antihistaminika meist nicht notwendig.

15.11 Larva migrans

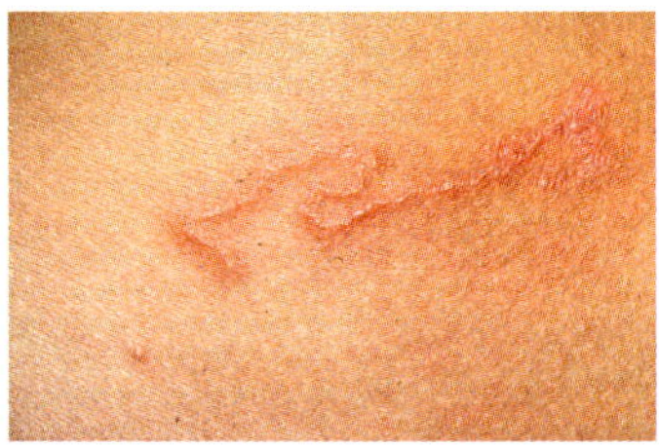

Lokalisation Rumpf, häufiger an der Fußsohle
Erscheinungsbild Gerötete, aufgeworfene Gangstruktur. Juckreiz.

Ähnliche Krankheitsbilder

- Keine.

Kommentar Tritt in Afrika, in der Karibik und am Mittelmeer auf. Die Infektion erfolgt durch Nematodenlarven beim Strandspaziergang oder Liegen im Sand. Die Larven graben Tunnel von mehreren Millimetern bis Zentimetern Länge in oberen Hautpartien. Der Mensch ist Fehlwirt. Daher stirbt die Larve nach einem Monat von selbst ab.

Therapie

- Ivermectin als Einmaldosis p. o.
- Thiabendazol lokal okklusiv (40%ige Zubereitung) oder systemisch über 2–5 Tage p. o.

15.12 Atopisches Ekzem

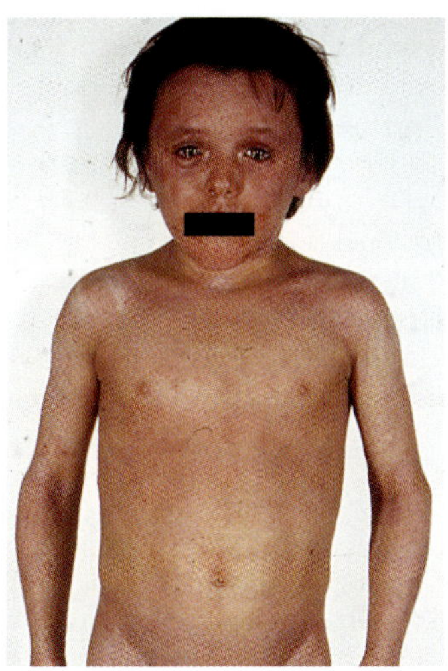

Lokalisation Rumpf, ganzer Körper

Erscheinungsbild Am gesamten Integument trockene, stark juckende Haut mit Schuppungen, Rötungen, erythematösen Papeln mit Exkoriationen, unscharf begrenzten, wolkigen Plaques, mit leichten Hyper- und Hypopigmentierungen, Lichenifikationen in den Armbeugen, typische Fazies.

Ähnliche Krankheitsbilder

- Arzneimittelexanthem (juckend; ▸ Kap. 15.17).
- Psoriasis vulgaris mit Ganzkörperbefall (nur selten juckend; ▸ Kap. 15.14, ▸ Kap. 15.15).

- Ichthyosis (nicht juckend).
- Kontaktekzem (stark juckend; ▸Kap. 15.16).

Kommentar Es handelt sich um eine chronische oder chronisch-rezidivierende Erkrankung mit genetischer Prädisposition für die Entwicklung von Allergien und einer reduzierten Erregerabwehr. Sie geht mit leicht irritierbarer, trockener Haut, Ekzemen und Juckreiz, Pollinosis, allergischer Rhinokonjunktivitis und Asthma bronchiale allergicum oder Nahrungsmittelallergien einher. Entsprechend der genetischen Determinierung kommt in der Familie meistens ebenfalls eine Atopie vor.

Therapie

- Lokal: Harnstoffsalbe; Barriere stabilisierende Fettcremes und Lipolotionen mit hautverwandten Lipiden (Dermamembranstruktur, DMS) und mit Triclosan oder Mikrosilber gegen Erregerausbreitung, Fettsalben; Glucocorticoide; Calcineurin-Inhibitoren; Antiseptika; UV-Strahlen. Bei Kindern wirkt Eosinlösung gegen Juckreiz und Superinfektion.
- Systemisch: Antihistaminika; Antibiotika; Hyposensibilisierung; Glucocorticoide; Andere Immunsuppressiva.
- Allgemeine Maßnahmen: Meidung von Irritanzien (häufigem Wasserkontakt, Chemikalien, Detergenzien, Wolle, Kosmetika, Schweiß); Meidung von Inhalationsallergenen (ermittelbar durch Allergietests); bei Nahrungsmittelunverträglichkeiten entsprechende Diät; Behandlung chronisch-bakterieller Infekte im Hals-Nasen-Ohrenbereich, da sie als Triggerfaktor gelten.
- Nach dem Abklingen der akuten Erscheinungen steht eine sachgerechte Pflege der Haut ganz im Vordergrund. Hierzu sind besonders harnstoffhaltige Externa geeignet, aber auch Polidocanol oder Gerbstoffe. Alternativ zu den topischen Corticoiden können teerhaltige Salben eingesetzt werden, auch Capsaicin und andere Pflanzenextrakte wie Cardiospermum halicacabum oder Dulcamarae stipites.
- Probiotika sind zunehmend im Trend und einen Therapieversuch wert.
- Omega-3-Fettsäuren, Zink und Vitamin D können hilfreich sein.

15.13 Prurigo simplex chronica

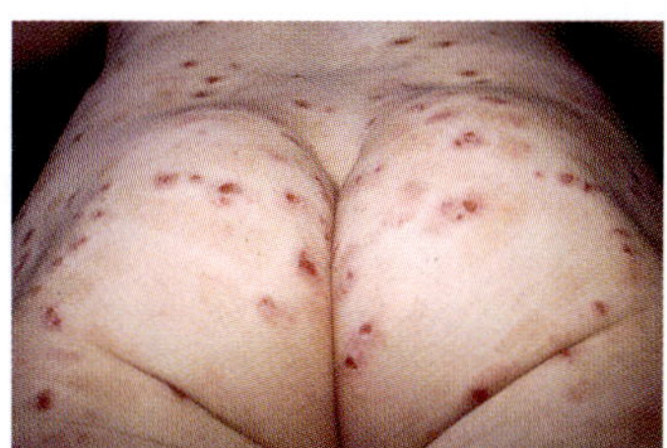

Lokalisation Rumpf, gluteal

Erscheinungsbild Rote Knoten und Knötchen mit zentraler Kruste oder narbiger Einsenkung und hyperpigmentierte Narben. Die Effloreszenzen treten nur dort auf, wo der Patient auch mit seinen Händen zum Kratzen heranreicht, besonders an Armen, Schultern, Beinen, dagegen kaum am mittleren Rücken. Subjektiv besteht extremer Juckreiz. In der Anamnese wird typischerweise berichtet, dass das Aufkratzen juckender Hautstellen „bis es blutet“ zur Erleichterung führt.

Ähnliche Krankheitsbilder

- Syphilis Stadium II (▸ Kap. 15.2).
- Prurigotyp des atopischen Ekzems (▸ Kap. 10.1).
- Lichen ruber exanthematicus: plötzlich (innerhalb eines Tages) auftretende Knötchenflechte am gesamten Körper.
- Reaktion auf Parasiten.
- Artefakte bei Neurosen und Wahnkrankheiten: Selbstverstümmelung, Dermatozoenwahn.

Kommentar Die Ursache bleibt häufig unerkannt. Besonders bei älteren Menschen können neurologisch-psychiatrische Ursachen, Tumorerkrankungen oder Stoffwechselerkrankungen zugrunde liegen. So können Diabetes mellitus, Leber- und Gallenwegserkrankungen, Gicht, Niereninsuffizienz oder auch chronische Infektionen zu Juckreiz führen.

Therapie

- Lokal: Capsaicin 0,025–0,1 % in Basiscreme DAC; Cayennepfefferfrüchte-Dickextrakt; Capsaicinoide-Creme (Fertigprodukt), Glucocorticoide; Teer; UV-Therapie (UVA, UVB, PUVA).
- Systemisch: sedierende Antihistaminika; Antidepressiva und Psychopharmaka.
- Allgemeine Maßnahmen: Beseitigung der Ursache; Hautpflege, Vermeiden duftstoffhaltiger und stark schäumender Waschsubstanzen, rückfettende Waschsubstanzen, diese auch nur sparsam verwenden, evtl. nur Wasser ohne Seifen beim Duschen nutzen, Juckreiz lindernde Cremes mit Polidocanol, Niacin, Barrierelipiden, Harnstoff, Kleie, Haferextrakt.

15.14 Psoriasis vulgaris I

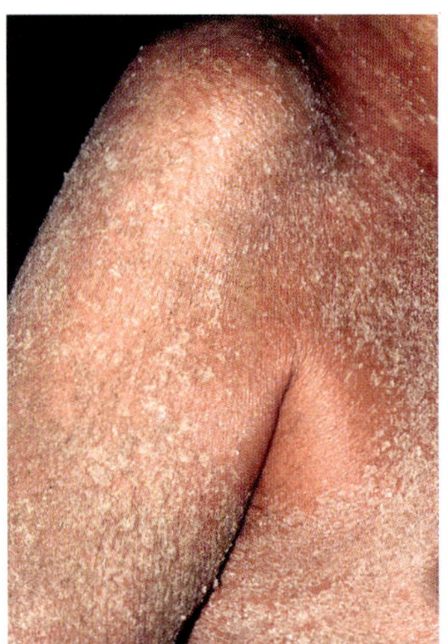

Lokalisation Rumpf/Schulter
Erscheinungsbild Erythematosquamöse, stark entzündliche, infiltrierte Haut, kein Juckreiz.

Ähnliche Krankheitsbilder

- Kontaktekzem (▸ Kap. 15.16).
- Atopisches Ekzem (▸ Kap. 15.12).
- Ichthyosis.
- Kutanes T-Zell-Lymphom.
- Skabies (▸ Kap. 15.9).
- Arzneimittelexanthem (▸ Kap. 15.17, ▸ Kap. 15.19).

Kommentar Die Psoriasis ist eine chronisch-entzündliche Autoimmunerkrankung, für die eine genetische Disposition vorliegt. Es kommt zu einer beschleunigten, übermäßigen Verhornung. Prädilektionsstellen sind die Streckseiten der Extremitäten, Sakralbereich, Kopfhaut und seltener Körperfalten, aber auch ein Ganzkörperbefall (wie bei diesem Patienten) ist möglich. Die Psoriasis hat viele Spielarten von großflächig über kleinfleckig, lokalisiert oder disseminiert bis hin zur Ganzkörperrötung, geringer oder starker Schuppung, Gelenkentzündungen usw. Mechanische Reize, aber auch Infekte, Medikamente oder Stresssituationen können die Psoriasis provozieren. Dies nennt man „Köbner-Phänomen". Häufig treten auch Nagelveränderungen auf, wie Dellen „Tüpfel", gelbliche Flecken „Ölflecken", Hyperkeratosen unter dem Nagel oder sogar Nagelverformungen und Wachstumsstörungen.

Therapie

- Lokal:
  Dithranol in aufsteigender Dosierung, bei Bedarf in Kombination mit Steinkohlenteer (nur kurzfristig, da womöglich kanzerogen und phototoxisch), Schieferöl (Ichthyol), bei Hautreizungen durch Dithranol eignet sich Lotio zinci oxidati oder eine Behandlungspause, Vitamin-D_3-Analoga, anfangs in Kombination mit Betamethason, das antientzündlich und antiproliferativ wirkt. Nach einem Monat Kombinationstherapie sollte auf das reine Vitamin-A-Analogon gewechselt werden: Calcipotriol, Calcitriol, Tacalcitol. Auch das topische Retinoid Tazarotene ist im Einsatz.
  UV-Therapie mit Substanzen, die die Haut für UV-Licht empfindlicher machen: PUVA-Therapie: UVA-Strahlen mit Meladinine-Creme oder Lösung (Bad oder Dusche, s. a. systemische Therapie).

Selektive UVB-Therapie (nur 311 nm Wellenlänge) oder UVB-Therapie (gesamtes UVB-Strahlenspektrum) mit hypertonem (Meer-)Salz-Bad, Steinkohlenteersalben oder -bädern.
Gesicht und Genitalbereich: Hier kann kurzfristig auch eine niedrigpotente Glucocorticoidcreme, wie Methylprednisolonaceponat, verwendet werden. Im Gesicht eignen sich auch Tacrolimus oder Pimecrolimus. Auch Mahonia-aquifolium-Creme ist bei milden Formen oder unterstützend sinnvoll.
Grundsätzlich ist man mit Glucocorticoiden bei Psoriasis jedoch sehr zurückhaltend, da es nach Absetzen zu einem noch stärkeren Rückfall kommt. Daher sollte man sie vorsichtig ausschleichen (Dosierung reduzieren, bzw. Applikations-Intervalle vergrößern) und gleichzeitig eines der oben genannten Basistherapeutika verabreichen, das dann die erzielte Wirkung aufrechterhalten kann. Bei schwer entzündlicher Psoriasis mit Pusteln oder Erythrodermie (Ganzkörperrötung) sind Glucocorticoide (lokal oder systemisch, s. u.) für die Anfangsphase jedoch oft angezeigt.
Kopfhaut: Die Kopfhaut wird mit Salicylölkappen, niedrig oder hochpotenter Glucocorticoidlösungen, Dithranol und Vitamin-D_3-Analoga behandelt. Teer- und Schieferöl-Shampoos, Salicylsäurelösungen oder Pyrithion-Zink- oder antimykotische Shampoos zur Keimreduktion unterstützen die Behandlung. Auch ein UVA-Kamm kann verwendet werden. Steinkohlenteer ist sehr gut wirksam, aber wegen kanzerogener Inhaltsstoffe umstritten.

- Systemisch:
  In schwereren und hartnäckigen chronischen Fällen wird lokal und systemisch behandelt. Fumarsäureester, Ciclosporin, Methotrexat, Retinoide (Acitretin), Prednisolon, PUVA mit oraler Einnahme von Meladinine.
  Immunmodulatoren („Biologicals“) Etanercept, Adalimumab, Ustekimumab, Infliximab, Secukinumab und bei Psoriasisarthritis dazu noch Leflunomid. Die kurz- und langfristigen Folgen auf das Immunsystem, z. B. Infekt- und Tumorabwehr, sind nicht sehr gut abschätzbar, die Therapiekosten noch sehr hoch.
- Pflege: Fettsalben mit Harnstoff.

15.15 Psoriasis vulgaris II

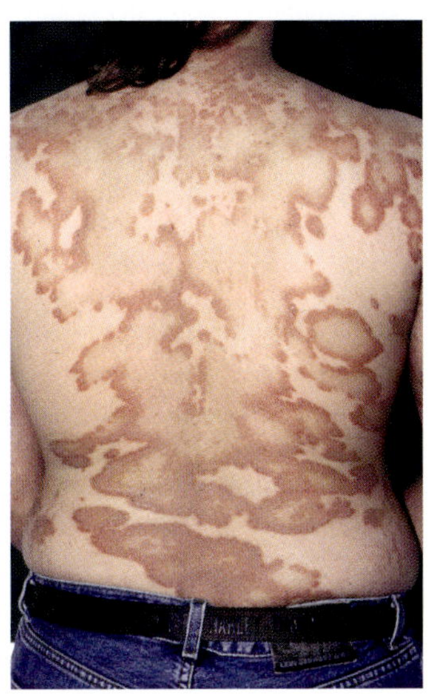

Lokalisation Rumpf

Erscheinungsbild Auf dem Rücken finden sich typische erythematosquamöse Psoriasisplaques, die in diesem besonderen Fall landkartenartig angeordnet sind, weswegen von einer Psoriasis geographica gesprochen wird. Zentral sind sie abgeblasst.

Ähnliche Krankheitsbilder

- Figurierte Erytheme: Erythema anulare centrifugum, Erythema gyratum repens usw.; heterogene Gruppe entzündlicher Hauterkrankungen, die teilweise unbekannter Natur, teilweise paraneoplastisch auftreten oder Reaktionen auf Arzneimittel sind.
- Arzneimittelexanthem (▸Kap. 15.17).

Kommentar Die Psoriasis präsentiert sich immer wieder mit unterschiedlichen Spielarten ein und derselben Leiteffloreszenz – der erythematosquamösen Plaque. Bei der Psoriasis geographica kommt es zu einem langsamen Ausbreiten eines klein beginnenden, etwa nummulären Herds, der zentral teilweise abheilt und so diese bizarren Landkartenmuster erzeugt. Die Psoriasis ist eine entzündliche, T-Zell-vermittelte Autoimmun-Hauterkrankung, bei der die genetische Disposition eine wichtige Rolle spielt. Der Eruptionsdruck ist unterschiedlich stark und schwankt auch bei ein und derselben Person, kann besonders durch starke Reize wie Operationen, Infektionen, Alkohol, seelische Belastungen und Medikamente, besonders Betablocker, getriggert werden. Dies nennt man „Köbner-Phänomen". Prädilektionsstellen der Psoriasis sind die Körperstreckseiten, da die Haut hier durch Bewegung einem ständigen hohen mechanischen Reiz ausgesetzt ist. Aber auch Kopfhaut, Nägel und Körperfalten (Schweiß, Pilze, Bakterien als Triggerfaktoren) können befallen sein. Seltener können auch die Gelenke mitbetroffen sein (Psoriasis-Arthritis). Histologisch findet man eine beschleunigte Fehlverhornung (Parakeratose) und eine Verdickung der Epidermis sowie eine Entzündung mit neutrophilen Granulozyten.

Therapie

- Lokal:
  Dithranol in aufsteigender Dosierung, bei Bedarf in Kombination mit Steinkohlenteer (nur kurzfristig, da womöglich kanzerogen und phototoxisch), Schieferöl (Ichthyol), bei Hautreizungen durch Dithranol eignet sich Lotio zinci oxidati oder eine Behandlungspause, Vitamin-D_3-Analoga, anfangs in Kombination mit Betamethason, das antientzündlich und antiproliferativ wirkt. Nach einem Monat Kombinationstherapie sollte auf das pure Vitamin-A-Analogon gewechselt werden: Calcipotriol, Calcitriol, Tacalcitol. Auch das topische Retinoid Tazarotene ist im Einsatz.
  UV-Therapie mit Substanzen, die die Haut für UV-Licht empfindlicher machen: PUVA-Therapie: UVA-Strahlen mit Meladinine-Creme oder Lösung (Bad oder Dusche, s. a. systemische Therapie).

Selektive UVB-Therapie (nur 311 nm Wellenlänge) oder UVB-Therapie (gesamtes UVB-Strahlenspektrum) mit hypertonem (Meer-)Salz-Bad, Steinkohlenteersalben oder -bädern.
Gesicht und Genitalbereich: Hier kann kurzfristig auch eine niedrigpotente Glucocorticoidcreme, wie Methylprednisolonaceponat, verwendet werden. Im Gesicht eignen sich auch Tacrolimus oder Pimecrolimus. Auch Mahonia-aquifolium-Creme ist bei milden Formen oder unterstützend sinnvoll.
Grundsätzlich ist man mit Glucocorticoiden bei Psoriasis jedoch sehr zurückhaltend, da es nach Absetzen zu einem noch stärkeren Rückfall kommt. Daher sollte man sie vorsichtig ausschleichen (Dosierung reduzieren, bzw. Applikations-Intervalle vergrößern) und gleichzeitig eines der oben genannten Basistherapeutika verabreichen, das dann die erzielte Wirkung aufrechterhalten kann. Bei schwer entzündlicher Psoriasis mit Pusteln oder Erythrodermie (Ganzkörperrötung) sind Glucocorticoide (lokal oder systemisch, s. u.) für die Anfangsphase jedoch oft angezeigt.
Kopfhaut: Die Kopfhaut wird mit Salicylölkappen, niedrig oder hochpotenter Glucocorticoidlösungen, Dithranol und Vitamin-D_3-Analoga behandelt. Teer- und Schieferöl-Shampoos, Salicylsäurelösungen oder Pyrithion-Zink- oder antimykotische Shampoos zur Keimreduktion unterstützen die Behandlung. Auch ein UVA-Kamm kann verwendet werden. Steinkohlenteer ist sehr gut wirksam, aber wegen kanzerogener Inhaltsstoffe umstritten.

- Systemisch:
  In schwereren und hartnäckigen chronischen Fällen wird lokal und systemisch behandelt. Fumarsäureester, Ciclosporin, Methotrexat, Retinoide (Acitretin), Prednisolon, PUVA mit oraler Einnahme von Meladinine.
  Immunmodulatoren („Biologicals"): Etanercept, Adalimumab, Ustekimumab, Infliximab, Secukinumab und bei Psoriasisarthritis dazu noch Leflunomid. Die kurz- und langfristigen Folgen auf das Immunsystem, z. B. Infekt- und Tumorabwehr, sind nicht sehr gut abschätzbar, die Therapiekosten noch sehr hoch.
- Pflege: Fettsalben mit Harnstoff.

15.16 Allergisches Kontaktekzem durch Nickel

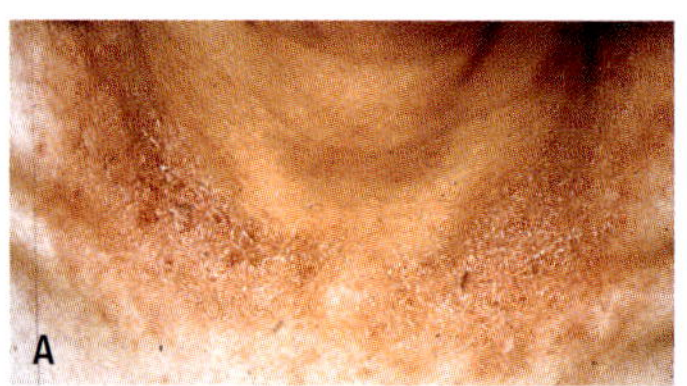

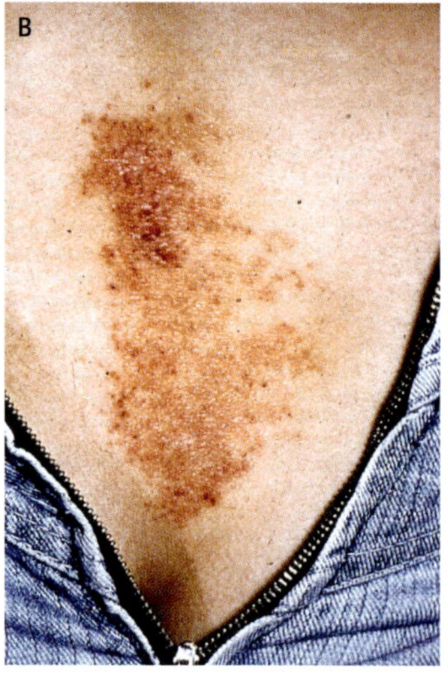

Lokalisation Dekolletee, Sakralbereich

Erscheinungsbild Erythematös, schuppende, juckende Plaques mit Lichenifikation (chronisch entzündliche Hautverdickung), Nässen und Krustenbildung im Bereich der Kontaktstellen mit nickelhaltigen Halsketten und einem nickelhaltigen Reißverschluss. Starker Juckreiz.

Ähnliche Krankheitsbilder

- Psoriasis vulgaris (▸ Kap. 15.15): juckt nicht.
- Atopisches Ekzem (▸ Kap. 8.1).

Kommentar Nickel fungiert als Hapten. Haptene sind niedermolekulare Substanzen, die das Immunsystem erst nach ihrer Bindung an körpereigene Eiweißstrukturen erkennt, und die erst so als Vollantigene wirksam werden und vom Immunsystem als „fremd" erkannt werden. Die Nickelallergie ist sehr weit verbreitet.

Therapie

- Lokal: Glucocorticoide.
- Allgemeine Maßnahmen: Allergenmeidung: Achtung, auch in Legierungen von „echtem" Schmuck kann Nickel enthalten sein!
- Kreuzallergien mit Chromaten (Metalle, Gerbmittel im Leder, Zement) und Kobalt (Metalle, Zement, Farben).

15.17 Arzneimittelexanthem

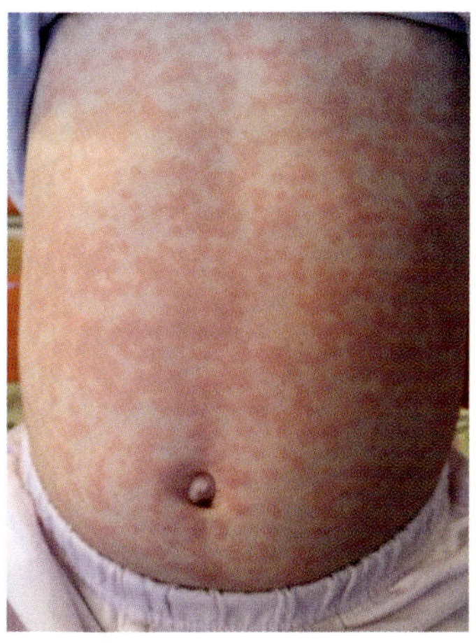

Lokalisation Rumpf

Erscheinungsbild Girlandenförmige und anuläre (ringförmige) Rötungen, die teilweise urtikariell imponieren. Juckreiz.

Ähnliche Krankheitsbilder

- Psoriasis geographica (▸ Kap. 15.15).
- Urtikaria (▸ Kap. 15.18).
- Figurierte Erytheme: Erythema anulare centrifugum, Erythema gyratum repens usw. Heterogene Gruppe entzündlicher Hautveränderungen, die girlanden- oder ringförmig aufgebaut sind und einen dunkler

geröteten, leicht erhabenen Randwall aufweisen. Die Ursachen können allergisch, infekt-allergisch, paraneoplastisch (Begleiterscheinung einer Tumorerkrankung) oder unklarer Genese sein.

Kommentar Durch Arzneimittel bedingte Exantheme können höchst unterschiedlich ausgeprägt sein. Charakteristisch ist das eruptive Auftreten mit symmetrischer Verteilung und Betonung des Rumpfes. Welche immunologischen Mechanismen genau hinter einer Arzneimittelallergie stecken, ist noch nicht abschließend geklärt. Vermutlich werden antigene Strukturen des Medikaments durch Zellen des Immunsystems, aber auch durch Keratinozyten immunkompetenten Zellen präsentiert, was eine allergische Immunantwort auslöst. Dabei können alle Allergiearten von Typ 1–4 vorkommen.

Therapie

- Antihistaminika.
- Absetzen des Auslösers.
- In schweren Fällen systemische Glucocorticoide.

15.18 Urtikarielles Arzneimittelexanthem

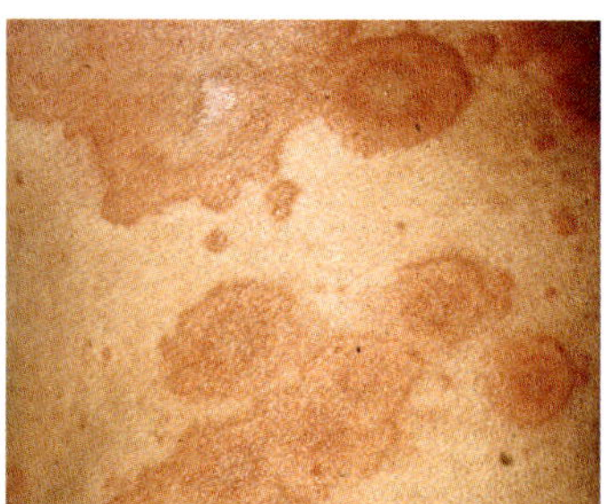

Lokalisation Rumpf
Erscheinungsbild Anulär konfigurierte Quaddeln mit zentral abblassendem Zentrum und erythematösem Ring um den urtikariell erhabe-

nen Randwall. Abklingen der einzelnen Effloreszenzen innerhalb mehrerer Stunden. Juckreiz, der zum Scheuern, nicht zum Kratzen verleitet.

Ähnliche Krankheitsbilder

- Urtikaria durch andere Auslöser wie Nahrungsmittel, Konservierungsmittel, andere Arzneimittel usw.
- Erythema exsudativum multiforme (▸Kap. 10.10, ▸Kap. 15.19).

Kommentar Quaddeln entstehen durch Ausschüttung von Histamin, welches als Botenstoff Vasodilatation, Ödem und Juckreiz verursacht. Im vorliegenden Fall ist eine Allergie vom Soforttyp (Typ 1) auf Penicillin Ursache für die Urtikaria. Die mit spezifischen Antikörpern gegen Penicillinepitope besetzten Mastzellen degranulieren bei erneutem Kontakt mit Penicillin (Epitope sind antigene Determinanten, die durch das Immunsystem erkannt werden können). Dabei überbrückt ein Penicillinepitop zwei auf der Mastzelle sesshafte IgE-Antikörper (bridging), was das entscheidende Signal darstellt.

Therapie

- Systemisch: Antihistaminika; Glucocorticoide, falls auch Kreislaufsymptome oder Schleimhautschwellung mit Atemnot oder Schluckstörungen auftreten.
- Allgemeine Maßnahmen: kühlen.

15.19 Erythema exsudativum multiforme

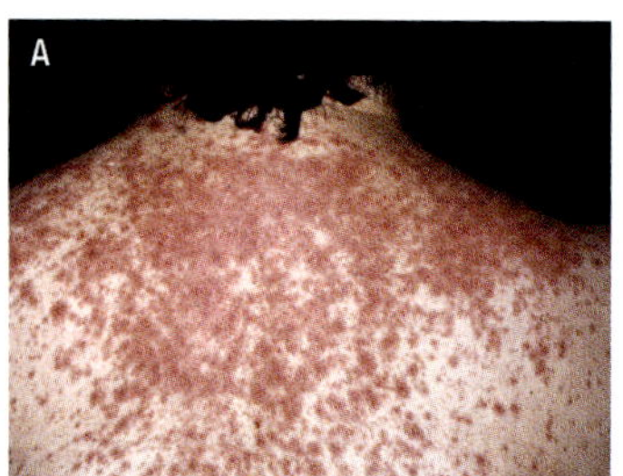

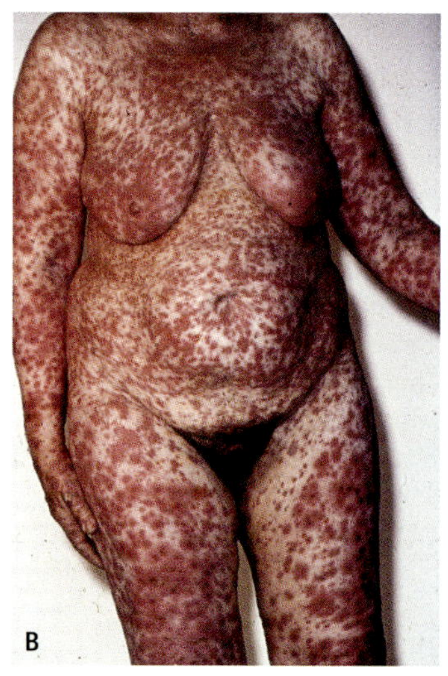

Lokalisation Rumpf, gesamtes Integument

Erscheinungsbild Es finden sich durch Arzneimittel ausgelöste, symmetrisch verteilte, disseminierte, erythematöse bis livide Maculae und Maculopapeln, die ringförmig, schießscheibenartig strukturiert sind. Zentral findet sich jeweils ein livider Fleck oder ein Bläschen. Die teilweise schon hämorrhagischen Rötungen sind mit einem Glasspatel nicht wegdrückbar, da durch die schwere Entzündung auch Hautgefäße in Mitleidenschaft gezogen wurden und Erythrozyten ausgetreten sind, die sich in der Dermis abgelagert haben. Meistens besteht Juckreiz und ein reduziertes Allgemeinbefinden.

Ähnliche Krankheitsbilder

- Andere Arzneimittelexantheme.
- Virusexantheme (▸Kap. 7.2).

- Purpura: 1–5 mm durchmessende Blutaustritte, die sich in der Haut ablagern und durch Druck mit einem Glasspatel nicht wegdrückbar sind, hervorgerufen z. B. durch Thrombozytenmangel, plasmatische Gerinnungsstörungen oder Vaskulitis (immunologisch bedingte Gefäßentzündung).

Kommentar Es handelt sich um eine allergische Reaktion auf Arzneimittel- oder Herpes-simplex-Antigene. Die Keratinozyten präsentieren den Zellen des Immunsystems die entsprechenden Antigene und verursachen so eine Immunantwort. Die betroffenen Keratinozyten werden eliminiert, es kommt in schweren Fällen zu Nekrosen und blasiger Hautablösung. Auch die Schleimhäute können betroffen sein.

Therapie

- Lokal: kühlende Lokaltherapie mit Zinkoxidschüttelmixtur oder Linimentum aquosum.
- Systemisch: bei Diagnose einer abgelaufenen oder rezidivierender Herpes-simplex-Infektionen: Behandlung mit Valaciclovir; Glucocorticoide, z. B. Prednisolon 2 mg/kg Körpergewicht in langsam absteigender Dosierung; bei Juckreiz: Antihistaminika.
- Allgemeine Maßnahmen: auslösendes Arzneimittel absetzen.

15.20 Erythema e calore

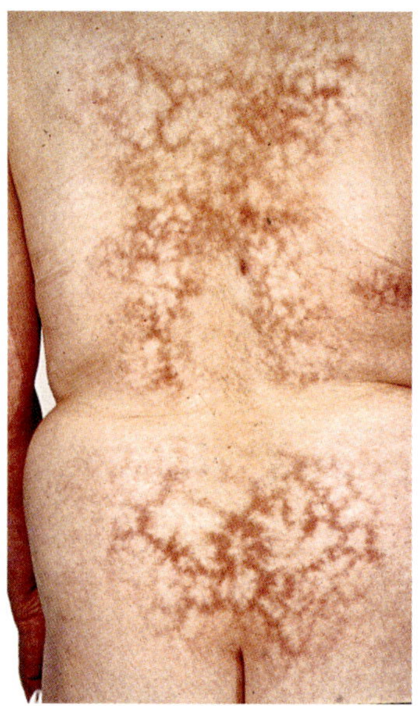

Lokalisation Rumpf
Erscheinungsbild Bizarr konfigurierte Erytheme mit netzförmigem Charakter. Subjektiv asymptomatisch.

Ähnliche Krankheitsbilder

- Livedo retikularis: netzförmige, rötlich-livide Hautzeichnung, häufig an den Extremitäten, entspricht Hautbezirken mit niedrig oxygeniertem Blut, funktionell, oft bei jungen Frauen, harmlos.
- Livedo racemosa: Rötlich-livide Hautzeichnung, die aussieht wie Blitzfiguren oder ein Netz mit aufgerissenen Maschen. Es kann harmlos, aber auch Vorbote einer ernsteren Vaskulopathie oder Vaskulitis sein.
- Livedovaskulitis: Vaskulitis mit Livedo-racemosa-Hautzeichnung, führt besonders im Sommer zu Ulzera der Unterschenkel. Ursache

unbekannt. Die Vaskulitis kann auch innere Organe und das ZNS befallen.

- Vaskulitis anderer Genese.
- Retikuläre erythematöse Muzinose: wahrscheinlich durch UV-Licht ausgelöste, netzartige Ablagerung von Muzin am Rumpf.

Kommentar Entsteht durch übermäßige Anwendung von Hitze (z. B. Heizdecke). Die Erytheme können persistieren.

Therapie

- Nicht möglich.

15.21 Urticaria factitia (physikalische Urtikaria)

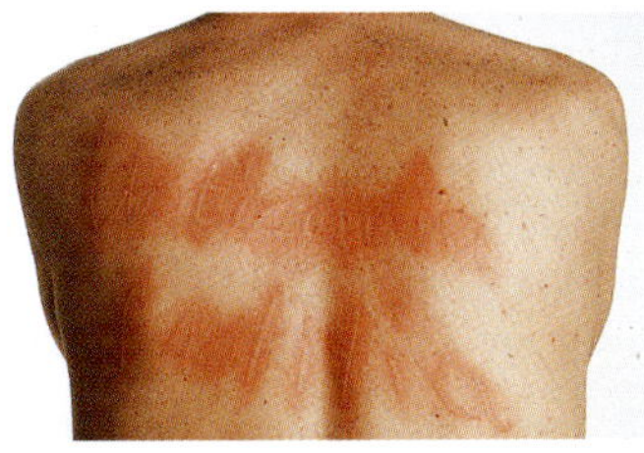

Lokalisation Rumpf
Erscheinungsbild Dort, wo der Untersucher mit einem Holzspatel die Diagnose auf die Haut geschrieben hat, entstehen innerhalb von 3–5 Minuten Urticae mit starkem Umgebungserythem, Abklingen innerhalb von Minuten bis Stunden. Es besteht Juckreiz.

Ähnliche Krankheitsbilder

- Andere Urtikariatypen (▸ Kap. 7.29, 8.6).
- Darier-Zeichen bei Mastozytose: Durch Reiben entleeren die pathologisch vermehrt in der Dermis anzutreffenden Mastzellen Histamin. Bei Mastozytose erkennt man auf der Haut jedoch erythematös-bräunliche Papeln. Die hier dargestellte Haut ist demgegenüber völlig unauffällig.

Kommentar Quaddeln entstehen durch Ausschüttung von Histamin, welches als Botenstoff Vasodilatation, Ödem und Juckreiz verursacht. Der mechanische Reiz kann bei entsprechender Veranlagung ausreichen, um eine Mastzelldegranulation mit Histaminausschüttung zu bewirken. Die Urticaria factitia kann jedoch auch episodisch auftreten und wieder abheilen, manchmal nach jahrelangem Verlauf. Eine Ursache ist nicht bekannt, möglicherweise spielen immunologische Faktoren und Infektabwehr bei latenten infektiösen Foci eine Rolle. Andere physikalische Reize, die nicht allergischer oder pseudoallergischer Natur sind, die ebenfalls eine Urtikaria mit Histaminausschüttung bewirken können, sind Hitze, Kälte, Schwitzen, Druck, Wasser.

Therapie

- Ursache eliminieren; manchmal hilft eine „blinde" Antibiose mit einem Breitspektrumantibiotikum, allerdings gehört dies nicht zu den offiziellen Empfehlungen.
- Antihistaminika.
- Hardening: Provozieren der auslösenden Situation in der Hoffnung, die Botenstoffspeicher zu entleeren.
- Omalizumab s.c. bei therapieresistenten Fällen, immunologisch wirksam als IgE-Antikörper.
- Symptomatisch: kühlen.

15.22 Morbus Bowen

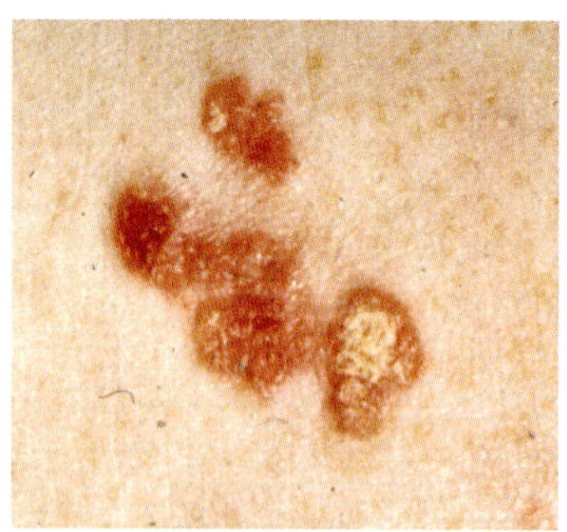

Lokalisation Rumpf
Erscheinungsbild Scharf begrenzte, erythematöse Plaques mit festhaftender Schuppung. Subjektiv asymptomatisch.

Ähnliche Krankheitsbilder

- Plaques bei Psoriasis vulgaris (▸ Kap. 10.3).
- Seborrhoische Keratose (▸ Kap. 15.30).
- Basaliom (▸ Kap. 15.23).
- Lokalisiertes Kontaktekzem (▸ Kap. 13.1, ▸ Kap. 15.16).

Kommentar Es handelt sich um eine intraepitheliale Neoplasie. Die Keratinozyten weisen histologisch maligne Veränderungen, wie bei einem Plattenepithelkarzinom auf, allerdings haben sie die Basalmembran nicht überschritten. Es besteht also keine Metastasierungsgefahr. Es kann sich daraus im Laufe der Zeit ein Bowen-Karzinom entwickeln, das einem Plattenepithelkarzinom entspricht. Die Diagnose kann häufig erst histologisch gestellt werden, da klinisch mehrere Differenzialdiagnosen infrage kommen. Ursachen sind UV-Strahlung, Arsen und humane Papillomviren.

Therapie

- Exzision oder wiederholte photodynamische Therapie mit 5-Aminolävulinsäure-Creme und rotem Licht; 5-Fluorouracil oder Imiquimod-Creme. Letzteres dann okklusiv und im Off-Label-Use.
- Röntgenweichstrahlung.

15.23 Rumpfhautbasaliom, seniles Angiom, seborrhoische Warze

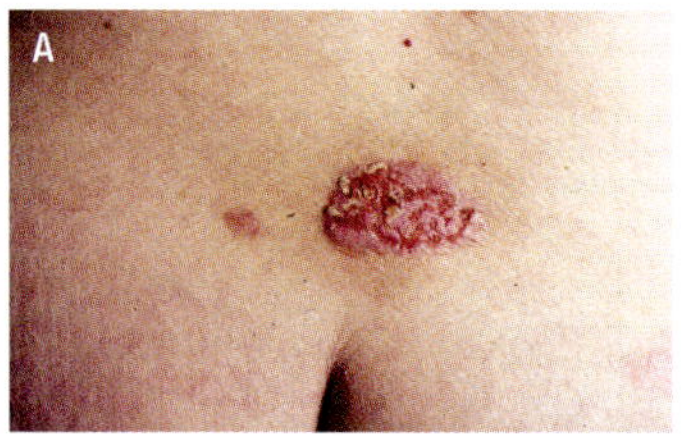

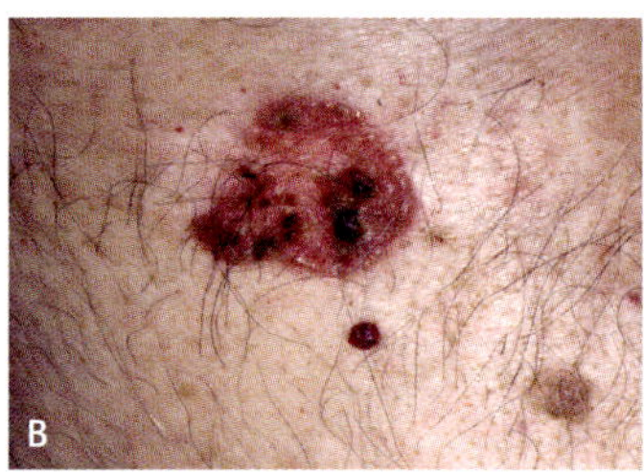

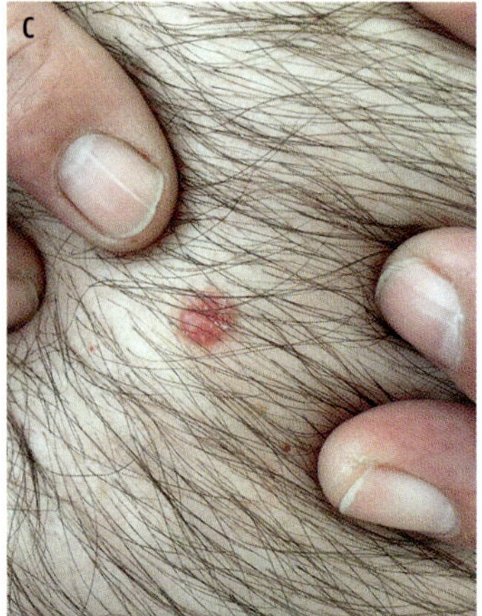

Lokalisation Rumpf

Erscheinungsbild Flache Tumorplaque, hautfarben bis erythematös, schuppend **A** bzw. erythematös mit brauner Pigmentierung **B** und dem typischen, erhabenen, perlschnurartigen Randwall mit Teleangiektasien. Schmerzlos. Langsames Wachstum, kann manchmal wie ein harmloses nummuläres Ekzem aussehen. **B** zeigt direkt unterhalb des Basalioms einen roten, halbkugeligen, winzigen Tumor, ein harmloses seniles

Angiom. Am rechten unteren Bildrand findet sich eine klassische seborrhoische Keratose (Alterswarze); **C** noduläres Basaliom.

Ähnliche Krankheitsbilder

- Plattenepithelkarzinom (▸ Kap. 7.46).
- Malignes Melanom (▸ Kap. 15.24).
- Morbus Bowen (▸ Kap. 15.22).

Kommentar Diese besondere Form des Basalioms (mehr ekzemartiger als tumoröser Aspekt) tritt überwiegend am Rumpf auf und wird oft fälschlicherweise als harmloses Ekzem fehlgedeutet. Das senile Angiom und die seborrhoische Warze sind harmlos. Ältere Personen weisen beide Veränderungen häufig auf.

Therapie

- Chirurgisch: Exzision optimal, da dann eine Schnittrandkontrolle möglich ist; Laserablation, Curretage.
- Lokal: photodynamische Therapie bei flachen Tumoren, 5-Fluorouracil-Creme; Imiquimod-Creme; bei multiplen flachen Tumoren und schlechten Operationsbedingungen: Röntgenweichbestrahlung.
- Vismodegib p. o. immunologisch wirksam bei mutiplen inoperablen Basaliomen.

15.24 Superfiziell spreitendes malignes Melanom (SSM)

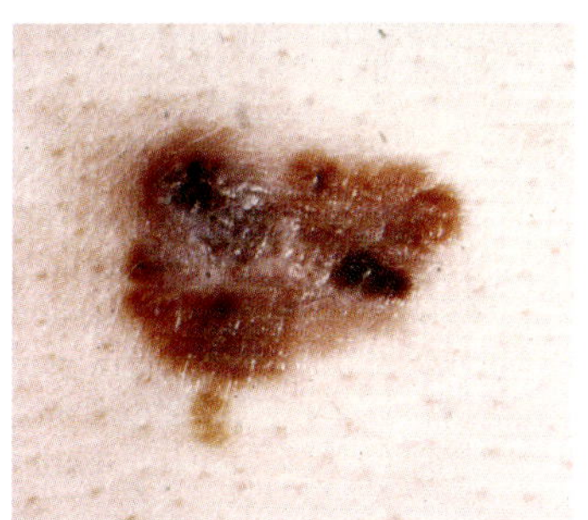

Lokalisation Rumpf
Erscheinungsbild Es handelt sich um eine Pigmentläsion. Zur Beurteilung sollte die ABCDE-Regel herangezogen werden: asymmetrische Läsion in 2 Achsen eines Achsenkreuzes; die Begrenzung ist unregelmäßig und teilweise unscharf (11 Uhr); Koloration: hellbraun, dunkelbraun, schwarz, gräulich, hautfarben; der Durchmesser liegt mit 2,5 cm im verdächtigen Bereich (verdächtig ab >0,5 cm); Erhabenheit: es haben sich bei 11 Uhr papulös-knotige Anteile ausgebildet.

Ähnliche Krankheitsbilder

- Pigmentiertes Basaliom (▸ Kap. 15.23).
- Pigmentierte seborrhoische Keratose (▸ Kap. 15.30).

Kommentar Anhand der ABCDE-Regel kann klinisch bereits mit großer Sicherheit die Diagnose eines superfiziell spreitenden Melanoms (SSM) gestellt werden, das allerdings bereits bei 11 Uhr Übergänge zum knotigen Wachstum aufweist. Das SSM wächst längere Zeit horizontal, bevor es auch vertikal wächst. Vertikales Wachstum bedeutet ein höheres Metastasierungsrisiko durch Anschluss an Lymph- und Blutgefäße. Bösartig sind nicht nur die dunkel gefärbten Anteile. Es gibt sogar völlig pigmentfreie maligne Melanome (sog. amelanotisches malignes Melanom). Eine gründliche Untersuchung ist in regelmäßigen Abständen empfehlenswert.

Risikofaktoren für die Entstehung eines Melanoms:

- Heller Hauttyp 1–2
- Wohnortnähe zum Äquator bei hellen Hauttypen
- Lichtexponierte Hautareale
- Intermittierende hohe UV-Exposition (im Gegensatz zu chronischer UV-Exposition)
- Über 100 melanozytäre Naevi (normale Leberflecken)
- Über 5 atypische Naevi, insbesondere bei Melanom in der Verwandtschaft 1. Grades
- Bereits ein Melanom in der Eigenanamnese

Therapie

- Chirurgisch: Exzision; histologische Tumordickenmessung und Bestimmung der Eindringtiefe; entsprechend der Tumordicke Nachexzision gesunder Umgebungshaut mit Sicherheitsabstand um den Tumor von 1 bis maximal 2 cm. Zusätzlich ab 0,75–1 mm Tumordicke Exzision des Wächterlymphknotens im Bereich des regionalen Lymphabstroms. Der Wächterlymphknoten ist der einer Lymphknotenstation vorgeschaltete Lymphknoten, der als Erster die vom Tumor abfließende Lymphe empfängt. Er kann mit einer Lymphabstromszintigraphie und nachfolgendem Anfärben mit Patentblau identifiziert werden. Bei Befall des Wächterlymphknotens mit Metastasen erfolgt eine chirurgische Ausräumung der gesamten Lymphknotenstation.
- Weitere Therapien: Ab einer Tumordicke von 1–2 mm empfiehlt sich eine adjuvante Immuntherapie mit Interferon alfa; im Stadium von Fernmetastasen können unterschiedliche Therapiestrategien verfolgt werden, die auch kombiniert gegeben werden können: operative Metastasenexzision, Bestrahlung, Chemotherapie, Immuntherapie, experimentelle Therapien an Universitätskliniken.

15.25 Syndrom der dysplastischen Naevuszellnaevi (BK-mole-Syndrom)

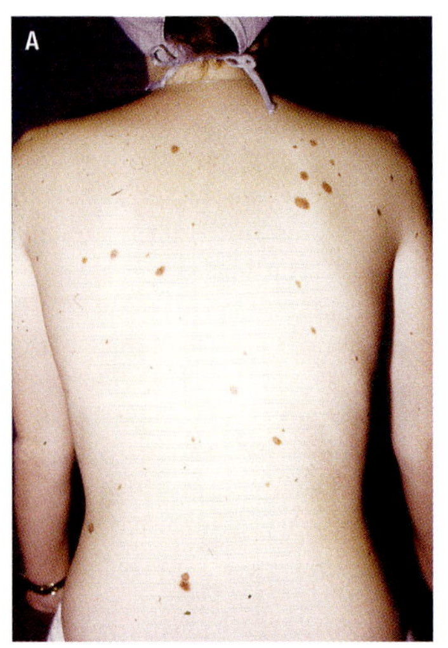

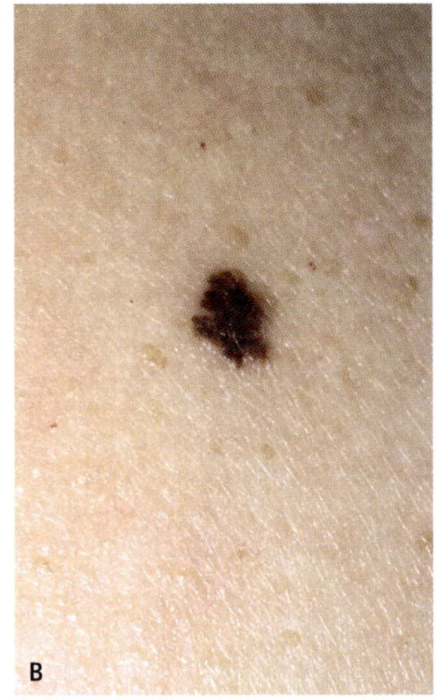

Lokalisation Rumpf

Erscheinungsbild Am Rumpf, aber auch an den Extremitäten finden sich zahlreiche unterschiedlich geformte und gefärbte Pigmentnaevi mit einem Durchmesser > 0,5 cm.

Ähnliche Krankheitsbilder

Multiple seborrhoische Keratosen (▸ Kap. 15.30): Sie treten beim älteren Menschen auf und sind gutartige Wucherungen der Hornschicht, welche sekundär Melanin einlagern. Melanozyten oder Naevuszellen beinhalten diese „Alterswarzen“ also nicht. Sie haben eine raue Oberfläche.

Kommentar Diese Naevi des BK-mole-Syndroms bzw. des Syndroms der dysplastischen Naevuszellnaevi, entsprechen damit nicht den

„gewöhnlichen“ kleinen, regelmäßig geformten und homogen hell oder dunkelbraun gefärbten Naevuszellnaevi. In der histologischen Untersuchung zeigen sich atypische, polymorphe Melanozyten intraepithelial und dermal, die ein gesteigertes Risiko der Entartung zum malignen Melanom aufweisen. Sie treten familiär vererbt oder erworben auf und manifestieren sich in Pubertät und frühem Erwachsenenalter.

Therapie

- Ggf. Exzision.
- Dermatologische Kontrollen alle 6–12 Monate.

15.26 Naevus spilus

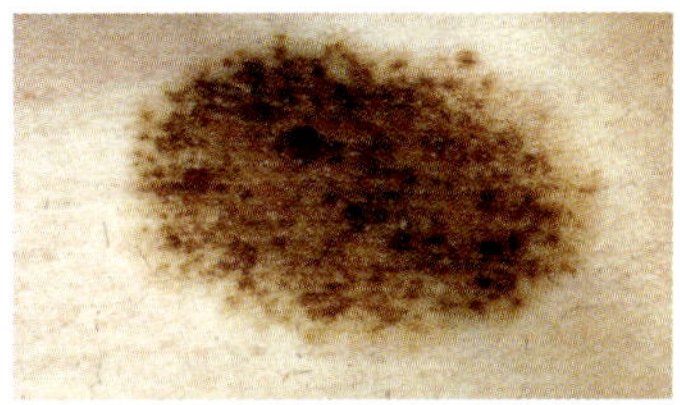

Lokalisation Rumpf

Erscheinungsbild Es handelt sich um einen gutartigen Naevus. Symmetrischer, 3 × 6 cm messender, relativ unscharf begrenzter, hellbrauner, gesprenkelter Fleck mit zahlreichen eingestreuten, flachen und erhabenen, dunkelbraunen Flecken und Papeln.

Ähnliche Krankheitsbilder

- Malignes Melanom (▸ Kap. 15.24, ▸ Kap. 15.28).
- Andere Pigmentnaevi (▸ Kap. 15.25).
- Café-au-lait-Fleck: mehrere Zentimeter durchmessender, hellbrauner Fleck. Er ist gutartig. Mehr als fünf Café-au-lait-Flecken am Körper können allerdings ein Hinweis auf die Erbkrankheit Neurofibromatose sein, eine Erkrankung des Haut- und Nervensystems.

Kommentar Es handelt sich um einen kongenitalen Naevus, dessen Sprenkelung im Laufe des Lebens häufig noch zunimmt. Die dunklen Sprenkel entsprechen Junktionsnaevi, die hellen Anteile entsprechen einer intraepidermalen basalen Hyperpigmentierung.

Therapie

- Je nach Ausprägung, gegebenenfalls Exzision im Jugendalter, insbesondere der dunklen Anteile, da eine spätere Entartung nicht ausgeschlossen werden kann. Meist aber völlig harmlos.

15.27 Sutton-Naevus (Halo-Naevus)

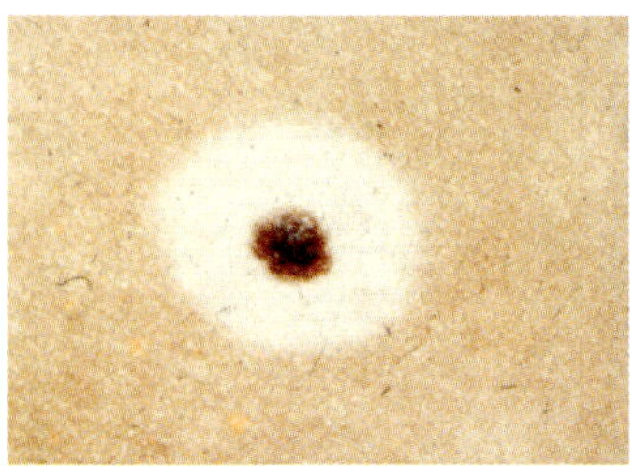

Lokalisation Rumpf
Erscheinungsbild Zentral liegt eine hell- bis dunkelbraun pigmentierte Papel, die von einem depigmentierten Hof umgeben ist.

Ähnliche Krankheitsbilder

- Vitiligo (▸Kap. 9.20, ▸Kap. 15.35).
- Malignes Melanom (▸Kap. 15.28).

Kommentar Es handelt sich um einen erworbenen Naevus, der meist im Kindes- oder Jugendalter auftritt, histologisch ein Junktions- oder Compoundnaevus, der von einem dichten lymphozytären Infiltrat in der Dermis umgeben ist. Wahrscheinlich ist die Depigmentierung Folge eines zytotoxischen Angriffs der Lymphozyten auf die Melanozyten. Im Laufe des Lebens verschwindet der pigmentierte Anteil häufig und hinterlässt eine depigmentierte Macula.

Therapie

- Exzision ist nicht unbedingt erforderlich, da kein erhöhtes Entartungsrisiko besteht, es sei denn, es fallen Malignitätsmerkmale gemäß der ABCDE-Regel auf (▸ Kap. 15.28).

15.28 Noduläres malignes Melanom (NMM)

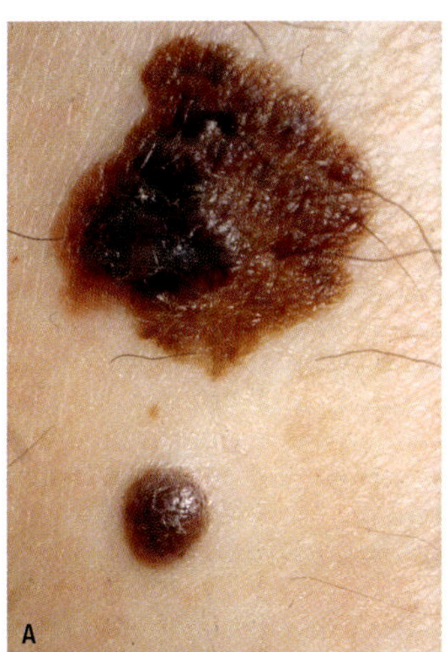

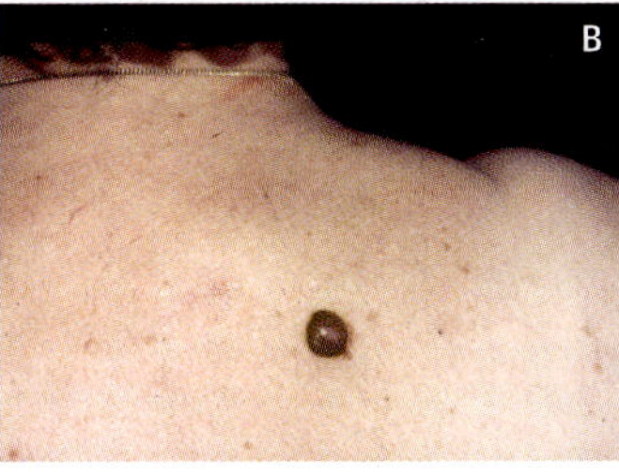

Lokalisation Rumpf

Erscheinungsbild **A** Die klinische Einschätzung der Dignität der beiden Pigmentläsionen erfolgt mittels der ABCDE-Regel, hier aufgeführt am Beispiel der oberen der beiden Läsionen: Asymmetrie ist in beiden Achsen eines Achsenkreuzes vorhanden. Begrenzung ist unregelmäßig, teils scharf (12 Uhr), teils unscharf (8 Uhr). Koloration ist hellbraun, dunkelbraun, gräulich (bei 1–2 Uhr), fast schwarz (bei 10 Uhr). Durchmesser ist > 0,5 cm. Erhabenheit, die sich erst im Laufe der Zeit ausgebildet hat, die Läsion war früher flach. Die Erfüllung aller Malignitätskriterien weist auf die Diagnose eines malignen Melanoms mit knotigem Wachstum hin. Die unten liegende dunkelbraune Papel ist ein dysplastischer Naevus, noch ist keine Malignität histologisch nachweisbar. **B** Schwarzer Tumorknoten mit glatter Oberfläche auf einem darunter (bei 5 Uhr) erkennbaren braunen Fleck.

Ähnliche Krankheitsbilder

- Naevus coeruleus (▸Kap. 15.29): Naevus, bei dem das Pigment tief in der Dermis liegt und daher blauschwarz, statt braun erscheint; gutartiger Knoten von 3–10 mm Durchmesser.
- Angiom: gutartiger Gefäßtumor, der rot, dunkelblau oder schwarz erscheint.
- Blue-rubber-bleb-Naevus: Bezeichnet benigne Gefäßtumoren des gleichnamigen vererbbaren Syndroms, das durch Auftreten multipler kavernöser Hämangiome, also blauschwarzer knotiger Gefäßtumoren gekennzeichnet ist.

Kommentar Wie jedes Melanom kann das NMM de novo auf der völlig gesunden Haut oder auf einem vorbestehenden pigmentierten oder dysplastischen Naevuszellnaevus entstehen. Der Altersgipfel liegt bei 40–50 Jahren, die Prognose ist relativ ungünstig wegen der hohen Metastasierungsneigung.

Therapie

- Exzision mit Sicherheitsabstand bis zu 2 cm um den Primärtumor, Metastasenausschluss, adjuvante Immuntherapie mit Interferon alfa ab einer Tumordicke von 1,5 mm (▸Kap. 15.24).

15.29 Naevus coeruleus (blauer Naevus)

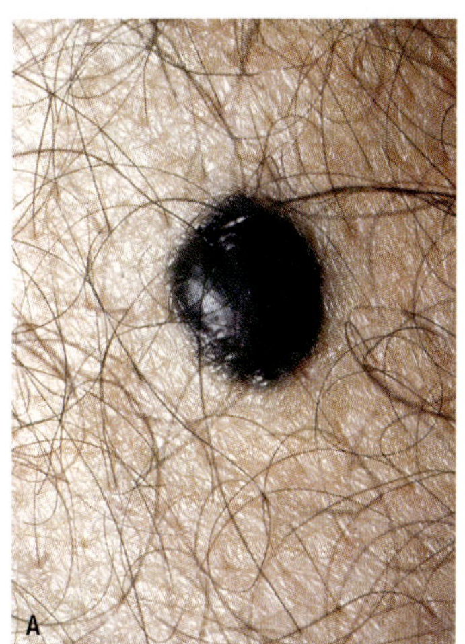
A

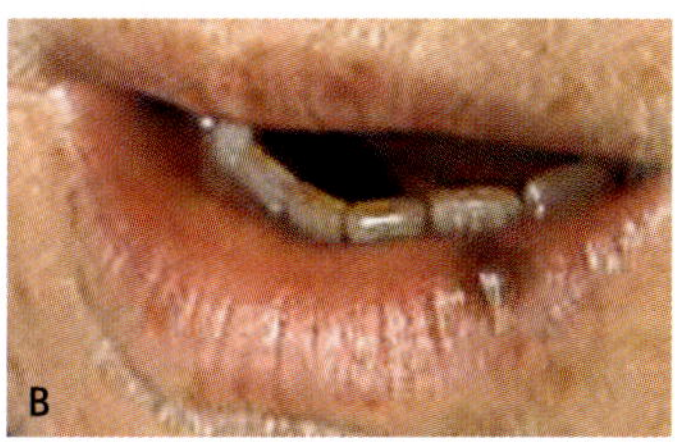
B

Lokalisation Rumpf
Erscheinungsbild A Es handelt sich um eine harmlose, gutartige Pigmentläsion, die gemäß ABCDE-Regel in ihrer Dignität zu beurteilen ist. Asymmetrie ist nicht vorhanden, die Läsion ist symmetrisch aufgebaut, die Begrenzung ist scharf und regelmäßig, die Koloration blauschwarz, der Durchmesser beträgt wenige Millimeter. Die Läsion ist erhaben. Das Knötchen ist palpatorisch hart und hat eine glänzende Oberfläche. Subjektiv asymptomatisch.
B Differenzialdiagnose: venöses Angiom.

Ähnliche Krankheitsbilder

- Noduläres malignes Melanom (▸ Kap. 15.28).
- Venöses Angiom **B** (gutartiger Gefäßtumor).
- Pigmentiertes Histiozytom: Vernarbungsreaktion nach Insektenstich.

Kommentar Da es sich um eine Pigmentläsion handelt, kann die Dignität gut mittels ABCDE-Regel eingeschätzt werden. Außer der verdächtig dunklen Koloration und der Erhabenheit, sprechen alle weiteren Kriterien gegen Bösartigkeit. Die blaue Farbe wird durch tief in der Dermis gelegenes Pigment hervorgerufen, da die Naevuszellnester sich in der tiefen Dermis bis zur Grenze der Subkutis erstrecken können. Die Härte des Knötchens kommt durch die starke Beimengung von kollagenem Bindegewebe zustande.

Therapie

- Exzision bei diagnostischer Unsicherheit.

15.30 Verruca seborrhoica

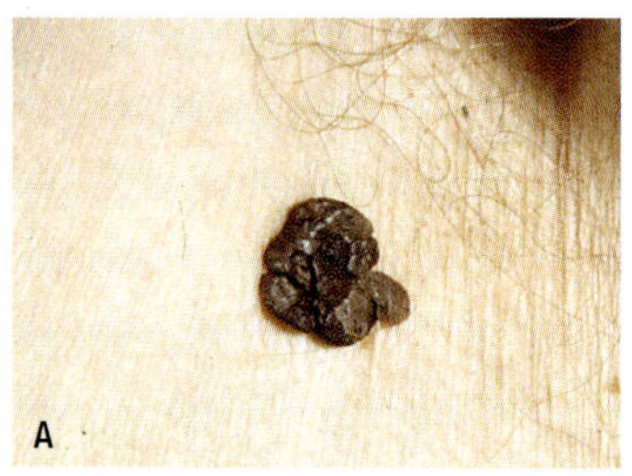

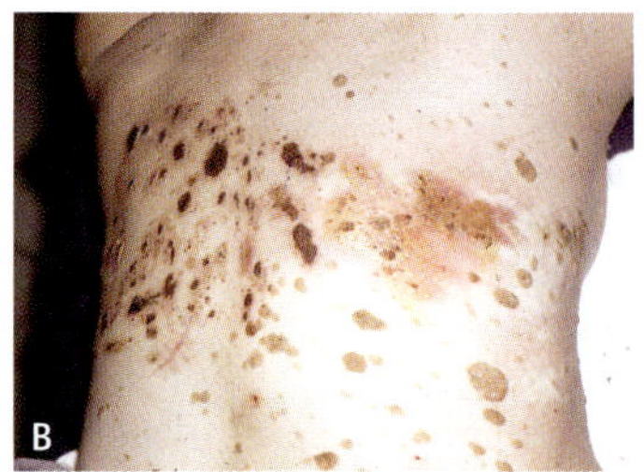

Lokalisation Rumpf
Erscheinungsbild Am Rumpf verstreute, hell- bis dunkelbraun pigmentierte Tumoren mit verruköser oder auch fettig glänzender Oberfläche. Einige sind flach, andere knotig erhaben. Subjektiv kann selten milder Juckreiz bestehen.

Ähnliche Krankheitsbilder

Andere epitheliale Tumoren:

- Melanom (▸ Kap. 15.28).
- Pigmentiertes Basaliom (▸ Kap. 1.10).
- Plattenepithelkarzinom (▸ Kap. 7.46).
- Naevuszellnaevus (▸ Kap. 15.25).

Kommentar Gutartige epitheliale Tumore, meist ab dem 50. Lebensjahr auftretend. Viele Bezeichnungen besagen alle das Gleiche: Basalzellpapillom, seborrhoische Keratose oder schlicht Alterswarze. Ihre Anzahl schwankt beträchtlich, von nur einzelnen bis zu mehreren Hundert **B**. Die Ätiologie ist unbekannt, mehrere Genmutationen wurden bereits nachgewiesen. Sie kommen meist am Stamm, aber auch auf dem Kopf und im Gesicht vor. Bei der Auflichtmikroskopie erkennt man Hornzysten. Bei eruptivem Auftreten mit begleitendem Juckreiz sollte nach einem Tumor gesucht werden – es kann sich dann um eine Praneoplasie („Leser-Trélat-Zeichen") handeln (sehr selten).

Therapie

- Curettage mit dem Ringskalpell. Bei diagnostischer Unsicherheit (Probe-)Exzision und histologische Untersuchung. Da die krankhaften Veränderungen ausschließlich in der Epidermis liegen, führt die Curettage nicht zu Narben. Laserablation oder Koagulation mit Erbium-, CO_2- oder KTP-Laser.
- Nach Entfernung bleiben selten langfristig Hyperpigmentierungen sichtbar.

15.31 Riesenkomedo (Riesenmitesser)

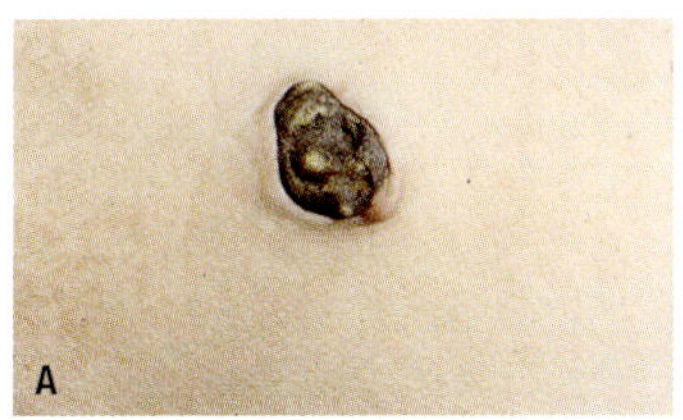
A

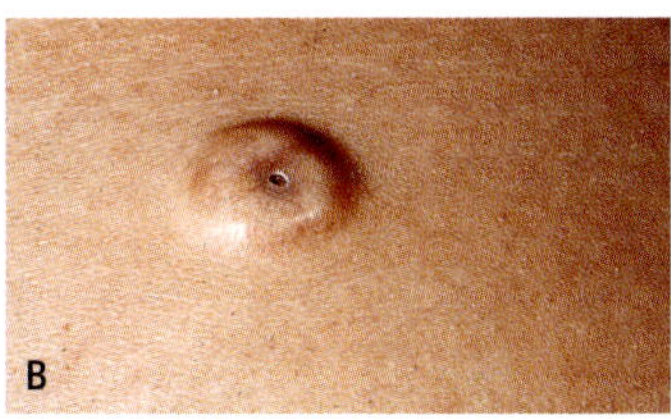
B

Lokalisation Rumpf

Erscheinungsbild Im Bereich sonst gesunder Haut liegt in einem hautfarbenen Krater ein schwarzer Pfropf aus Hornmassen. In **A** ist der Komedo offen, in **B** ist er geschlossen, also zystisch von Epidermis umschlossen mit zentralem Porus.

Ähnliche Krankheitsbilder

- Omphalolith (Nabelstein): Besonders bei Personen mit tiefem, eingestülptem Nabel kann sich ein durch Epithelinvagination entstandener, zystischer Hohlraum ausbilden, in den Epithelzellen abschilfern, deren Melanin den entstandenen Pfropf schwarz färbt.
- Malignes Melanom: wegen der Schwarzfärbung sind Verwechslungen möglich (▸ Kap. 15.28).

Kommentar Riesenkomedonen entstehen durch posttraumatische Epithelinvaginationen. Es bildet sich ein durch Melanin schwarzgefärbter Pfropf abgestorbener Epithel-, also Hornzellen. Im Gegensatz zu den Komedonen der Akne sind Riesenkomedonen nicht an die Talgdrüsenhaarfollikeleinheit gebunden.

Therapie

- Versuch, den Zysteninhalt nach Aufweichen mit 10 % Salicylvaseline zu exprimieren. Dies gelingt meist nicht, dann Exzision.

15.32 Lentigo-maligna-Melanom (LMM)

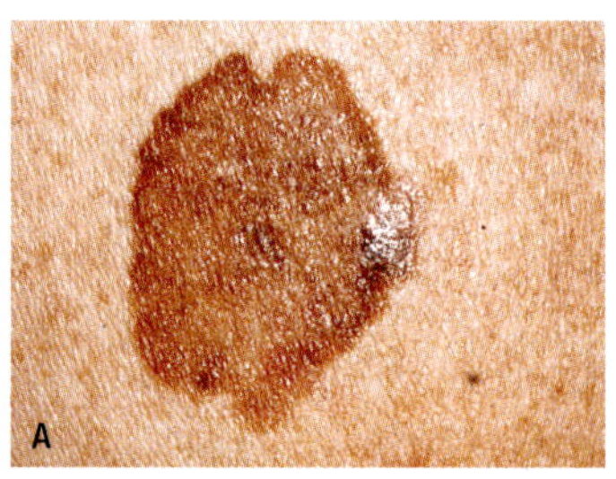

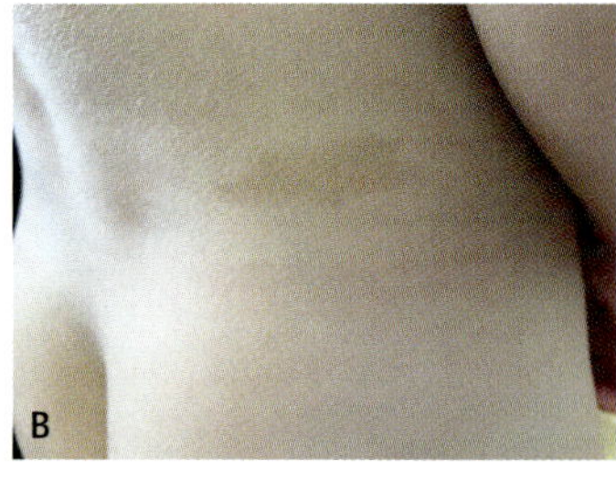

Lokalisation Rumpf
Erscheinungsbild **A** Asymmetrische, hellbraune, scharf begrenzte Pigmentläsion mit dunklerem Randsaum und schuppigem Knoten bei 3 Uhr. Zentral ebenfalls etwas dunkler pigmentiert.
B Differenzialdiagnose: Café-au-lait-Fleck.

Ähnliche Krankheitsbilder

- Pigmentnaevi (▶Kap. 15.25, ▶Kap. 15.26).
- Café-au-lait-Fleck **B** (Differenzialdiagnose): angeborener, hellbrauner Fleck mit verstärkter Pigmentierung der Basalzellreihe. Er ist gutartig. Mehr als fünf Café-au-lait-Flecken am Körper können allerdings ein Hinweis auf die Erbkrankheit Neurofibromatose sein. Es handelt sich um eine Erkrankung von Haut- und Nervensystem.
- Lentigo simplex: Melanozytenhyperplasie mit Elongation der epidermalen Reteleisten, meist schon im Kindesalter vorhanden.
- Lentigo senilis (▶Kap. 7.47): verstärkte Pigmentierung der Basalzellreihe, Epidermisatrophie, Hyperplasie und konfluierende epidermale Reteleisten an lichtexponierter Haut in höherem Lebensalter.

Kommentar Lentigo maligna ist ein unmittelbares Vorstadium eines Melanoms, des Lentigo-maligna-Melanoms. Die Lentigo maligna und das LMM treten an lichtexponierten Arealen, insbesondere Gesicht, aber auch an den Händen und am Rumpf in höherem Lebensalter auf. Klinisch ist die Einschätzung der Dignität oft schwer, erst histologisch kann die Diagnose sichergestellt werden.

Therapie

- Chirurgisch: Exzision; histologische Tumordickenmessung und Bestimmung der Eindringtiefe; entsprechend der histologisch gesicherten Tumordicke Nachexzision gesunder Umgebungshaut mit Sicherheitsabstand um den Tumor von maximal 2 cm. Zusätzlich ab 0,75–1 mm Tumordicke Exzision des Wächterlymphknotens im Bereich des regionalen Lymphabstroms. Der Wächterlymphknoten ist einer Lymphknotenstation vorgeschaltet und empfängt als Erster die vom Tumor abfließende Lymphe. Er kann mit einer Lymphabstromszintigraphie und durch Anfärben mit Patentblau identifiziert werden; bei Befall des Wächterlymphknotens mit Metastasen erfolgt eine chirurgische Ausräumung der gesamten Lymphknotenstation.
- Weitere Therapien: Ab einer Tumordicke von 1–2 mm empfiehlt sich eine adjuvante Immuntherapie mit Interferon alfa; im Stadium von Fernmetastasen können unterschiedliche Therapiestrategien verfolgt

werden, die auch kombiniert werden können: operative Metastasenexzision, Bestrahlung, Chemotherapie, Immunotherapie, experimentelle Therapien an Universitätskliniken. Die Prognose ist in diesem Stadium schlecht.

15.33 Papillomatöser kongenitaler Naevus

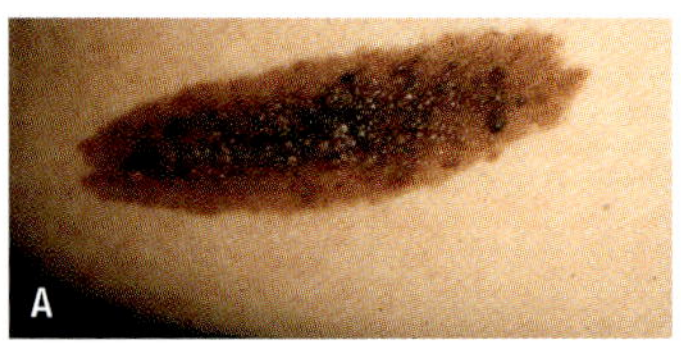

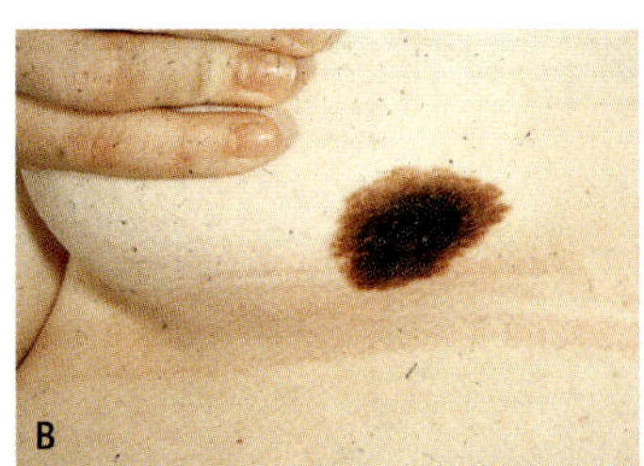

Lokalisation Rumpf

Erscheinungsbild **A** Symmetrisch aufgebauter Pigmentnaevus mit scharfer, teils unregelmäßiger Begrenzung, zentral befinden sich verruköse Papeln, die hellbraun, dunkelbraun und schwarz sind. Die Läsion misst 3 × 10 cm. **B** Relativ symmetrisch aufgebauter Pigmentnaevus mit scharfer, jedoch unregelmäßig wie ausgefranst wirkender Begrenzung, die Koloration ist hellbraun, dunkelbraun, schwarz, das Zentrum weist papillomatöse Erhabenheiten auf.

Ähnliche Krankheitsbilder

- Malignes Melanom (▸Kap. 7.41, ▸Kap. 7.42, ▸Kap. 15.24 und ▸Kap. 15.28).
- Andere Pigmnetnaevi (▸Kap. 15.25, ▸Kap. 15.26).

Kommentar Es handelt sich um einen gutartigen kongenitalen (angeborenen) Naevus. Aufgrund der Größe und unregelmäßigen Pigmentierung, die durch unterschiedlich tief liegende Naevuszellnester verursacht wird, besteht ein leicht erhöhtes Entartungsrisiko. Gelegentlich tragen ähnliche kongenitale Naevi Haare.

Therapie

- Exzision.

15.34 Keratoakanthom

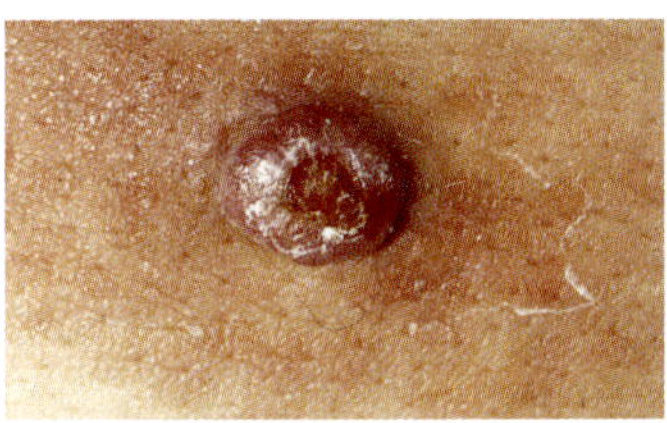

Lokalisation Rumpf
Erscheinungsbild Hautfarbenes, leicht gerötetes Knötchen mit eingesunkenem Zentrum, einem Hornpfropf entsprechend, und einem aufgeworfenen Randwall. Subjektiv asymptomatisch.

Ähnliche Krankheitsbilder

- Basaliom (▸ Kap. 7.45).
- Plattenepithelkarzinom (▸ Kap. 7.46).
- Molluscum contagiosum (▸ Kap. 15.5).

Kommentar Es handelt sich um einen schnell (innerhalb von Wochen) wachsenden epithelialen Tumor, der histologisch alle Kriterien eines Plattenepithelkarzinoms aufweist, im Gegensatz dazu aber benigne ist. Manchmal kommt es sogar zur Spontanremission. Der Nachweis des zentralen Hornpfropfes dient der Diagnosefindung.

Therapie

- Exzision ist meist erforderlich, da die Unterscheidung zwischen Keratoakanthom und Karzinom klinisch nicht sicher möglich ist.

15.35 Vitiligo

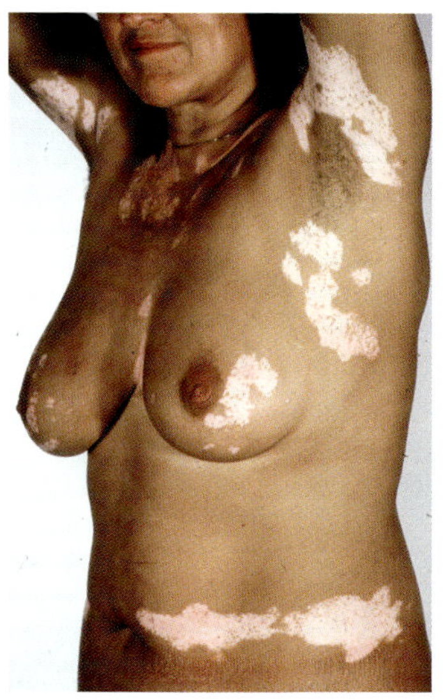

Lokalisation Rumpf
Erscheinungsbild Unregelmäßige, scharf begrenzte, depigmentierte Flecken mit kleinfleckigen, eingestreuten Repigmentierungen.

Ähnliche Krankheitsbilder

- Pityriasis versicolor (▸ Kap. 15.4).

Kommentar Die Vitiligo ist Folge des Untergangs von Melanozyten. Im akuten Stadium erkennt man histologisch den „Angriff" durch Lymphozyten. Ein Autoimmungeschehen nicht geklärter Natur wird dafür verantwortlich gemacht. Eine Assoziation mit weiteren Autoimmunerkrankungen wie Schilddrüsenerkrankungen, Morbus Addison, Diabetes mellitus Typ I, Augenerkrankungen und perniziöser Anämie, Lupus erythematodes, Morbus Crohn, chronisch biliärer Zirrhose, progressiv systemischer Sklerodermie, Myasthenia gravis und anderen tritt gehäuft auf.

In den nicht pigmentierten Arealen besteht große Sonnenbrandgefahr. Darum muss der Betroffene einen konsequenten Lichtschutz durchführen. Zwar führt eine Phototherapie zu einer Repigmentierung, jedoch muss bedacht werden, dass ein Sonnenbrand das klinische Bild verschlechtert.

Therapie

Therapieversuche sind meist nur von kurzfristigem Erfolg. Bei ausgedehnter Vitiligo mit nur noch einzelnen pigmentierten Restherden, kann die noch gesunde Haut gebleicht werden. Wichtig ist physikalischer und chemischer Lichtschutz.

- Camouflage.
- Phototherapie: PUVA (Psoralen in Creme, Dusch- oder Badewasser oder in Tablettenform + UVA); KUVA (5 % Khellin-Creme + UVA); PAUVA (10 % Phenylalanin-Creme oder Tabletten + UVA); die Bestrahlung muss mindestens drei Monate lang durchgeführt werden.
- Einbringen angezüchteter Melanozyten aus Laborkultivierung.
- Transplantation autologer, pigmentierter Hautareale.

15.36 Narbenkeloid, hypertrophe Narbe

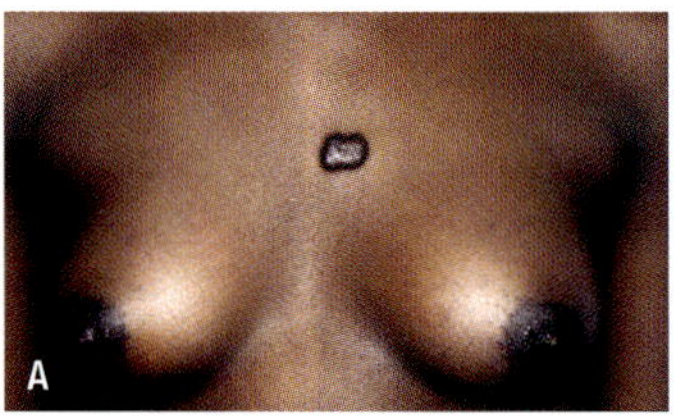

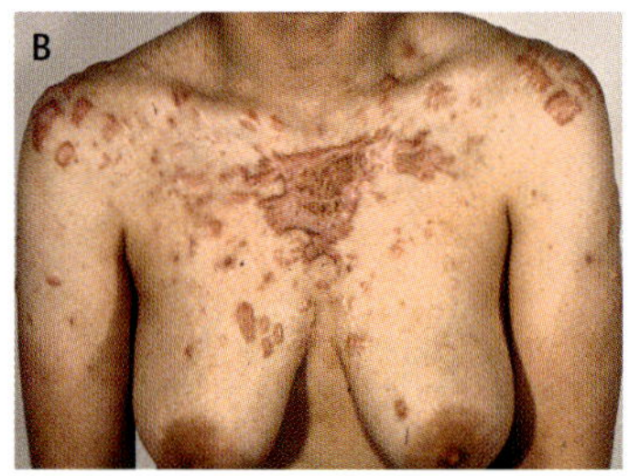

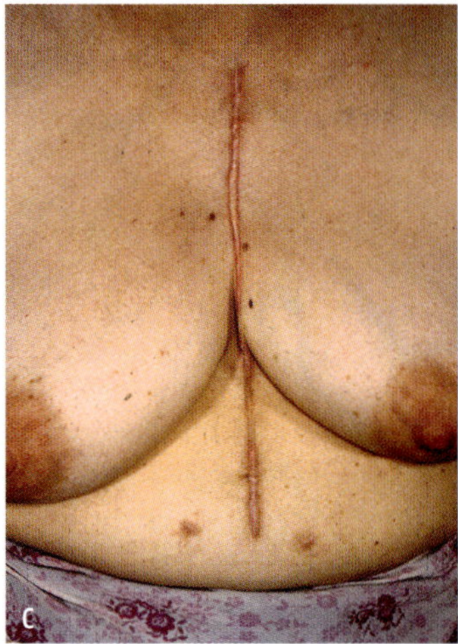

Lokalisation Brust und Bauch

Erscheinungsbild Im Bereich einer Operationsnarbe **A** und nach schwerster Akne conglobata **B** finden sich über die ehemaligen Narbengrenzen hinauswuchernde, harte Geschwülste. Der Farbton bei schwarzer Haut ist nicht wie bei weißer Haut erythematös, sondern ebenfalls dunkel pigmentiert. Dies kann bei der Diagnosefindung verwirrend sein. Bei weißer Haut persistiert die Rötung Monate bis Jahre. Im Gegensatz zum Keloid wuchert die hypertrophe Narbe **C** zwar ebenfalls dreidimensional in die Höhe, verlässt aber die ehemaligen Narbengrenzen nicht, bildet nur einen Wulst.

Ähnliche Krankheitsbilder

- Tumor anderer Genese.

Kommentar Es handelt sich um eine gutartige Bindegewebsvermehrung, die in der ersten Zeit von Entzündungszellen durchsetzt ist. Sie tritt nach Operationen, Verletzungen, Verbrennungen und Verbrühungen oder nach anderen Hautkrankheiten (z. B. Akne) auf. Keloide wachsen definitionsgemäß über die ursprüngliche Läsion hinaus, hypertrophe Narben bleiben innerhalb der Narbengrenzen. Hypertrophe Narben und Keloide können überall auftreten, z. B. auch an den Ohren nach Ohrlochstechen oder am Stamm nach Piercing. An der Brusthaut herrscht allerdings ein verstärkter Zug durch das Gewicht der weiblichen Brüste bzw. durch den Zug der darunterliegenden Muskulatur von Brust und Schultergürtel, sodass eine überschießende Narbenbildung dort begünstigt wird. Grundsätzlich sind Kinder, Jugendliche, Frauen und Menschen mit dunkler Hautfarbe häufiger betroffen. Erbliche Faktoren werden angenommen.

Therapie

Repetitiv über viele Monate:

- Lokale Glucocorticoid-Injektionen.
- Silikoncremes, Silikonpflaster.
- Lasertherapie mit Farbstofflaser zur Verödung proliferiender Gefäße; chirurgische Laser wie Erbium-Laser zur Abtragung überschießenden Bindegewebes sowie fraktionierter CO_2-Laser zur punktuellen Aufweichung des Bindegewebes.
- Konstanter, mechanischer Druck.
- Röntgenbestrahlung als Keloidprophylaxe mit Beginn direkt nach der Operation am selben Tag mit Röntgenweichstrahlen mit bis zu 4×3 Gy.
- Kryotherapie (minus 196 °C).

15.37 Bullöses Pemphigoid

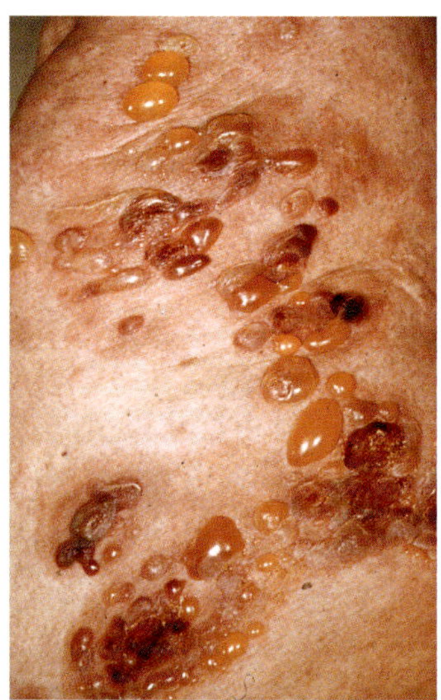

Lokalisation Rumpf
Erscheinungsbild Auf entzündlich geröteten Hautarealen befinden sich prall gespannte Blasen mit seröser, klarer, gelblicher, gelegentlich blutig tingierter Flüssigkeit. Teils sind sie geplatzt und haben eine Hauterosion zurückgelassen oder sind eingetrocknet. Sie heilen unter Hyperpigmentierung ab und treten an anderer Stelle neu auf, sodass sich ein Nebeneinander mehrerer Entwicklungsstadien ergibt. Häufig besteht Juckreiz. Die Schleimhäute werden in der Regel nicht befallen.

Ähnliche Krankheitsbilder

- Bullöse Kontaktdermatitis (▸Kap. 9.6): toxisch oder allergisch. Starker Juckreiz.
- Epidermolysis bullosa acquisita: Ebenfalls subepidermale Blasenbildung und Autoantikörper gegen Kollagenstrukturen, die die Epider-

mis verankern. Geht mit Narben und Milienbildung einher. Betrifft auch die Schleimhäute. Unterscheidung gelingt häufig nur durch immunologisch-histologische Untersuchungen.
- Pemphigus vulgaris: schlaffe, leicht verletzliche Blasen auf nicht geröteter Haut (▸Kap. 7.53, ▸Kap. 10.8).
- Erythema exsudativum multiforme: als Arzneimittelallergie oder nach Herpesinfektion auftretende Vaskultis der Haut und Schleimhäute mit kokardenförmigen Hautveränderungen mit zentraler Blase (▸Kap. 10.10, ▸Kap. 15.19).

Kommentar Es handelt sich um eine Autoimmundermatose des höheren Lebensalters (über 60 Jahre), bei der sich Autoantikörper gegen Strukturproteine der Interzellularsubstanz der Epidermis richten. Die Blase entsteht innerhalb der Basalmembran, damit also subepidermal und ist dadurch relativ stabil. Es besteht starker Juckreiz. Die Blasen treten bevorzugt in den Achseln, an den Beugeseiten der Oberarme und Oberschenkel, am Nabel und palmoplantar auf. Die Schleimhäute sind in der Regel nicht betroffen. Die Blasen sind nicht anderenorts durch Druck oder Schieben auslösbar und auch nicht verschiebbar (negatives direktes (I) und indirektes (II) Nikolski-Zeichen). Die Erkrankung kann als Reaktion auf Arzneimittel (ACE-Hemmer, Furosemid, orale Antidiabetika, Neuroleptika, NSAR) auftreten, aber auch paraneoplastisch sowie ohne erkennbare Ursache.

Therapie

- Systemisch: Prednisolon 80–100 mg/Tag (anfangs verteilt auf drei Einzeldosen) in absteigender Dosierung mit niedriger Erhaltungsdosis (z. B. 10 mg/Tag). Nach einem halben Jahr kann ein Auslassversuch gewagt werden. Verdächtige Medikamente sollten abgesetzt bzw. durch andere Stoffgruppen ersetzt und eine bösartige Tumorerkrankung ausgeschlossen werden. In schweren Fällen bzw. um Glucocorticoide einzusparen ist eine Kombination mit Azathioprin (1,5–2,0 mg/kg Körpergewicht) sinnvoll.
- Lokal: austrocknende und antiseptisch wirkende Externa wie Lotio alba aquosa mit Chlorhexidingluconat 2 %, Farbstoffe, Umschläge mit

Kaliumpermanganatlösung; in leichten lokalisierten Fällen kann auch ein hochpotentes topisches Glucocorticoid (Wirkstärkeklasse IV) aufgetragen werden, ohne systemische Therapie (Salbe mit Clobetasoldipropionat 0,05 % oder Diflucortolon 0,1 %).

15.38 Pemphigus foliaceus

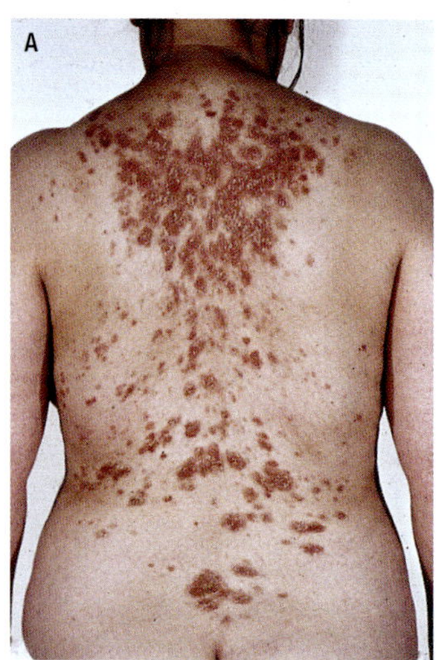

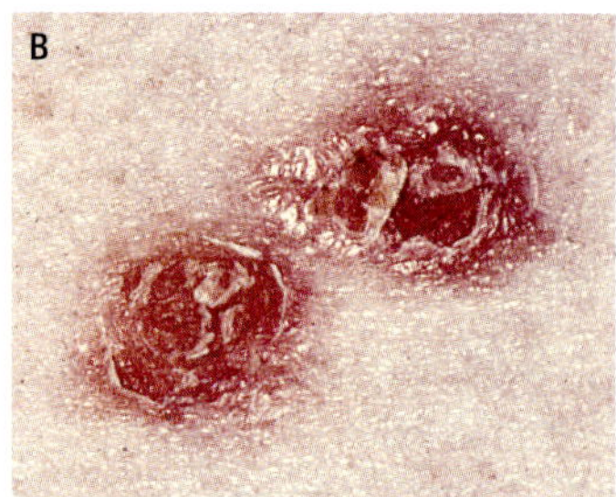

Lokalisation Rumpf

Erscheinungsbild In den seborrhoischen Arealen Gesicht, Hals, behaarter Kopf und Schweißrinnen am Rumpf treten Erosionen, erythematosquamöse Plaques und Krusten auf. Charakteristisch sind blätterteigartige Schuppen **B**. Es besteht starker Juckreiz. Die Schleimhäute sind im Unterschied zum Pemphigus vulgaris meist nicht befallen. Die Nikolski-Zeichen sind positiv.

Ähnliche Krankheitsbilder

- Pemphigus vulgaris: schlaffe Blase auf normal gefärbter Haut (▸Kap. 7.53, ▸Kap. 10.8).
- Chronisch vegetierende Pyodermie: durch chronisch-bakterielle Entzündungen verursachte Hypergranulationen.

Kommentar Die für den Pemphigus vulgaris typischen schlaffen Blasen sind bei diesem Pemphigustyp selten sichtbar, da sie derartig oberflächlich liegen, dass sie sofort nach Entstehung platzen und nur der Blasendeckel als blätterteigartige Kruste bzw. die Erosion übrig bleiben. Die Blasenbildung erfolgt subkorneal durch Autoantikörper gegen Desmosomen (Interzellularsubstanz). Provokation durch UV-Licht. Bakterielle Besiedlung, dadurch Foetor (übler Geruch).

Therapie

- Lokal: Umschläge mit antiseptischen Wirstoffen: Chinolinol, Kaliumpermanganat, Octenidin, Farbstoffe, Lotio alba aquosa mit 2 % Chlorhexidingluconat, synthetischen Gerbstoffen.
- Systemisch: wie bei Pemphigus vulgaris, allerdings geringere Glucocorticoiddosis: Prednisolon 1–2 mg/kg Körpergewicht; Azathioprin 1–1,5 mg/kg Körpergewicht in Ausnahmefällen; bei Sekundärinfektion systemische Antibiose nach Antibiogramm.
- Allgemeine Maßnahmen: Lichtschutz.

15.39 Dermatitis herpetiformis Duhring

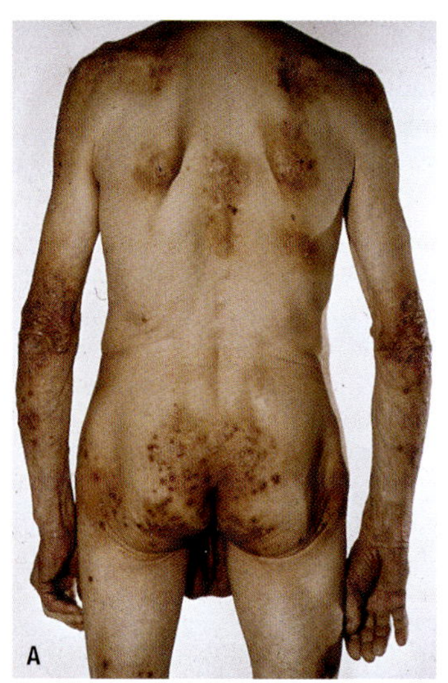

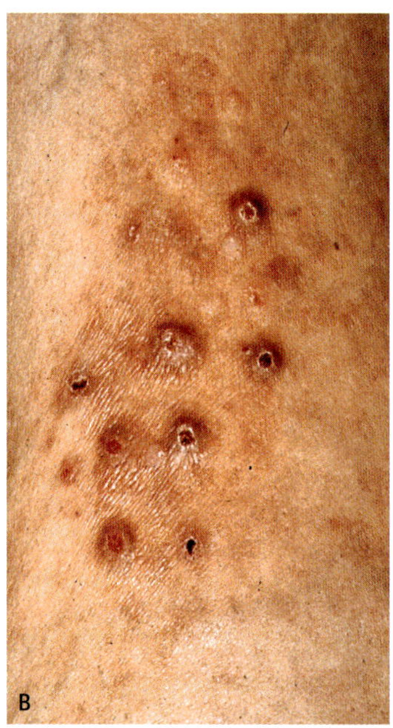

Lokalisation Rumpf

Erscheinungsbild Gruppiert angeordnete braunrote Areale mit Bläschen bzw. mit bereits eröffnetem Blasendach, sodass zentral erodierte Herde verbleiben. Besonders betroffen sind der obere Rücken, die Iliosakralregion, die Extremitätenstreckseiten und der Bauch. Es besteht brennender Juckreiz.

Ähnliche Krankheitsbilder

- Bullöses Pemphigoid (▸Kap. 15.37).
- Prurigo simplex chronica (▸Kap. 15.13).
- Prurigotyp des atopischen Ekzems.

Kommentar Typisch ist das von Fall zu Fall polymorphe Bild der Hautveränderungen, die rot, braun, urtikariell oder papulös sein können. Erst die Eruption von herpetiformen Bläschen sowie die Anordnung der Hautveränderungen an den Prädilektionsstellen lässt die klinische Diagnose zu. Histologisch bzw. immunhistologisch erkennt man eine blasenbildende Dermatose mit Blasenbildung unterhalb der Basalmembran und Ablagerung von IgA-Antikörpern in den Papillenspitzen. Betroffen sind überwiegend Männer, meist unter 60 Jahren. Ursächlich vermutet man eine Assoziation mit einem bestimmten genetisch determinierten HLA-Muster (humanes Leukozytenantigen). In 70 % der Fälle besteht gleichzeitig eine Zöliakie mit Antikörpern gegen Gliadin, einem Bestandteil von Gluten, welches in Weizen, Roggen, Gerste und Hafer vorkommt. Ein weiterer Provokationsfaktor ist Iod, sowohl lokal als auch innerlich (z. B. Seefisch). Häufig gelingt der Nachweis von zirkulierenden Gliadin-, Retikulin- und Endomysiumantikörpern.

Therapie

- Systemisch: Dapson 100–200 mg/Tag + Vitamin C 1 g/Tag; bei Sulfonamidallergie: Colchicin 3 × 0,5 mg/Tag; Antihistaminika gegen den Juckreiz.
- Lokal: juckreizstillende Therapie mit Polidocanol 5 % in Lotio alba aquosa, Ichthyol 5–10 %, Glucocorticoid in fettarmer Grundlage.
- Allgemeine Maßnahmen: glutenfreie Kost; Iod vermeiden.

15.40 Follikulitiden

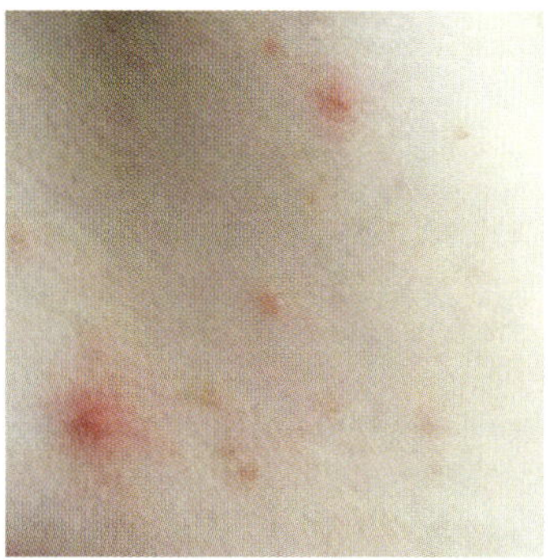

Lokalisation Rumpf, Achseln
Erscheinungsbild Einzelne erythematöse Papeln, teils Pusteln, an den Follikel gebunden.

Ähnliche Krankheitsbilder

- Exanthem.
- Akne vulgaris.

Kommentar Im Bereich von Poren leben Erreger, Bakterien und Pilze, die sich bei Okklusion durch Haut-auf-Haut-Kontakt oder Synthetikkleidung, Reibung, starkem Schwitzen, erhöhter Talgproduktion und auch gerade in den Achseln durch Waschen mit alkalischen statt sauren Waschsubstanzen vermehren und den Follikel entzünden.

Therapie

- Waschen mit sauren Waschsubstanzen.
- Trockenlegen der Region mit atmungsaktiven Stoffen.
- Verwendung von Gerbmitteln und Lotio alba aquosa.
- Antiseptische Umschläge.
- Am Rücken antimykotische Shampoos oder Schäume verwenden.
- In den Achseln nichtfettende Cremes verwenden.

- Topisches Erythromycin, Fusidinsäure, Retapamulin, Miconazol oder Ciclopiroxolamin.

Praxistipp Sehr häufig sind Staphylokokken oder *Malassezia furfur* der Auslöser. Bei Akne *Propionibacterium acnes.*

15.41 Pityriasis rosea, Röschenflechte

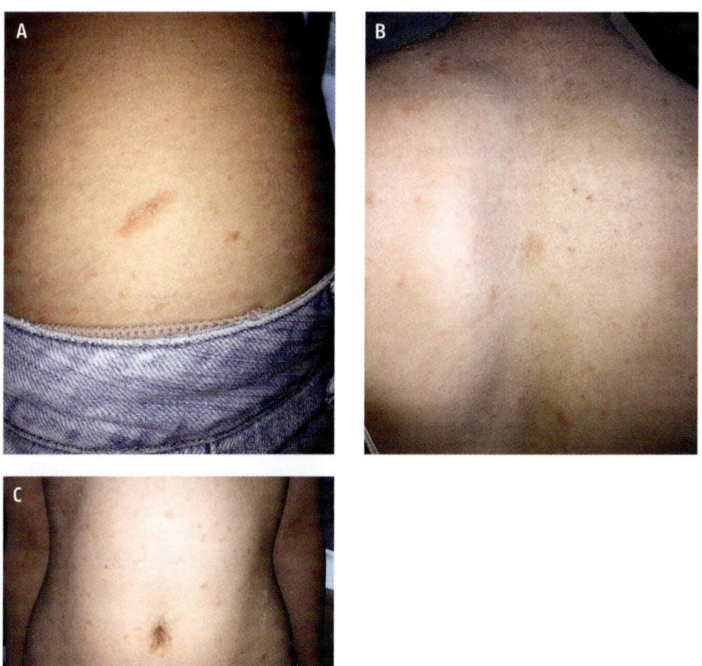

Lokalisation Rumpf
Erscheinungsbild Braunrote, flache, leicht länglich geformte, zart schuppende Plaques, in den Haut-Spaltlinien angeordnet. Schubförmiger

Verlauf, ausgehend von einem großen Primärherd, der als erstes da war, „Primärmedaillon" genannt. Nur geringes Übergreifen auf die proximalen Extremitäten. Das Gesicht bleibt frei.

Ähnliche Krankheitsbilder

- Exanthem durch Arzneimittel.
- Atopisches Ekzem (▸Kap. 10.1, ▸Kap. 12.1, ▸Kap. 15.12).
- Tinea corporis.
- Psoriasis punctata, exanthematisch.
- Lichen ruber exanthematicus.
- Krätze, Skabies (▸Kap. 15.9).
- PLEVA: Pityriasis lichenoides et varioliformis acuta: infektallergisches Exanthem mit Infiltration von T-Lymphozyten.
- Syphilis: Kann alle Exantheme imitieren, als „Affe unter den Hautkrankheiten".

Kommentar Es handelt sich am ehesten um ein durch HHV6- und HHV7-Virus ausgelöstes Exanthem, von selbst limitiertem Verlauf über rund 8 Wochen. Das Gesicht bleibt frei, Rumpfbetonung und Befall der proximalen Extremitäten.

Therapie

- Milde Pflege.
- Polidocanol.
- Harnstoff.
- Gerbstoffe in Lotion oder wässriger Creme.
- Die Verwendung von Glucocorticoiden wird kritisch gesehen, da es zur Verzögerung des Verlaufs kommen kann.
- Orale Histaminika.

15.42 Striae distensae

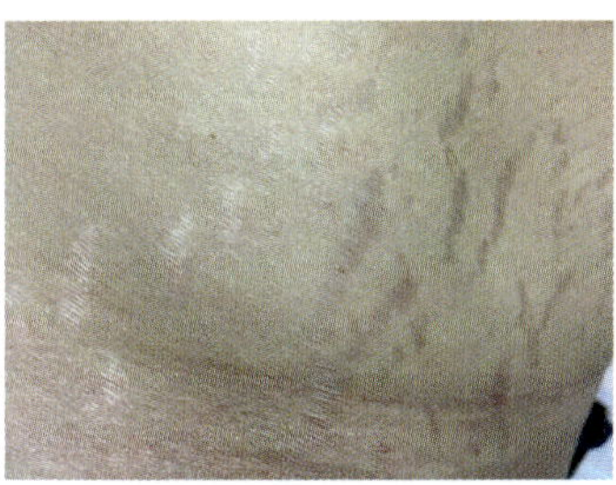

Lokalisation Bauch
Erscheinungsbild Anfangs rötliche, später weißliche Streifen an zuvor gedehnter Haut durch starkes Wachstum, Gewichtszunahme, Muskelzuwachs, Brustimplantate oder Schwangerschaft.

Ähnliche Krankheitsbilder

- Morbus Cushing oder Cushing-Syndrom: Hypercortisolismus primär oder iatrogen sekundär.

Therapie

- Kosmetisches Problem.
- Operative Bauchstraffung, mehrfache Behandlung der Dehnungsnarben mit Hitzeverfahren, wie Radiofrequenz-Mikroneedeling oder fraktioniertem CO_2-Laser zur Schrumpfung des ausgeleierten Gewebes. Die Rötung kann mit dem Farbstofflaser gut angegangen werden. Kaltes Mikroneedeling hat wenig Erfolg. Mit Hitze und Laser ist der Behandlungserfolg mäßig.

16 Weibliche Brust

16.1 Brustwarzenekzem

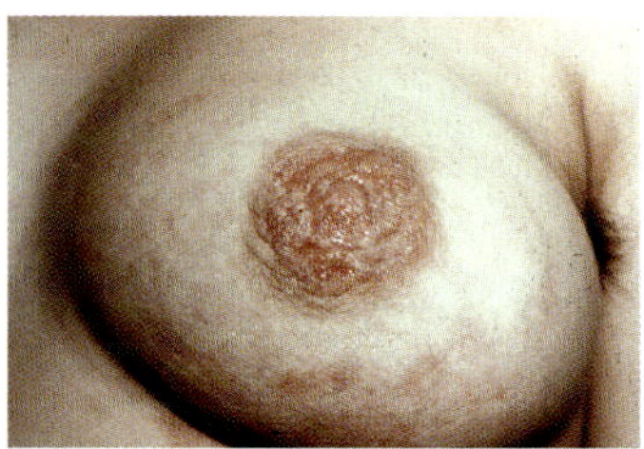

Lokalisation Mamille

Erscheinungsbild An den Brustwarzen meist beider Brüste findet man Zeichen des Ekzems mit Rötung, Papeln, in chronischen Fällen auch Lichenifikation. Es besteht erheblicher Juckreiz.

Ähnliche Krankheitsbilder

- Morbus Paget (▸Kap. 16.3): bösartiger Tumor, einseitig, nicht juckend.
- Scabies: bei Lupenbetrachtung finden (▸Kap. 15.9).

Kommentar Es handelt sich am häufigsten um ein Ekzem auf dem Boden einer Neurodermitis. Dieses Ekzem kann die einzige Manifestation der Neurodermitis sein. Bei Frauen, die stillen, kann sich ein Kontaktekzem auf Pflegesalben entwickeln.

Therapie

- Lokal: Glucocorticoide.
- Allgemeine Maßnahmen: Pflege der Brustwarzen.

16.2 Intertrigo candidomycetica

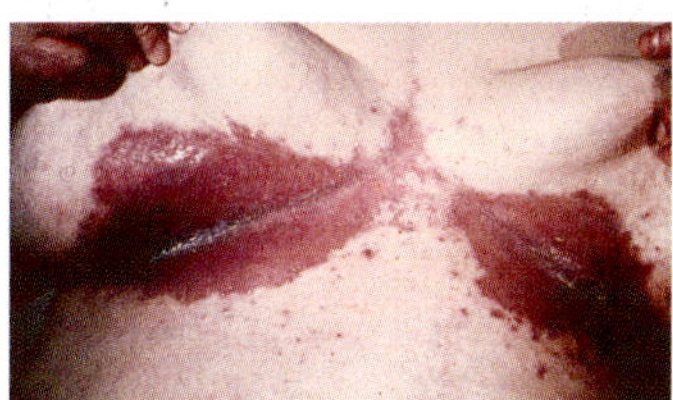

Lokalisation Unter den Brüsten

Erscheinungsbild In den Falten unterhalb der Brüste befinden sich gerötete, scharf begrenzte erosive Herde, in der Umgebung disseminiert verteilte, kleine Streupapeln. Man erkennt Rhagaden mit Resten weißer Zinkpaste. Die Rhagaden schmerzen, es besteht leichter Juckreiz.

Ähnliche Krankheitsbilder

- Psoriasis inversa (▸ Kap. 15.14, ▸ Kap. 15.15).
- Morbus Hailey-Hailey (Pemphigus chronicus benignus familiaris): angeborene Synthesestörung der epidermalen Interzellularsubstanz mit Blasenbildung, sekundären Erosionen und Neigung zu Superinfektionen.
- Erythrasma: Infektion mit *Corynebacterium minutissimum,* nicht erosiv, rote bis bräunliche, leicht schuppende Herde (▸ Kap. 17.5).

Kommentar Im sog. Intertrigobereich liegt Haut auf Haut. Es entsteht dadurch ein feuchtes Milieu, begünstigt durch starkes Schwitzen, Adipositas und Diabetes mellitus. Auch der pH-Wert mit etwa pH 6,5 ist dort höher als an der freien Haut mit etwa pH 5, sodass kein intakter Säureschutzmantel vorhanden ist. Dort vermehren sich Pilze und Bakterien und führen zu teilweise schmerzenden oder juckenden Entzündungen. Typisch für die Infektion mit dem Hefepilz Candida sind die Satellitenläsionen um die großen, roten Herde herum.

Therapie

- Lokal: nach mykologischer und bakterieller Diagnostik spezifische Lokaltherapie mit Antimykotika, z. B. Nystatin in Pasta zinci mollis,

Ciclopiroxolamin, oder mit Triphenylmethanfarbstoffen. Auch Kombinationspräparate mit Clotrimazol und Miconazol mit Glucocorticoid sind im Praxisalltag bewährt.

- Allgemeine Maßnahmen: „Trockenlegen“: Einlegen von Leinenläppchen, Brüste durch Büstenhalter hochhalten.

16.3 Morbus Paget

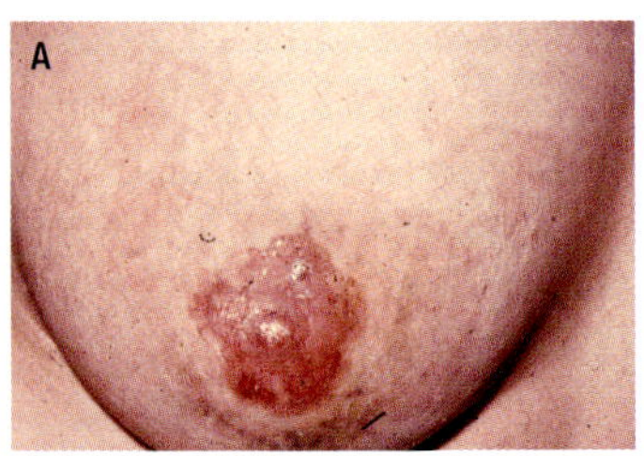

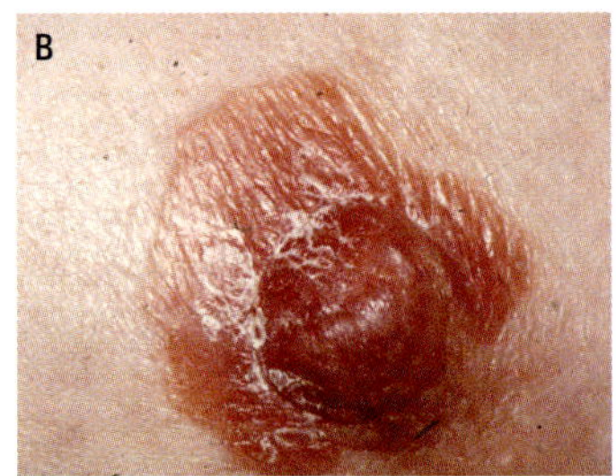

Lokalisation Mamille

Erscheinungsbild Auf der Brustwarze nur einer (!) Brust befindet sich ein erythematös-schuppiger Herd, der stellenweise über den normalen Mamillenrand hinausgewachsen ist. Subjektiv asymptomatisch. Klinisch erinnert der Befund stark an ein Ekzem.

Ähnliche Krankheitsbilder

- Brustwarzenekzem (▸Kap. 16.1), atopisch oder als Kontaktekzem: juckt, spricht auf topische Glucocorticoide an.
- Seborrhoische Keratose (▸Kap. 15.30).

Kommentar Es handelt sich um ein aus den Milchgängen auf die Hautoberfläche herauswachsendes intraduktales Mammakarzinom, welches auch schon invasiv wachsend sein kann. Histologisch erkennt man intraepitheliale atypische maligne „Pagetzellen“ Eine topische Glucocorticoidtherapie spricht dementsprechend nicht an.

Therapie

- Behandlung wie bei Brustkrebs.

16.4 Pseudoacanthosis nigricans

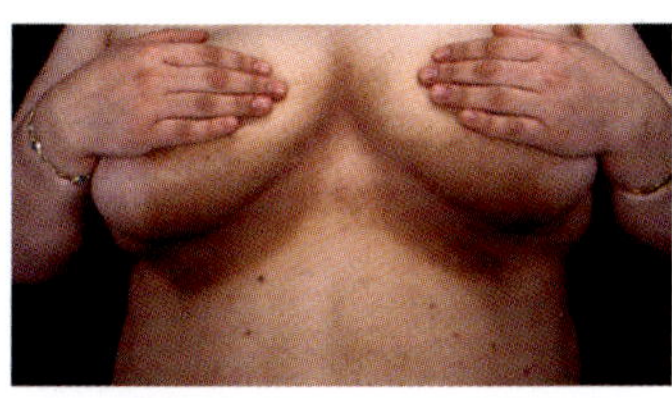

Lokalisation Submammär

Erscheinungsbild In den Hautfalten, vorzugsweise aber in den Achselhöhlen finden sich schmutzig wirkende, gelbe bis bräunliche Areale, die eine samtartige bis papillomatöse Oberfläche aufweisen. Es bestehen keine Beschwerden.

Ähnliche Krankheitsbilder

- Acanthosis nigicans, die praktisch genauso aussieht wie die Pseudoacanthosis nigricans, wobei erstere vielfältige Ursachen hat: vererbt, erworben, im Rahmen von Syndromen, bei bestimmten bösartigen Erkrankungen.

Kommentar Harmlose Erscheinung, überwiegend bei adipösen, dunkelhaarigen, stärker pigmentierten Frauen. Eine Abklärung und Abgrenzung zur Acanthosis nigricans, insbesondere ein Tumorausschluss, sollte erfolgen.

Therapie

- Eine deutliche Gewichtsreduktion führt häufig bereits zum Verschwinden der Erscheinungen.
- Im Übrigen austrocknende Maßnahmen, Bekämpfung der Schwitzneigung.
- Versuch mit Tretinoin 0,05 %.

17 Genitoanalregion

17.1 Windeldermatitis

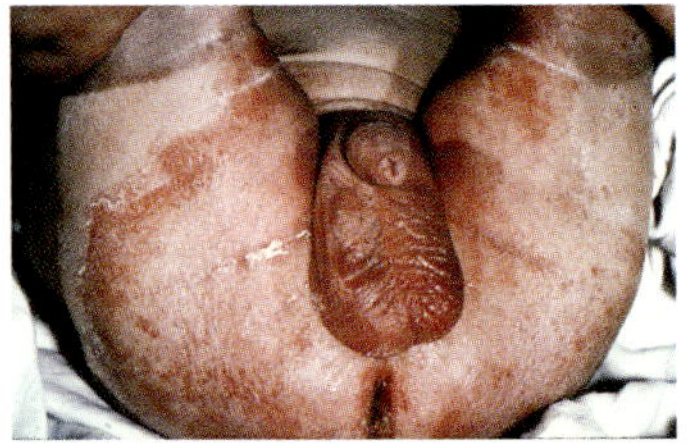

Lokalisation Genitoanal

Erscheinungsbild Rötung, randbetonte Schuppung, Nässen im Okklusionsbereich der Windel. Besonders stark ist die Reaktion im Bereich der Windelränder. Das Ekzem verursacht Brennen, besonders beim Einnässen, und Juckreiz.

Ähnliche Krankheitsbilder

- Soor (▸ Kap. 6.7, ▸ Kap. 7.14).
- Seborrhoisches Ekzem (▸ Kap. 17.2).
- Atopische Dermatitis (▸ Kap. 10.1, ▸ Kap. 12.1, ▸ Kap. 15.12).
- Psoriasis inversa (▸ Kap. 15.14, ▸ Kap. 15.15).

Kommentar Es handelt sich um eine irritative Dermatitis bei Säuglingen oder alten, inkontinenten Personen durch Stuhl und Urin unter einer okklusiven Windel. Zusätzlich kann eine Besiedlung mit *Candida albicans* (aus dem Stuhl) bestehen. Dann finden sich auch kleine Satellitenherde mit randständiger Schuppung und Pusteln. Besonders gefährdet sind Kinder mit atopischer Diathese. Die Feuchtigkeit führt zur Quellung der Hornschicht mit Mazerationen (weißliche erweichte Haut), insbesondere dort, wo Haut auf Haut liegt. Im Stuhl sind außerdem reizende Verdauungsenzyme wie Trypsin, Chymotrypsin und Lipasen enthalten. Die betroffenen Säuglinge weinen viel, schlafen nicht – als Ausdruck der Schmerzen und des Juckreizes.

Therapie

- Lokal: Weiche Zinkpaste; bei Candidabefall Nystatin in ausgeprägten Fällen: wenige Tage mildes Glucocorticoid, z. B. Methylprednisolonaceponat.
- Allgemeine Maßnahmen: Trockenlegen, nicht in nasser Windel liegen lassen, häufiger Windelwechsel; Luft an befallene Region lassen; stärker aufsaugende Windeln verwenden.

17.2 Seborrhoisches Ekzem

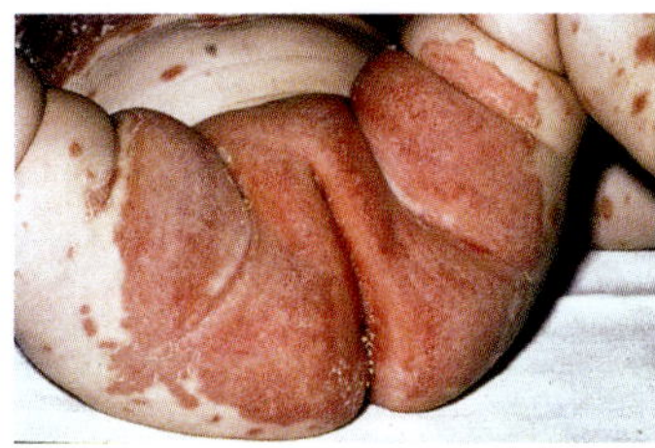

Lokalisation Genitoanalregion

Erscheinungsbild Scharf begrenzte erythematöse Plaques mit erythematosquamösen Satellitenpapeln und Eiterpusteln, die auch an anderen seborrhoischen Arealen auffindbar sind, wie z. B. am Kopf (Gneis) oder in der Schweißrinne. Häufig findet man große Schuppen, die fettig wirken, als Ausdruck einer sekundären Infektion mit Hefepilzen. Subjektiv sind die Beschwerden gering, das Kind weint nicht, kein Juckreiz, kein Brennen. Die Satellitenherde weisen auf den Hefepilz (Soor).

Ähnliche Krankheitsbilder

- Windeldermatitis (▸ Kap. 17.1).
- Atopisches Ekzem (▸ Kap. 10.1, ▸ Kap. 12.1, ▸ Kap. 15.12).

Kommentar Die Erkrankung heilt nach dem ersten Lebensjahr meist spontan ab.

Therapie

- Lokal: Pflegende Salben; Keimreduktion mit Antiseptika und Antimykotika (Nystatin in Pasta zinci mollis); Glucocorticoide, auch in Kombination mit Antimykotika effektiv: mit Miconazol und Clotrimazol.
- Allgemeine Maßnahmen: Irritationen vermeiden.

17.3 Intertrigo

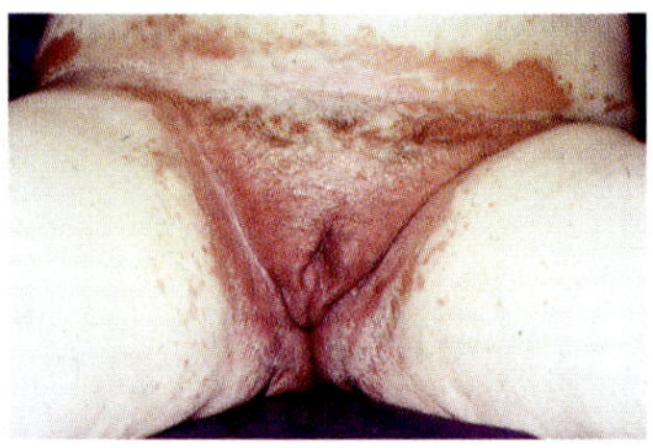

Lokalisation Genitoanalbereich

Erscheinungsbild Gerötete und geschwollene Haut, besonders stark befallen sind die Falten. Im Randbereich erkennt man schuppige Satellitenpapeln und Pusteln. Juckreiz, Brennen beim Kontakt der betroffenen Haut mit Urin.

Ähnliche Krankheitsbilder

- Intertriginöses Ekzem: z. B. Kontaktdermatitis durch Kosmetika, Körperpflegeprodukte.
- Erythrasma (▸Kap. 17.5): Infektion mit *Corynebacterium minutissimum.*
- Psoriasis inversa (▸Kap. 15.14, ▸Kap. 15.15).
- Epidermomykose mit Dermatophyten (▸Kap. 7.12, ▸Kap. 9.11).

Kommentar Es handelt sich um eine Infektion mit Candida (meist *Candida albicans* oder *C. tropicalis),* einem Pilz, der in seinem Hefestadium harmlos und Bestandteil der normalen menschlichen Haut- und Schleimhautflora ist. Erst beim Auftreten begünstigender Faktoren wandelt sich der Pilz von der Hefe- in seine Myzelphase (sog. „dimorpher Pilz“) und wird pathogen. Er wird vom Kommensalen (Schmarotzer) zum Parasiten. Begünstigend wirkt feuchtes Milieu mit Mazeration der Haut bei starkem Schwitzen, unter Windeln oder in Hautfalten bei Übergewicht, Diabetes mellitus, Immunsuppression.

Therapie

- Lokal: Nystatin, Amphotericin B, Azole (z. B. Miconazol, Clotrimazol); Ciclopiroxolamin Cremes oder sogar in austrocknender Grundlage, z. B. Pasta zinci mollis.
- Allgemeine Maßnahmen: Behandlung der Ursache – Diabetes oder Übergewicht; Leinenlappen einlegen; Baumwollunterwäsche, die sich ebenfalls in die Falte einfügt, für Belüftung sorgen.

Praxistipp Saure Waschsubtanzen, um den pH-Wert in den Körperfaltenregionen zu erniedrigen. Der pH ist dort physiologisch aufgrund der Duftdrüsen eher alkalisch und daher ist diese Region weniger robust gegen Erreger.

17.4 Tinea inguinalis

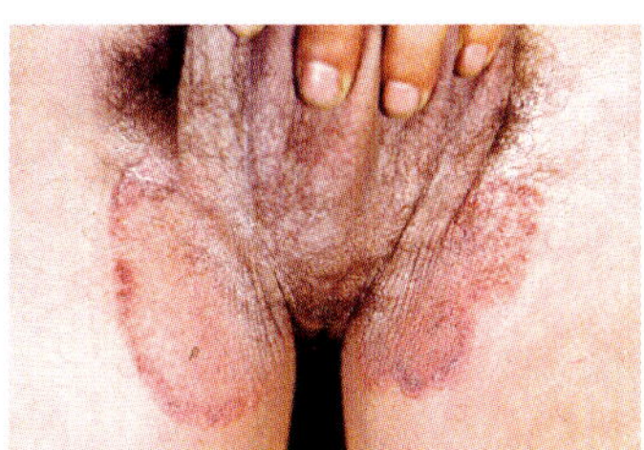

Lokalisation Genitoanalregion
Erscheinungsbild Zwischen Skrotum und Oberschenkel, wo Haut auf Haut liegt, erkennt man eine scharf begrenzte, symmetrisch angelegte, rötlich-schuppige Plaque, die einen dunkleren Randwall mit verstärkter Schuppung aufweist. Zentral findet sich eine Abblassung.

Ähnliche Krankheitsbilder

- Candidaintertrigo (▸ Kap. 17.3).
- Psoriasis inversa (▸ Kap. 15.14, ▸ Kap. 15.15).
- Intertriginöses Ekzem: z. B. Kontaktdermatitis durch Kosmetika oder Körperpflegeprodukte.
- Erythrasma (▸ Kap. 17.4).

Kommentar Es handelt sich um eine Infektion mit Dermatophyten wie z. B. *Trichophyton rubrum* und *T. interdigitale* oder *Epidermophyton floccosum*. Die meisten Pilzelemente finden sich im entzündlichen Randwall, der sich zentrifugal ausdehnt. Zentral blasst die Infektion ab, hier ist der Pilz bereits durch die Entzündung dezimiert, die Plaque wird flacher, sinkt ein. Jedoch können neue Infektionsschübe vom Zentrum wieder ausgehen und neue Wälle entstehen und wandern lassen. Begünstigend wirkt sich stärkeres Schwitzen, mangelnde Körperhygiene, Übergewicht und Diabetes mellitus aus.

Therapie

- Antimykotische Salbe, z. B. mit Terbinafin, Ciclopiroxolamin, Azolen.

Praxistipp Saure Waschsubtanzen, um den pH-Wert in den Körperfaltenregionen zu erniedrigen. Der pH ist dort physiologisch aufgrund der Duftdrüsen eher alkalisch und daher ist diese Region weniger robust gegen Erreger.

17.5 Erythrasma

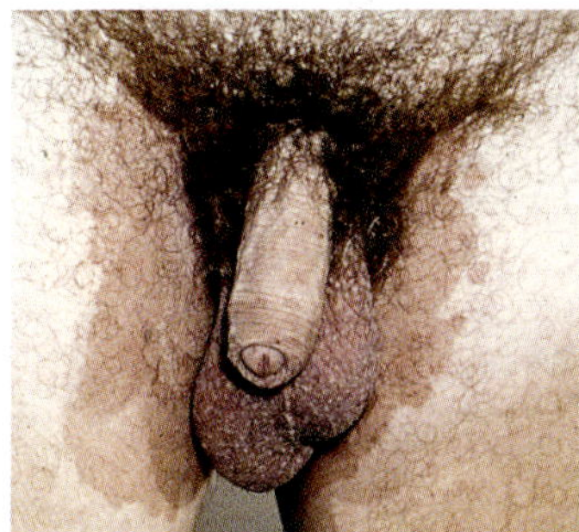

Lokalisation Inguinal

Erscheinungsbild Trockene, scharf begrenzte rötlich-bräunliche Maculae mit geringer pityriasiformer Schuppung. Macht keine Beschwerden.

Ähnliche Krankheitsbilder

- Candidaintertrigo: Rötung, Papeln und Pusteln, randständige Schuppung, Satellitenpapeln (▸Kap. 17.3).
- Tinea inguinalis: randständige Rötung und Schuppung, abblassendes Zentrum (▸Kap. 17.4).
- Psoriasis inversa: erythematosquamöse Plaques und Erosionen, weitere Psoriasis-Stigmata (▸Kap. 15.14, ▸Kap. 15.15).
- Ekzem: Papulopusteln, Nässen, starker Juckreiz z. B. bei Kontaktallergie gegen Kosmetika oder Körperpflegeprodukte.

Kommentar Der Erreger ist das Bakterium *Corynebacterium minutissimum.* Typischerweise im Woodlicht (UV) an der Rotfluoreszenz erkennbar, die durch eine Porphyrinproduktion der Keime zustande kommt. Die Bakterien lassen sich auch in der Kultur nachweisen. Es handelt sich somit nicht um eine Pilzinfektion.

Therapie

- Lokal: Ciclopiroxolamin, Imidazolantimykotika; Erythromycin.
- Allgemeine Maßnahmen: Hygiene. Saure Waschsubtanzen, um den pH-Wert in den Körperfaltenregionen zu erniedrigen. Der pH ist dort physiologisch aufgrund der Duftdrüsen eher alkalisch und daher ist diese Region weniger robust gegen Erreger.

17.6 Candida-Balanitis

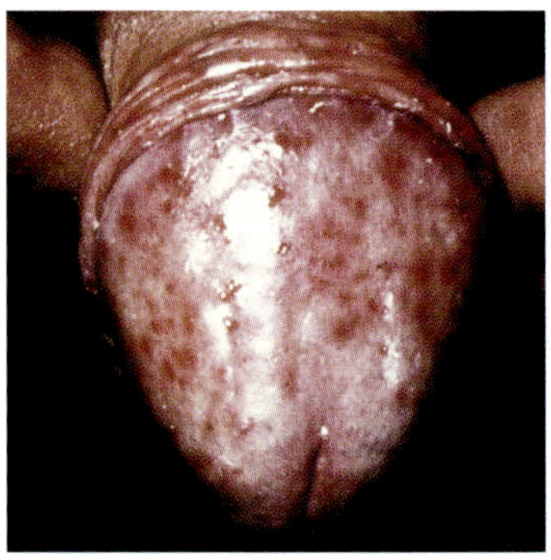

Lokalisation Glans penis

Erscheinungsbild Die Glans (Eichel) glänzt, es finden sich Erosionen, dazwischen weiße makulöse Areale. Das Präputium (Vorhaut) ist mitbetroffen, aber gut zurückziehbar, d. h., es ist noch nicht zu einer Phimose (Vorhautverengung) durch chronische Entzündung mit sekundärer Fibrosierung der Vorhaut gekommen. Brennen, Juckreiz, verstärkte Smegmabildung.

Ähnliche Krankheitsbilder

- Balanoposthitis plasmazellularis Zoon: chronische Entzündung von Glans und innerem Vorhautblatt durch bakterielle und mykotische Infektionen, besonders bei älteren Männern mit Diabetes. Sie führt zu einem Verlust des Stratum corneum der Glans, sodass die Vorhaut an der Glans klebt und schlecht zurückziehbar ist, insbesondere, weil sie

selbst fibrotisch verhärtet und entzündlich verdickt ist. Histologisch findet sich ein plasmazellreiches Entzündungsinfiltrat.
- Erosiver Lichen ruber planus: nebeneinander von Erosionen und streifigen, weißen Hypergranulationen. Es handelt sich um eine chronisch-entzündliche Dermatose unklarer Ursache. Sie stellt eine Präkanzerose dar (▸Kap. 12.5).
- Morbus Reiter: meist postinfektiös; nach Chlamydia-trachomatis-induzierten Genital- oder Darminfektionen auftretendes Syndrom mit Synovitis, Arthritis, erosiver Balanitis „circinata" und hyperkeratotisch schuppenden Effloreszenzen palmoplantar „Keratodermia blenorrhagicum".

Kommentar Es handelt sich um eine Infektion mit *Candida albicans* (seltener auch andere Candida-Spezies), begünstigt durch das feuchte Milieu unterhalb des Präputiums. Besonders Diabetiker und Patienten mit Phimose sind betroffen.

Therapie

- Lokal: antimykotische Therapie mit Nystatin, Ciclopiroxolamin oder andere Antimykotika. Ein mildes Glucocorticoid (Wirkstärkeklasse I bis II) ist nur in Ausnahmefällen und zu Beginn der Behandlung indiziert.
- Systemisch: Therapie einer möglicherweise bestehenden intestinalen Candidamykose bzw. bei Nichtansprechen einer Lokaltherapie, z. B. mit Fluconazol peroral als Einmaldosis.
- Allgemeine Maßnahmen: Hygiene, Trockenlegen; Einstellung des Blutzuckers.
- Chirurgisch: Zirkumzision (Beschneidung) bei Chronizität.

Praxistipp Eine Candidose im Genitalbereich ist sexuell übertragbar, deshalb sollte die Partnerin/der Partner untersucht und gegebenenfalls mitbehandelt werden. Bei rezidivierender Candidose sollte auf Diabetes untersucht werden. Ein Diabetes prädisponiert für Candidose, aber auch andere Immunschwächen wie AIDS, Tumorerkrankungen, medikamentöse Immunsuppression oder Antibiotikaeinnahme. Auch eine Stuhluntersuchung auf übermäßiges Wachstum von Candida ist zu empfehlen. In einem solchen Fall kann eine Darmsanierung durch perorale Zufuhr von Polyenen durchgeführt werden (2–4 Wochen Nystatin oder Amphotericin B als Lösung und Tablette).

Kefir enthält gesunde Hefekulturen, die übermäßig ausgedehnte *Candida albicans* im Darm verdrängen können. Die Kohlenhydratzufuhr sollte reduziert werden.

17.7 Candida-Vulvovaginitis

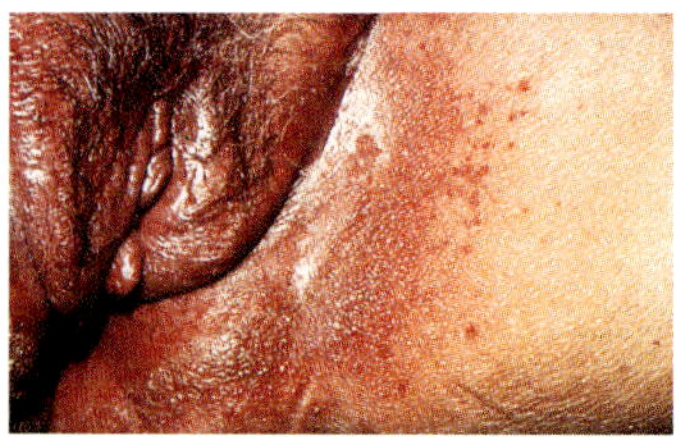

Lokalisation Vulva
Erscheinungsbild Stark gerötete und geschwollene Vulva (Schamlippen) mit Umgebung. Erosionen, in den Falten und im Randbereich einzeln stehende erythematöse Satellitenpapeln und Pusteln. Schmerzen beim Wasserlassen wegen Begleiturethritis, Schmerzen auch beim Geschlechtsverkehr, Juckreiz.

Ähnliche Krankheitsbilder

- Kontaktekzem z. B. durch Allergie gegen Kosmetika oder Körperpflegemittel.
- Bartholinitis: bakterielle Entzündung der im Bereich der Vulva gelegenen Bartholini-Drüse, die zwecks Lubrikation bei sexueller Stimulation ein viskös-mukoides Sekret an die Innenseite des Labium minus abgibt. Dann ist jedoch die Vulvaumgebung nicht betroffen.
- Vulvitis durch sexuell übertragbare Erkrankung, Pemphigus vulgaris, Morbus Behcet (Autoimmunvaskulitis unklarer Ätiologie).

Kommentar *Candida albicans* besiedelt als opportunistischer Erreger die Vulva vieler Frauen. Erst wenn er von seiner apathogenen Hefe- in die pathogene Myzelphase übergeht, kommt es zu Entzündungen. Voraussetzungen dafür sind eine gestörte Abwehr, Stoffwechselstörungen, Estrogentherapie (Pille!), Corticoid- und Antibiotikatherapie.

Therapie

- Lokal: Nystatin, Clotrimazol, Ciclopiroxolamin u. a. in Vaginaltabletten bzw. -zäpfchen und Cremes in Kombination. Clotrimazol wirkt besonders gut in Verbindung mit Milchsäure.
- Systemisch: Bei Nichtansprechen auf eine lokale Therapie kann z. B. eine Einmalbehandlung mit Fluconazol 150 mg peroral erfolgen. Je nach im Abstrich diagnostizierten Candida-Stamm, muss manchmal aber auch auf andere Substanzen zurückgegriffen werden: Itraconazol, Voriconazol, Posaconazol.

Praxistipp Eine Candidose im Genitalbereich ist sexuell übertragbar, deshalb sollte der Partner untersucht und gegebenenfalls mitbehandelt werden. Es sollten prädisponierende Faktoren wie Diabetes mellitus, andere Immunschwächen (AIDS, Tumorleiden, medikamentöse Immunsuppression), Kontrazeptiva und Einnahme von Antibiotika abgeklärt und möglichst ausgeschaltet werden – insbesondere bei rezidivierenden Vulvovaginal-Candidosen. Eine Stuhluntersuchung auf übermäßiges Wachstum von Candida ist zu empfehlen. In einem positiven Fall kann eine Darmsanierung durch perorale Zufuhr von Polyenen durchgeführt werden (2–4 Wochen Nystatin oder Amphotericin B als Lösung und Tablette).

Kefir enthält gesunde Hefekulturen, die übermäßig ausgedehnte *Candida albicans* im Darm verdrängen können.

17.8 Molluscum contagiosum (Dellwarze)

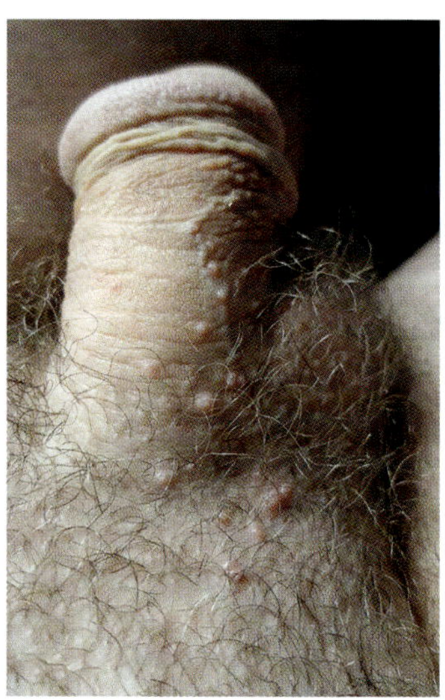

Lokalisation Genitoanalregion

Erscheinungsbild Zunächst nur hautfarbene, halbkugelige Papeln, die sich weich anfühlen und zu eingedellten Papeln mit zentralem Krater heranwachsen. Der Inhalt des Kraters lässt sich wie bei einem Mitesser exprimieren. Sie können am gesamten Integument, so auch im Gesicht, z. B. auf den Augenlidern und, wie hier zu sehen, im Genitoanalbereich auftreten.

Ähnliche Krankheitsbilder

- Milien: Hornretentionszysten, meist um die Augen lokalisiert (▸ Kap. 7.17).
- Verrucae vulgares (▸ Kap. 9.12): Warzen durch humane Papillomviren, haben eine raue, verruköse Oberfläche.
- Fibrome: gutartige, weiche, hautfarbene Epithelwucherungen (▸ Kap. 10.13).

Kommentar Dellwarzen werden durch Poxvirus mollusci verursacht und über Schmierinfektion übertragen. Sie treten insbesondere bei Kindern, besonders mit Neurodermitis, aber auch bei jungen Erwachsenen als „sexually transmitted disease" und bei HIV-Infizierten auf. Die Erkrankung ist eigentlich selbstlimitiert, aber durch Autoinokulation rezidivfreudig.

Therapie

- Narbenfreie chirurgische Entfernung mit einer Curette nach Auftragen einer lokalanästhetischen Creme unter Polyurethanfolie.

17.9 Lichen sclerosus et atrophicus

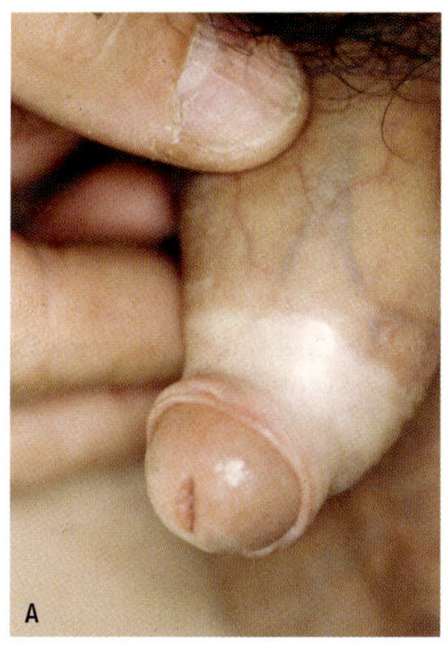

A

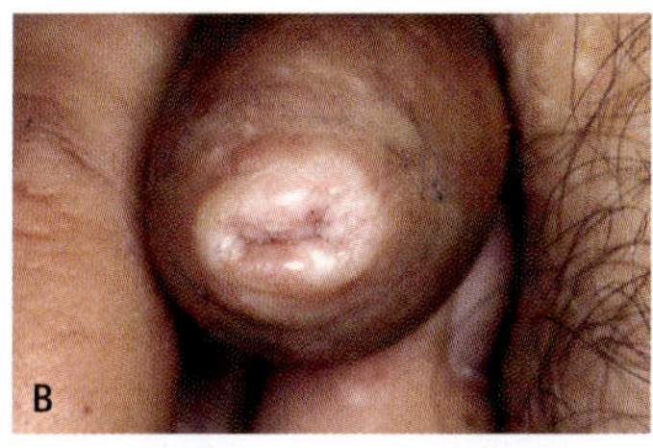

B

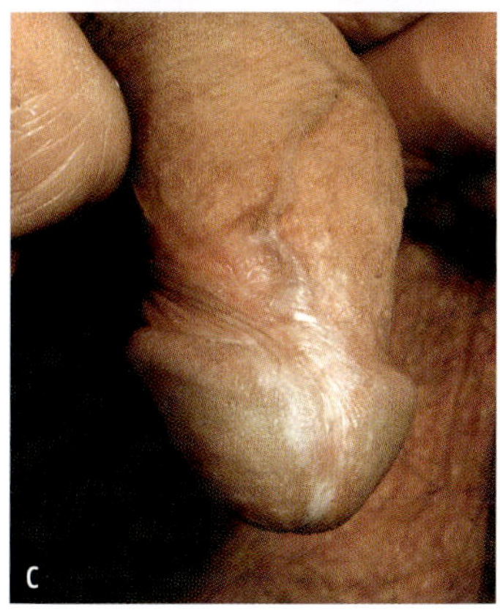

C

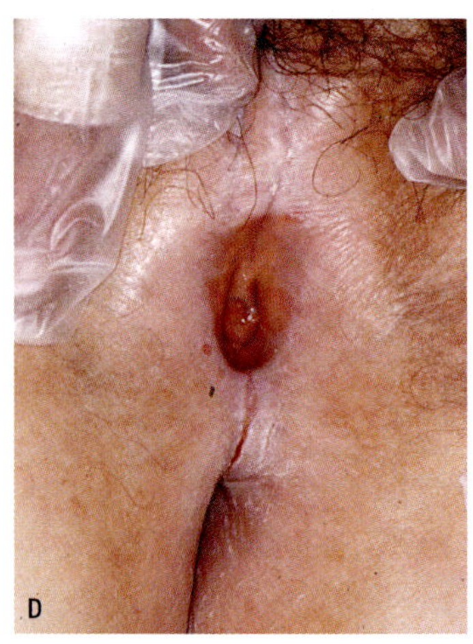

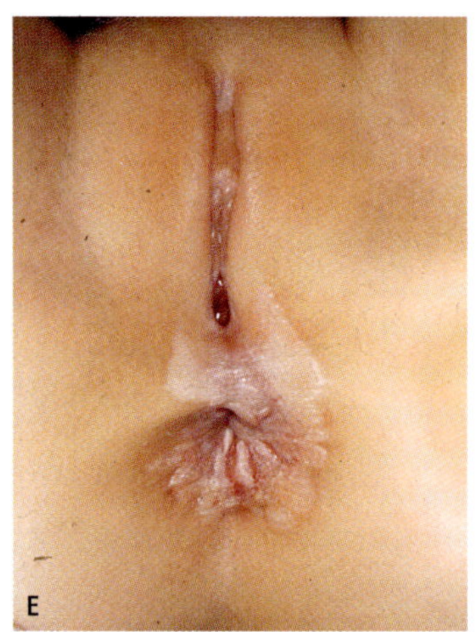

Lokalisation Penis und Vulva

Erscheinungsbild Weiße atrophisch sklerosierte Haut des Präputiums, was eine inkomplette **A** und komplette **B** Phimose zur Folge hat, da die Vorhautelastizität verloren gegangen ist. Das Frenulum (Vorhautbändchen) ist auf Abbildung **C** befallen. Im Vulva- und Perianalbereich finden sich entsprechende Sklerosierungen, Depigmentierungen und Einmauerung des Introitus vaginae bei der Frau **D** und beim Mädchen **E**. Juckreiz kann bei beiden Geschlechtern vorkommen, ist jedoch eher bei Frauen typisch („Kraurosis vulvae").

Ähnliche Krankheitsbilder

- Leukoplakien (▸Kap. 6.6).
- Vitiligo (▸Kap. 9.20, ▸Kap. 15.35).

Kommentar Die Ursache der Erkrankung ist unbekannt. Frauen sind etwas häufiger als Männer betroffen. Am Beginn stehen einzelne weißliche Papeln, die oft rau und hyperkeratotisch sind. Die Erkrankung nimmt einen chronisch progredienten Verlauf, der jedoch auch von jahrelangen Intervallen der Beschwerdefreiheit und Symptomrückbildung unterbrochen sein kann, bis zuletzt ein fibrotischer Endzustand erreicht ist. Bei Mädchen vor der Pubertät kann es zu einer Rückbildung aller Symptome kommen. Diese Tatsache gibt Grund zur Annahme, dass hormonelle Faktoren bei der Krankheitsentstehung eine Rolle spielen können. Die Phimose führt zu Schmerzen beim Geschlechtsverkehr, kann das Urinieren behindern und zu Rhagaden und Einblutungen führen. Die Melanozyten und die elastischen Fasern der betroffenen Dermis gehen bei dieser Erkrankung zugrunde, die Epidermis wird weiß und atrophisch. Selten sind extragenitale Regionen betroffen.

Therapie

- Lokal: Pflege mit Dexpanthenol-haltigen Salben, Versuch mit Estrogen haltigen Zubereitungen bei Frauen, die meist erfolglos sind, lokale oder intraläsionale Glucocorticoid-Injektionen; lokal angewendete PUVA-Therapie mit Meladinine-Creme und UVA-Bestrahlung. Therapieversuch mit topischem Pimecrolimus oder Tacrolimus.
- Chirurgisch bei Penisbefall: Zirkumzision. Möglicherweise sind Kryochirurgie und ablative Laser in ausgewählten Fällen hilfreich.
- Innerliche Therapien sind nicht sehr Erfolg versprechend.

17.10 Sebocystomatosis scroti

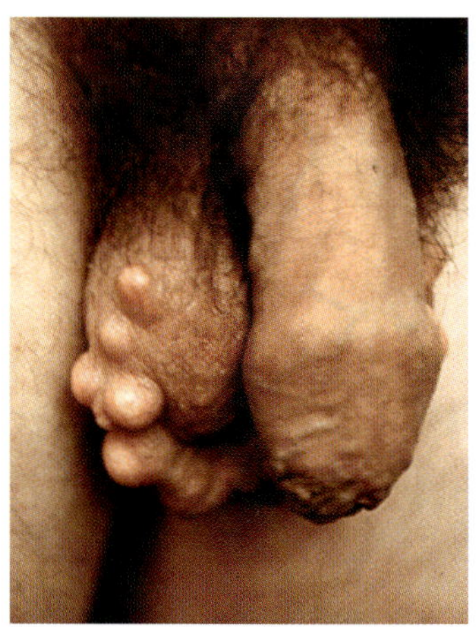

Lokalisation Genitale

Erscheinungsbild Der Hodensack ist übersät mit Talgdrüsenretentionszysten.

Ähnliche Krankheitsbilder

- Keine.

Kommentar Der Ausführungsgang einzelner Talgdrüsen ist verschlossen, sodass der Talg nicht mehr nach außen gelangen kann und sich der Drüseninhalt aufstaut, was als gelbliche pralle Zysten imponiert. Harmlose Erscheinung, oft vergesellschaftet mit gleichen Erscheinungen auf dem Kopf (Atherom, Grützbeutel).

Therapie

- Operative Entfernung.

17.11 Condylomata acuminata (Feigwarzen)

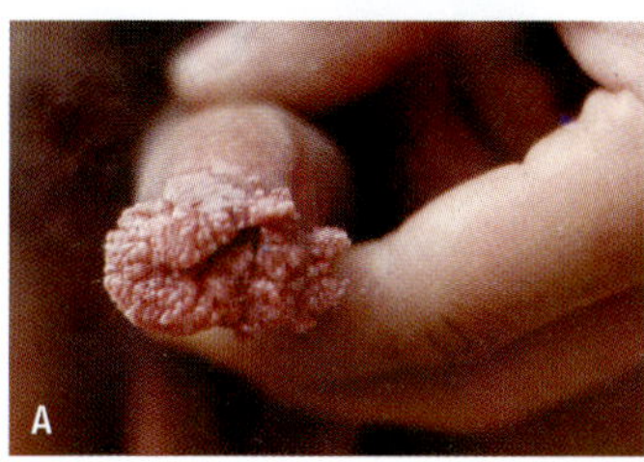
A

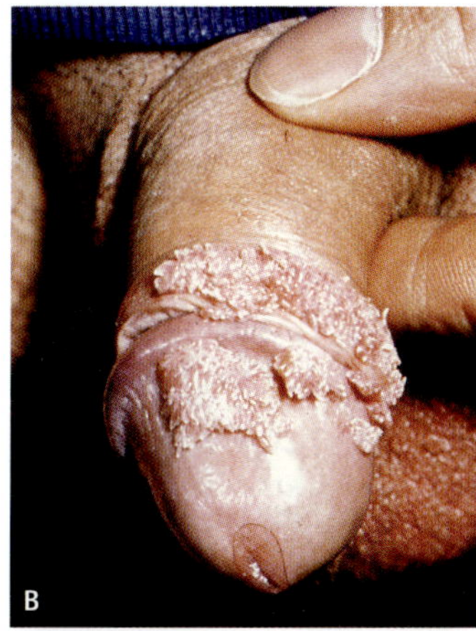
B

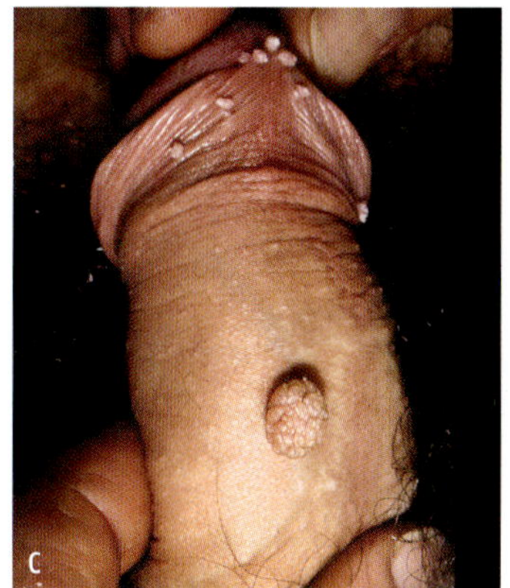
C

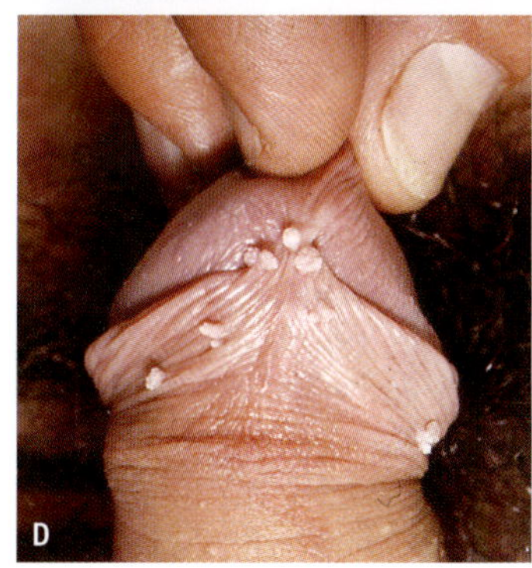
D

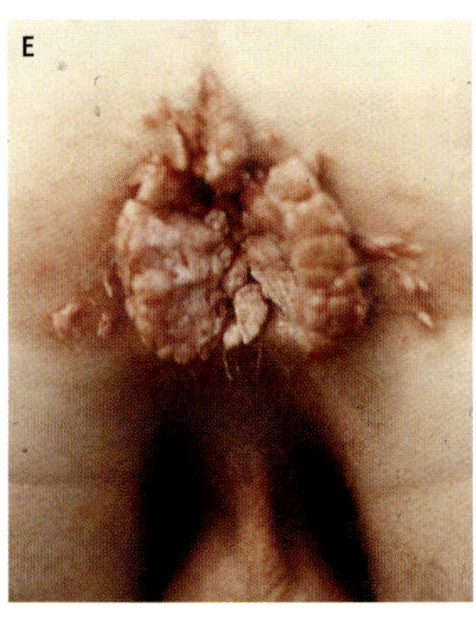

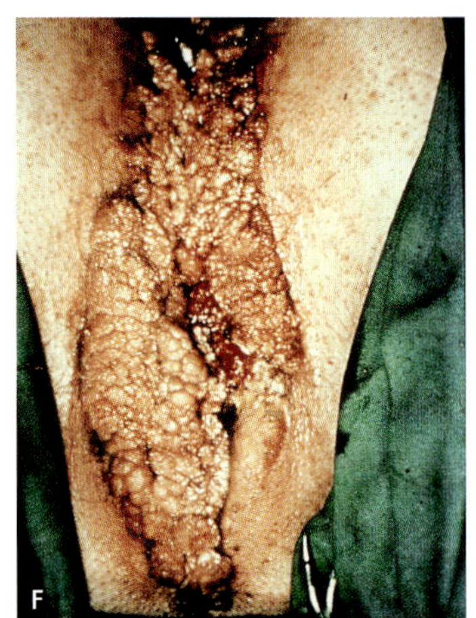

Lokalisation Genitoanalbereich

Erscheinungsbild Hahnenkammartig gefältelte und aufgeworfene, teils einzeln stehende, teils verschmolzene Warzen am Penis im Bereich der Präputium(Vorhaut)-Umschlagfalte **A**, **B**, am Penisschaft **C**, am äußeren Präputium **D**, um den Anus **E** bzw. die Maximalvariante Riesenkondylome Buschke-Löwenstein im Vulva- und Perianalbereich **F**.

Ähnliche Krankheitsbilder

- Plattenepithelkarzinom (▸Kap. 5.2, ▸Kap. 5.4, ▸Kap. 7.46).
- Bei flacheren Formen: Condylomata lata der Syphilis II, breitbasig aufsitzend, bräunlich, keine papilläre Oberfläche (▸Kap. 17.13).

Kommentar Es handelt sich um Warzen, die durch humane Papillomviren (HPV) hervorgerufen werden. Bekannt sind bisher über 100 HPV-Typen. Es handelt sich um eine sexuell übertragbare Krankheit. Die häufigsten Verursacher der klassischen Kondylome sind HPV 6 und 11, die wenig onkogen sind. Stark onkogene Subtypen von HPV, wie die „HighRisk"-Typen 16 und 18, stellen Präkanzerosen dar: Sie können noch nach Jahrzehnten zu Zervixkarzinom, Plattenepithelkarzinomen,

Morbus Bowen, Bowenoider Papulose, Erythroplasie Queyrat und Bowen-Karzinom führen, im Bereich des Larynx zu Larynxkarzinomen. Auch andere Malignome stehen vermutlich im Zusammenhang mit HPV. Selten wachsen die Kondylome zu gigantischer Größe heran, sog. Riesenkondylome „Buschke-Löwenstein" mit großem Entartungsrisiko zum Plattenepithelkarzinom, obwohl hier oft keine High-Risk-HPV-Typen vorliegen. Histologisch verbirgt sich dahinter häufig schon der Übergang in ein Plattenepithelkarzinom. Eine Virus-Subtypisierung erfolgt aus Gewebeproben mittels In-situ-Hybridisierung. Bei schwieriger klinischer Abgrenzung der Warzen zur nicht befallenen Umgebungsschleimhaut intraanal, intravaginal und zervikal, insbesondere wenn die Läsionen noch klein und flach sind, können die Warzen durch 1 % Essigsäure weiß angefärbt werden.

Therapie

- Kleine Läsionen: Selbstbehandlung durch Patienten: Podophyllotoxin 0,5 % Lösung oder 0,15 % Creme 2 × tägl. an 3 aufeinander folgenden Tagen über 4 Wochen oder Interferon-beta-Gel (0,1 Mio. IE/g) adjuvant nach chirurgischer Entfernung; Imiquimod 5 % Creme an jedem zweiten Tag; Trichloressigsäure-Koagulation.
- Bisher verbreitet ist bei ausgedehntem Befall das chirurgische Vorgehen mit Elektrokauterisation; CO_2-Laser; Kryotherapie.
- Viel einfacher gelingt die Behandlung jedoch mit dem Farbstofflaser. Es genügt in der Regel eine Einmalbehandlung, der Laser koaguliert die Warzengefäße, die Warze fällt wenige Tage später ab. Vorteil: fast schmerzfrei, keine Wunden und vor allem keine Rauchentstehung mit gefährlichen Viruspartikeln.
- Rezidivprophylaxe bei 10–80 % Rezidivquote: Imiquimod Creme 3 x/ Woche über Nacht über 8 Wochen oder Interferon alfa 3 × 3 Mio IE/ Woche s. c. für 2–8 Wochen oder Interferon intraläsional.

Praxistipp Bei Cervixabstrichen, die dysplastisch sind, empfiehlt sich eine HPV-Subtypisierung durchführen zu lassen, um das Entartungspotenzial des Befundes abzuschätzen. Prophylaktisch kann auch noch bei Erwachsenen eine Impfung gegen HPV hilfreich sein.

17.12 Primäraffekt bei Syphilis Stadium I

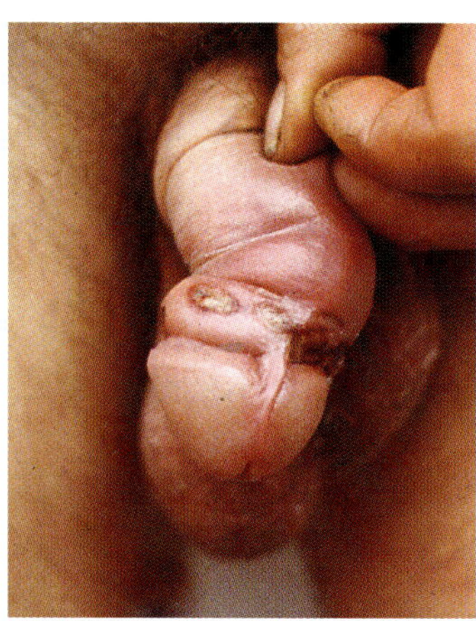

Lokalisation Penis

Erscheinungsbild Mehrere kleine, scharf begrenzte, flache Ulzera am inneren Präputialblatt mit ödematös geschwollenem und gerötetem Penisschaft. Der Penis ist abgeknickt, die Schwellung hart. Die Ulzera sind schmerzlos.

Ähnliche Krankheitsbilder

- Herpes genitalis (HSV II; ▸ Kap. 17.18).
- Lymphogranuloma venerum (*Chlamydia trachomatis* Serovar. L 1–3), an der Eintrittspforte häufig unbemerkte kleine Papel, kann ulzerieren, ist eher schmerzlos; massive, meist einseitige, schmerzhafte Schwellung der Leistenlymphknoten mit eitriger Einschmelzung; Fieber.
- Ulcus molle (*Hämophilus ducreyi*), an der Eintrittspforte schmerzhaftes Ulkus und schmerzhafte Leistenlymphknotenschwellung, mögliche Abszedierung.
- Granuloma inguinale (*Calymmatobacterium granulomatis Donovani*), an der Eintrittspforte unregelmäßig begrenzte Ulzeration, die lang-

sam größer wird. Keine Lymphknotenschwellung, aber Granulombildung in der Subcutis entlang der Lymphspalten. Keimansiedlungen in Knochen und Leber möglich.

- Morbus Behcet; Autoimmunerkrankung mit Aphthen im Genitoanalbereich, an der Mundschleimhaut, Organbeteiligung möglich, besonders Augenentzündungen.
- Fixe Arzneimittelexantheme (z. B. durch Tetracyclin); toxische Reaktion mit Ausbildung eines lividen Erythems von ca. 2 cm Durchmesser, immer an derselben Lokalisation.
- Foscarnet-Ulkus unter virustatischer Therapie, z. B. bei HIV-Patienten.

Kommentar Der syphilitische Primäraffekt (erstes Zeichen der Syphilis) entsteht ca. 2–3 Wochen nach Infektion direkt im Bereich der Eintrittspforte. Beim Mann tritt dieser in der Regel am Penis auf, dort meist an Frenulum präputii und Sulcus coronarius (Kranzfurche), aber auch an Glans, Präputium und Penisschaft. Orale Primäraffekte können nach Oralverkehr entstehen. Die Derbheit der Schwellung erklärt sich durch einen Lymphstau, da sich die Erreger in den Lymphspalten zu den regionalen Lymphknoten fortbewegen mit bestehender derber, schmerzloser regionaler Lymphknotenschwellung (Skleradenitis). Ohne Therapie heilt der Primäraffekt nach 3–8 Wochen spontan narbig ab, das Stadium der Lues II beginnt. Achtung, es kann gleichzeitig eine andere sexuell übertragbare Erkrankung bestehen, ein Screening auf HIV, Hepatitis, Chlamydien, Gonorrhö usw. ist empfehlenswert.

Therapie

- Die klassische Therapie der Frühsyphilis besteht in der täglichen Applikation von 1 Mio. Einheiten Clemizol-Penicillin über 2 Wochen. Die alternative Behandlung ist sehr bequem: 2,4 Mio. Einheiten Benzathin-Penicillin-G i. m. als Einmaldosis.
- Bei Penicillinallergie Tetracyclin bzw. Doxycyclin 2 × 100 mg/Tag über 14 Tage.

17.13 Condylomata lata

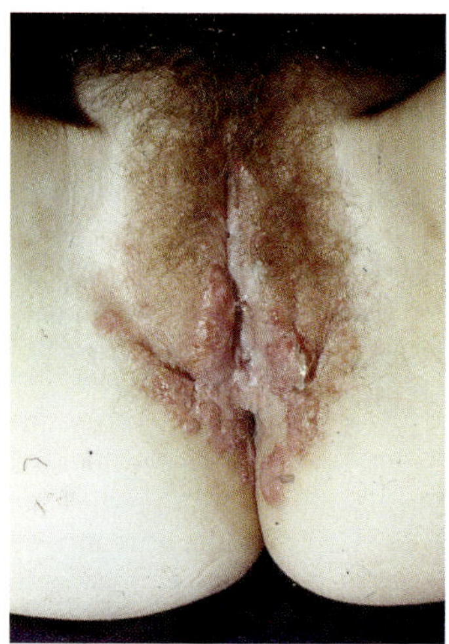

Lokalisation Genitoanalregion

Erscheinungsbild Erythematöse, breitbasig aufsitzende Knoten mit Neigung zu Erosionen. Schmerzlos.

Ähnliche Krankheitsbilder

- Condylomata acuminata (▸Kap. 17.11).
- Plattenepithelkarzinom (▸Kap. 5.2, ▸Kap. 5.4, ▸Kap. 7.46).
- Bowenkarzinom; entwickelt sich aus der Präkanzerose M. Bowen (▸Kap. 9.17) durch invasives Wachstum und entspricht histologisch einem Plattenepithelkarzinom.

Kommentar Es handelt sich um hochinfektiöse, lokalisierte Papeln der Syphilis im Stadium II, die Millionen von Erregern, *Treponema pallidum*, enthalten. Das Stadium II beginnt ca. 7–10 Wochen nach Erstinfektion, nach Abklingen des Primäraffektes, und dauert bis zu 2 Jahren, bevor das Stadium III beginnt. Neben den lokalisierten Papeln im Anogenitalbereich können ähnliche Effloreszenzen auch an Hand- und Fußsohlen sowie der Mundschleimhaut, dem Haaransatz und den seborrhoischen Arealen auftreten. Stadium II zeichnet sich durch weitere typische Symptome aus: generalisierte Lymphknotenschwellung, Exantheme, Haarausfall, luetisches Leukoderm (hypopigmentierte Flecken) im Nacken. Achtung, es kann gleichzeitig eine andere sexuell übertragbare Erkrankung bestehen, ein Screening ist empfehlenswert.

Therapie

- 2,4 Mio. IE Benzathin-Penicillin-G i. m. als Einzeldosis (▸ Kap. 17.12).
- Bei Penicillinallergie: Tetracyclin bzw. Doxycyclin 2 × 100 mg/Tag über 14 Tage.
- Die Antibiose führt im Stadium II, bei dem sich die Erreger schon im ganzen Körper verteilt haben, innerhalb von 3–6 Stunden zu einem massiven Treponemenzerfall, der durch Endotoxinbelastung zu einer ausgeprägten Immunantwort mit Fieber und Abgeschlagenheit führen kann.

17.14 Papillae coronae glandis

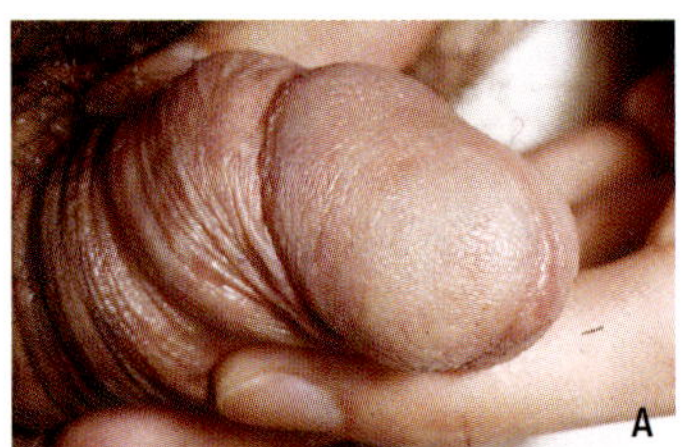

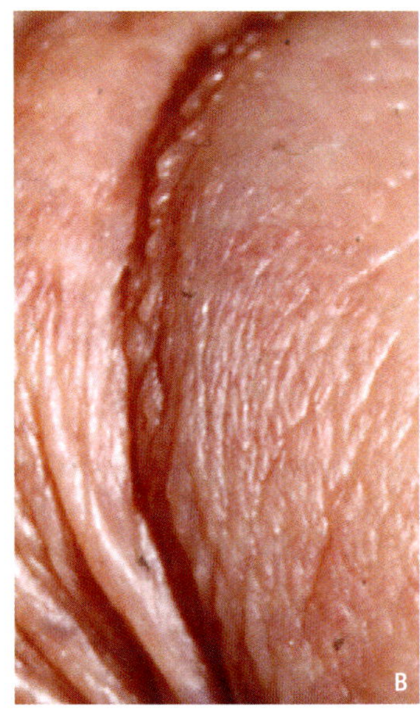

Lokalisation Sulcus coronarius (Kranzfurche)
Erscheinungsbild Hautfarbene Papeln im Sulcus coronarius. Asymptomatisch.

Ähnliche Krankheitsbilder

- Ektope (verstreute, einzeln stehende) Talgdrüsen, gehäuft an Mundschleimhaut, Brustwarzenhöfen, Vulvaschleimhaut, Vorhaut, Glans (Eichel) und Frenulum (Vorhautbändchen).
- Condylomata acuminata (▸Kap. 17.11): Feigwarzen durch humane Papillomviren (sexuell übertragbar).

Kommentar Diese winzigen Papillen sind eine asymptomatische Normvariante ohne Krankheitswert, werden aber leider gelegentlich mit Condylomen o. Ä. verwechselt mit demzufolge vergeblichen Therapieversuchen.

Therapie

- Nicht notwendig.

17.15 Erysipel

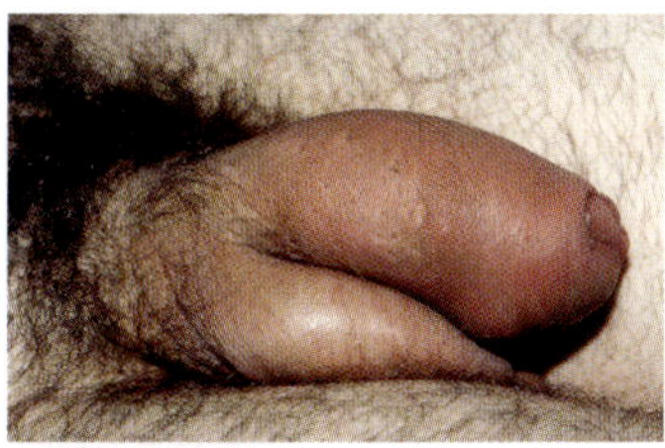

Lokalisation Penis

Erscheinungsbild Stark geschwollener und geröteter sowie überwärmter Penis. Die regionalen Lymphknoten sind geschwollen und druckdolent. Es besteht Fieber.

Ähnliche Krankheitsbilder

- Syphilis Stadium I mit unter dem Präputium (Vorhaut) verborgenen Primäraffekt. Die Schwellung ist bei der Lues allerdings härter und nicht schmerzhaft (▸Kap. 17.12).
- Kontaktallergie gegen Kondominhaltsstoffe, z. B. Latex, Gummistoffe. Es besteht Juckreiz.

Kommentar Ursache ist der Eintritt von Bakterien, meist *Streptococcus pyogenes,* seltener gramnegativen Erregern oder *Staphylococcus aureus* ins Gewebe. Die Erreger führen zum Lymphödem, da sie sich in den Lymphspalten aufhalten. Bei massiver Schwellung oder Umwandlung in eine tiefergehende Infektion (Phlegmone) kann der Penis nekrotisch werden. Es besteht nach einem Erysipel die Gefahr eines chronischen Lymphödems durch Verschluss der Lymphspalten.

Therapie

- Lokal: antiseptische, kühlende Umschläge.
- Systemisch: Antibiose, z. B. mit Penicillinen, Ciprofloxacin oder Clindamycin.
- Allgemeine Maßnahmen: Hochlagern auf ein Penis-Hoden-Bänkchen.

17.16 Erythroplasie Queyrat

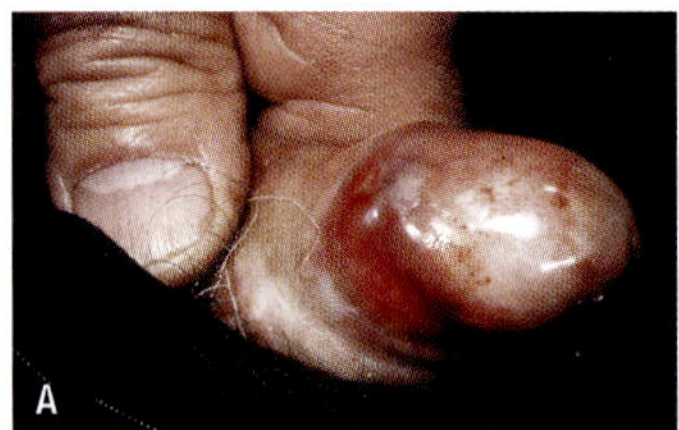

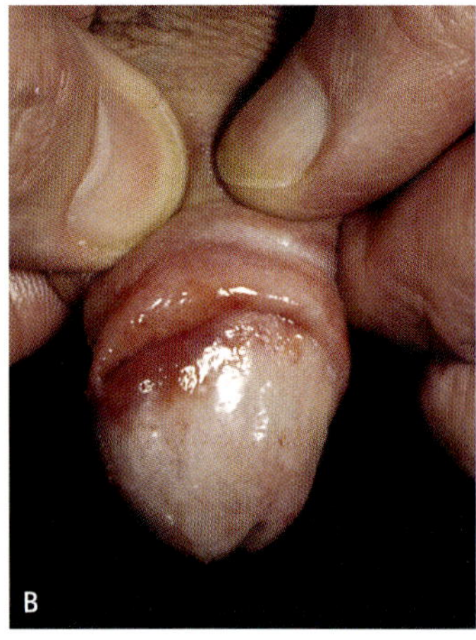

Lokalisation Penis

Erscheinungsbild **A** Unscharf begrenzte, düster-rote Haut der Glans penis mit einer weißlich erhabenen Papel im Sulcus-coronarius-Bereich. Die übrige Glans glänzt auffällig und ist mit kleinen Hämorrhagien übersät. **B** Scharf begrenzte, bräunlich-rötliche, teils weißliche Schwellung und Verhärtung, stark glänzend.

Ähnliche Krankheitsbilder

- Balanoposthitis plasmazellularis Zoon: chronische Entzündung von Glans und innerem Vorhautblatt durch bakterielle und mykotische Infektionen, besonders bei älteren Männern mit Diabetes. Sie führt zu einem Verlust des Stratum corneum der Glans, sodass die Vorhaut an der Glans klebt und schlecht zurückziehbar ist, insbesondere weil sie selbst fibrotisch verhärtet und entzündlich verdickt ist. Histologisch findet sich ein plasmazellreiches Entzündungsinfiltrat.
- Erosiver Lichen ruber planus: Nebeneinander von Erosionen und streifigen weißen Hypergranulationen. Es handelt sich um eine chronisch-entzündliche Dermatose unklarer Ursache. Sie stellt eine Präkanzerose dar.
- Morbus Reiter: meist postinfektiös nach *Chlamydia-trachomatis*-induzierten Genital- oder Darminfektionen auftretendes Syndrom mit Synovitis, Arthritis, erosiver Balanitis „circinata" (girlandenförmig) und hyperkeratotisch schuppenden Effloreszenzen palmoplantar „Keratodermia blenorrhagicum".
- Candida-Balanitis (▸Kap. 17.6): Nachweis von Hefepilzen.

Kommentar Eine gegenüber Antimykotika und Glucocorticoiden therapieresistente Läsion am Penis sollte den Verdacht auf eine Erythroplasie lenken. Daher empfiehlt sich in solchen Fällen, eine Probebiopsie zu entnehmen. Histologisch zeigt sich dann eine intraepitheliale Neoplasie, die eine obligate Präkanzerose ist, die Vorstufe eines invasiven Plattenepithelkarzinoms. Eine Assoziation mit High-Risk humanen Papillomviren, aber auch anderen Karzinogenen, wie Arsen, ist bekannt.

Therapie

- Lokal: Chemotherapie mit 5-Fluorouracil mit okklusiv angewendeter Salbe über 1 Woche einmal täglich, worunter es zu einer Abschälung der erkrankten Haut mit heftiger Begleitentzündung kommt; Immuntherapie mit Imiquimod 3 × pro Woche über 4–8 Wochen über Nacht, ebenfalls von Entzündungsreaktionen begleitet.
- Chirurgisch: Exzision; Kryotherapie: dabei kommt es zur blasigen Ablösung der Epidermis.

- Photodynamische Therapie: Auftragen von 5-Aminolävulinsäure (5-ALA) auf befallene Areale und Belichtung mit Strahlen der Wellenlänge 570–670 nm. Es kommt nur im Bereich der Tumorzellen zu einer Anhäufung von 5-ALA, die in Protoporphyrin IX umgewandelt wird und die Zellen lichtempfindlich macht. Durch die Belichtung kommt es zu einer Entzündungsreaktion und zum Absterben allein der dysplastischen (schon veränderten) und der Tumorzellen, nicht aber der gesunden Hautzellen.

17.17 Pyodermia fistulans sinifica

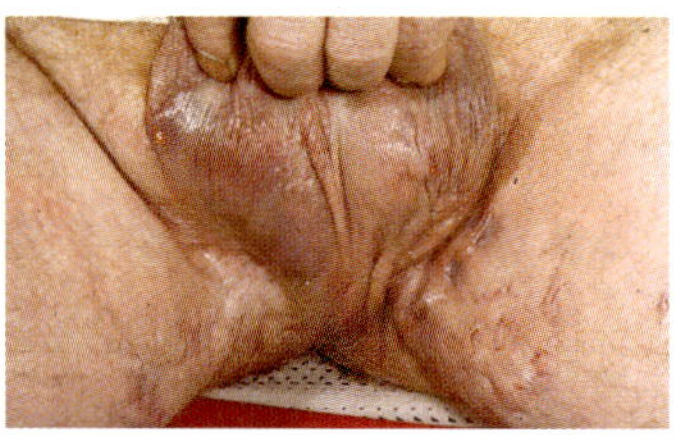

Lokalisation Genitoanalregion
Erscheinungsbild Im Bereich der schweißdrüsenreichen Genital- und Inguinalregion finden sich narbige Einziehungen und Wülste mit angedeuteten Fistelgängen.

Ähnliche Krankheitsbilder

- Morbus Crohn: entzündliche Darmerkrankung mit Ausbildung von Fistelgängen in die Genitoanalregion.

Kommentar Die Ursache ist unklar. Ein Zusammenhang mit Akne vulgaris ist nicht wahrscheinlich, da nicht die Talgdrüsen, sondern die Schweißdrüsen betroffen sind. Auch greift kein klassisches Aknetherapeutikum. Bemerkenswert ist nach eigenen klinischen Erfahrungen, dass die Betroffenen regelmäßig Raucher sind. Außerdem spielt die Okklusion bei Übergewicht ebenfalls eine wichtige Rolle.

Therapie

- Exzision des gesamten Areals und Abwarten der Sekundärheilung bzw. plastische Deckung mittels Hautverpflanzung.

Praxistipp Rauchen aufgeben, da Nicotin die Apoptose (programmierter Zelltod) der neutrophilen Granulozyten unterdrückt und dadurch der Eiterbildung Vorschub geleistet wird.

17.18 Herpes genitalis

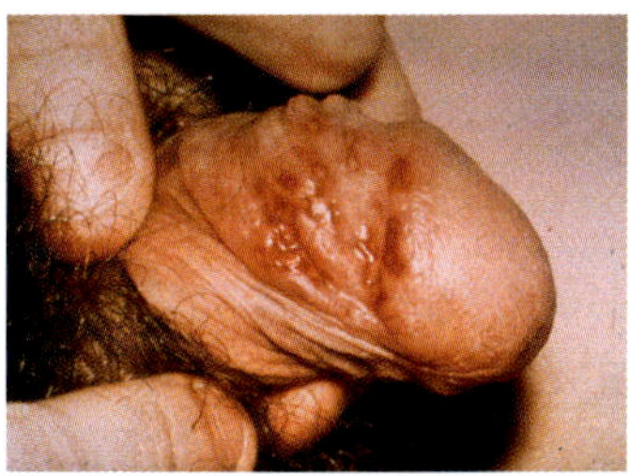

Lokalisation Penis

Erscheinungsbild Gruppiert stehende, trübe Bläschen und runde Erosionen im Bereich der Glans penis und des inneren Präputiums. Die befallene Haut ist leicht entzündlich gerötet. Es bestehen Juckreiz, Brennen oder starke, ausstrahlende Schmerzen. Die regionalen Lymphknoten sind druckdolent und vergrößert.

Ähnliche Krankheitsbilder

- Herpes zoster (▸Kap. 15.8).
- Primäraffekt bei Lues Stadium I (▸Kap. 17.12).
- Ulcus molle (▸Kap. 17.12).
- Granuloma inguinale (▸Kap. 17.12).
- Lymphogranuloma venerum (▸Kap. 17.12).
- Morbus Behcet (▸Kap. 17.12).

Kommentar Das Herpes-simplex-Virus (HSV) kann die gesamte Haut befallen, im Mund (überwiegend HSV I) und Genitalbereich (überwiegend HSV II) tritt es jedoch bevorzugt auf. Genitalherpes ist eine sexuell übertragbare Erkrankung, die sehr rezidivfreudig und schmerzhaft ist. HSV dringt bei der Erstinfektion über kleine Haut- oder Schleimhautverletzungen ein und beginnt mit der Virusreplikation in Epithel und Dermis. Die Viren wandern durch die afferenten Nervenaxone in den Zellkörper sensibler Ganglien in die Hinterwurzel des Rückenmarks. Dort vermehren sie sich weiter und persistieren dann zeitlebens. Allerdings können sie durch lokale oder systemische immunsuppressive Faktoren wieder reaktiviert werden und gelangen dann über die efferenten sensiblen Nervenbahnen zurück in die Haut und breiten sich peripher über Zell-zu-Zellkontakte aus, sodass auch größere Hautareale befallen werden können.

Therapie

- Lokal: Zinkoxidschüttelmixtur; antiseptische Eichenrinden-, Tannolact®-Sitzbäder; tägliche Umschläge mit wässriger 0,05 % Zinksulfatlösung oder Fertigpräparat Zinksulfatgel. Die Anwendung der Zinksulfatlösung geschieht folgendermaßen: Während der aktuellen Herpes-Erkrankung wird täglich ein mit der Lösung getränktes Läppchen aufgelegt, über eine Dauer von etwa 10 Minuten. Nach dem Verschwinden der Erscheinungen erfolgt die gleiche Prozedur einmal pro Woche, nach drei Monaten einmal pro Monat. Sollte zwischenzeitlich ein Rezidiv auftreten, beginnt man von vorne. Diese Behandlung führt häufig zu einer deutlichen Abnahme der Rezidivhäufigkeit, oder gar zum Verschwinden.
- Systemisch: nur in schweren Fällen als episodische Behandlung über 5 Tage oder bei häufigen Rezidiven (> 10 × pro Jahr bzw. alle 6 Wochen oder öfter) als Dauersuppressionsbehandlung über viele Monate. Interne Therapie mit Valaciclovir, Aciclovir, Brivudin, Famciclovir.

Anhang

18 Effloreszenzen und Nomenklatur

18.1 Nomenklatur der Dermatologie

Die Dicke der Epidermis – und dies ist für das Ausmaß der Resorption von Externa von Bedeutung – variiert von 40 µm des Augenlides bis zu 400 µm der Handinnenfläche und Fußsohle. Das Stratum basale (Keimzellschicht, ○ Abb. 18.1) ist diejenige Schicht, in der die Zellteilungsvorgänge stattfinden. Die jeweils entstehenden Tochterzellen werden im Verlaufe der Reifung (Differenzierung) immer mehr in Richtung der Hautoberfläche geschoben. Dabei runden sich die Zellen zunächst ab und es bildet sich die Stachelzellschicht (Stratum spinosum) aus. Diese ist eine Verschiebeschicht, die die mechanische Belastung der Haut aufnimmt.

Wenn die Zellen auf ihrer Wanderschaft nach oben Keratohyalingranula einlagern, entsteht die Körnerzellschicht (Stratum granulosum). Hier ist der Übergang von den lebenden zu den abgestorbenen Zellen der Hornschicht (Stratum corneum), die eine Zunahme der Keratinisierung mit gleichzeitiger Zerstörung des Zellkernes aufweist. Die Ausbildung der Hornzellschicht ist nicht nur ein simpler Absterbevorgang am Ende des Zellteilungszyklus, sondern vielmehr das Produkt intensiver biochemischer, physiologischer und morphologischer Aktivität, die zu der Transformation der Zellen führt.

Die Zellen des Stratum corneum sind extrem abgeflacht, 0,5 µm dick, in 8–16 Lagen überlappend. Sie enthalten Keratin, schwefelreiche amorphe Proteine und Lipide, sowie weiterhin wasserlösliche Proteine und Natural Moisturizing Factors wie Aminosäuren, Zucker und Harnstoff, die allesamt als Puffer, Emulgator und Wasserrückhalter wirken, um die Integrität der Hautoberfläche zu gewährleisten. Von der mitotischen Teilung der Basalzelle bis zum Abstoßen der Hornzelle benötigt die Haut 28 Tage, d. h. alle 4 Wochen erneuert sich die Haut.

Unter der Epidermis liegt das Korium, auch Dermis genannt (Lederhaut), mit zellulären Elementen, Kollagen und elastischen Fasern. Im Korium finden sich die Hautanhangsgebilde, die z. T. bis zur Subkutis, dem subkutanen Fettgewebe reichen.

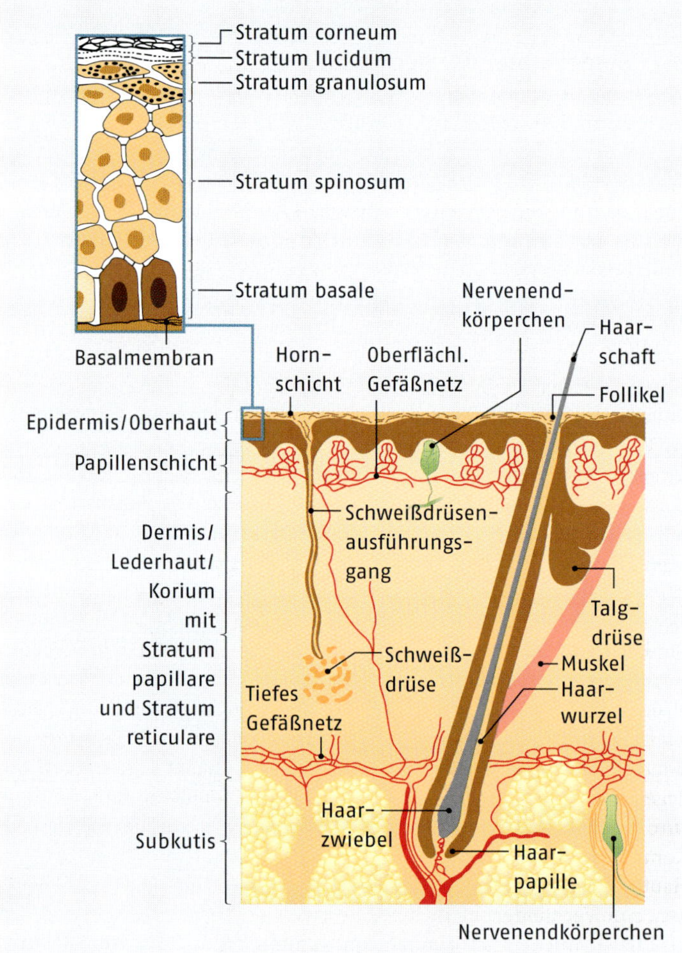

Abb. 18.1 Anatomie der Haut. Aus Niedner 2001

Die dermatologische Nomenklatur bezieht sich auf Hauteffloreszenzen, worunter die Hauterscheinungen (wörtlich Blüten) infolge von Hauterkrankungen zu verstehen sind. Die Effloreszenzen sind die Grundelemente der Hautkrankheit, wobei man eine Primär- von einer Sekundäreffloreszenz unterscheidet.

18.2 Primäreffloreszenzen

Die Primäreffloreszenzen sind die Kardinalsymptome der Dermatologie. Man versteht darunter jene Hauterscheinungen, die sich unmittelbar infolge einer pathologischen Veränderung ergeben, wohingegen sich die Sekundäreffloreszenzen erst im Verlaufe einer Krankheit aus diesen Primäreffloreszenzen entwickeln.

18.2.1 Macula

Die Macula (Fleck) ist eine umschriebene Farbveränderung im Niveau der Haut. Sie kommt zustande durch Einlagerung von gefärbten Bestandteilen, die in ihrer Menge aber so gering sind, dass eine Vorwölbung der Haut nicht sichtbar wird. Je nachdem wie tief eingelagerte Farbbestandteile sind, kommt es zu einer unterschiedlichen Farbgestaltung, auch wenn der identische Stoff vorhanden ist. Körperfremdes Pigment kann in Form einer gewollten Tätowierung oder auch ungewollt infolge eines Unfalls als Schmutztätowierung in die Haut gelangen.

Eine Blutung in die Haut wird dunkelrot bis blau erscheinen, sich im Verlaufe des Abbaues des Blutfarbstoffes aber von einem grünlichen Farbton in einen gelblichen umwandeln. Bleibt im Gewebe vermehrt Eisen als Abbauprodukt aus dem Hämoglobin liegen, so wird das Gewebe Hämosiderin bilden, um das Eisen zu binden. Hämosiderin bleibt in der Haut liegen und verfärbt sie gelblich, was als Purpura jaune d'ocre bezeichnet wird.

Kommt es zu Veränderungen des Melaningehalts, dem eigentlichen Hautpigment, so wird man eine Vermehrung als Melanoderm bezeichnen, eine Verminderung als Leukoderm.

Maculae können weiterhin auch durch unterschiedliche Blutgefäßfüllungen entstehen. Kommt es zu einer simplen Gefäßerweiterung (Hyperämie), findet sich ein Erythem mit hellroter Ausprägung. Typisch für die

Gefäßerweiterung ist, dass diese Macula mit einem Glasspatel wegdrückbar ist, im Gegensatz zu Ablagerungen von Pigment.
Im Falle einer venösen Stauung findet sich eine Zyanose, von bläulichlivider Verfärbung. Eine Gefäßverengung (Anämie) zeigt sich durch einen helleren Farbton als den der umgebenden Haut an. Eine permanente Gefäßerweiterung findet sich bei dem angeborenen Naevus flammeus (Feuermal).

18.2.2 Papel

Die Papel (Knötchen) entsteht infolge einer Vermehrung von Bestandteilen des Gewebes, wobei diese Vermehrung so ausgeprägt ist, dass sich die Haut nach außen vorwölbt. Es sind überwiegend zelluläre Infiltrate, wie etwa bei Tumoren oder beim Ekzem. Die Papel weist einen Durchmesser von ca. 5 mm auf, ein Knötchen eines größeren Ausmaßes nennt man Knoten (Nodulus, Nodus oder Tumor). Seine Konsistenz ist derb, gelegentlich teigig.

18.2.3 Vesicula

Die Vesicula (Bläschen) ist ein nicht-präformierter flüssigkeitsgefüllter Hohlraum, der sich halbkugelig über die Haut erhebt. Der Durchmesser liegt wie bei der Papel bei 5 mm, größere Bläschen werden als Blasen (Vesicae, Bullae) bezeichnet. Das Bläschen kommt zustande durch eine Ansammlung von Serum oder Blut an umschriebener Stelle zwischen den Schichten der Epidermis oder unter der Epidermis (intra- bzw. subepidermale Blase). Liegt die Flüssigkeit unterhalb des Stratum corneum, spricht man von einem subcornealen Bläschen. Bei der Vesicula werden ein Blasengrund, eine Blasendecke und ein Blasenkragen sowie der Blaseninhalt unterschieden. Diese Unterscheidung ist deshalb von Bedeutung, weil beim Platzen der Bläschen bestimmte Sekundäreffloreszenzen entstehen: Aus dem Blasengrund wird eine Erosion, die Blasendecke bildet eine Schuppe, der Blaseninhalt bildet nach dem Eintrocknen eine Kruste.

18.2.4 Pustel

Ist ein Bläschen mit Eiter gefüllt, liegt eine Pustel (Eiterbläschen) vor. Diese ist genauso aufgebaut wie eine Vesicula und entsteht entweder primär durch eine umschriebene Leukozytenansammlung in der Epidermis oder aber sekundär durch eine Pustulation infizierter Bläschen.

18.2.5 Zyste

Befindet sich Flüssigkeit in einem präformierten Hohlraum, so spricht man nicht mehr von Vesicula, sondern von Zyste. Die Zyste enthält eine Ansammlung von Serum, Blut, Drüsensekret oder Zelldetritus (Zelltrümmern). Dieser Hohlraum ist demgemäß von einem Epithel ausgekleidet (z. B. bei einem Atherom) und immer von einer Bindegewebsmembran umgeben.

18.2.6 Urtika

Die Urtika (Quaddel) besteht aus einer beetartigen Erhabenheit der Haut, die durch ein Ödem des Papillarkörpers hervorgerufen wird. Dieses Ödem kommt durch eine Vermehrung von Gewebsflüssigkeit zwischen den kollagenen Bündeln des Stratum papillare durch Austritt an den Blutgefäßen zustande. Die Quaddel bleibt in der Regel nur für einen Zeitraum einiger Stunden bestehen, ist flach erhaben, scharf begrenzt, häufig von bizarrer Gestalt. Bildet sich im Zentrum einer Urtika ein kleines derbes Bläschen aus, entsteht eine Seropapel. Eine spezielle Urtikariaform liegt beim Quincke-Ödem vor. Es handelt sich dabei um eine in der Subkutis gelegene tiefe Urtika, die zu einer teigigen Schwellung im Bereich des Gesichtes oder auch des Genitale führt.

18.3 Sekundäreffloreszenzen

Sekundäreffloreszenzen der Haut sind all diejenigen Veränderungen, die infolge von Funktionsstörungen durch das primäre Krankheitsgeschehen (sichtbar an den Primäreffloreszenzen) entstehen, und sich daher auf die Primäreffloreszenzen aufpfropfen können bzw. zeitlich erst nach deren Auftreten sichtbar werden. Die verschiedenen Arten von Sekundäreffloreszenzen werden nachfolgend vorgestellt.

18.3.1 Squama

Die Squama (Schuppe) ist eine Auflagerung aus normalen oder pathologisch verhornten Zellen, die in größeren Verbänden zusammenhängend bleiben, weil diese entweder durch vermehrte Adhäsion der Zellen länger auf der Haut liegen bleiben (Retentionshyperkeratose) oder weil die Epidermis überschießendes Horn bildet und dies schließlich abstößt (Proliferationshyperkeratose). Je nachdem, wie groß die Einzelschuppe ist, kann man eine pityriasiforme (kleie- oder mehlartige), kleinlamellöse, großlamellöse und exfoliative (großflächige blätterförmige) Schuppung finden. Auch die Art der Schuppung kann unterschiedlich sein. Man kennt eine psoriasiforme parakeratotische Schuppung, die silbrig spiegelnd schuppt, sowie eine ichthyosiforme schwielen- bis plattenartige Schuppung. Die Farbe der Schuppen ist weiß bis grau, kann aber durch Verschmutzungen und Talgbeimengungen ganz andere Farben annehmen. Dringen Serum, Blut oder Eiter zwischen die Schuppen, so verkrusten diese stark, es entsteht die Crusta lamellosa (Schuppenkruste).

18.3.2 Crusta

Die Crusta (Kruste, Borke) besteht aus geronnenem bzw. eingetrocknetem Serum, Eiter oder Blut, die sich auf die Haut aufgelagert haben. Je nach Tiefe des Defektes in der Haut entsteht eine seröse Kruste, sofern ein oberflächlicher Substanzverlust besteht (z. B. Excoriatio oder Erosio), man erhält eine hämorrhagische Kruste, wenn der Substanzverlust tiefer greift mit Eröffnung von Gefäßen und schließlich kann sich eine Eiterkruste bilden, wenn sich der Inhalt von Pusteln (z. B. bei Impetigo contagiosa; ▸ Kap. 7.11) verfestigt. Solche Krusten sind gelb bis gelbbraun.

18.3.3 Rhagade (Einriss)

Die Rhagade (Fissur) ist ein tief gehender, spaltförmiger feiner Einriss, der am häufigsten bei einer Dehnung unelastischer stark ausgetrockneter und hyperkeratotischer Haut wie bei chronisch-entzündlicher Infiltration entsteht. In der Regel ruft sie erhebliche Schmerzen hervor. Bedeutung kommt ihr als Eintrittspforte für pathogene Erreger zu.

18.3.4 Erosio

Eine Erosio ist ein sehr oberflächlicher Substanzdefekt der Haut, der maximal bis an die Spitze des Stratum papillare reicht. Sie kann nach dem Platzen von Blasen und Pusteln oder auch infolge von Mazerationserscheinungen der Haut, besonders in Hautbeugen (Intertrigines) entstehen. Da auch Erosionen nässen, kommt es zur Ausbildung seröser Krusten.

18.3.5 Excoriatio

Bei einer Excoriatio (Abschürfung) kommt es aufgrund eines mechanischen Traumas zu einem Substanzverlust nicht nur der Epidermis, sondern stellenweise auch des Koriums. Infolgedessen tritt Serum und punktförmig auch Blut aus, mit anschließender Ausbildung von Krusten. Die häufigste Ursache für das Auftreten von Exkoriationen sind Kratzeffekte bei stark juckenden Dermatosen.

18.3.6 Ulkus

Das Ulkus (Geschwür) ist ein sehr tief reichender Substanzdefekt der Haut, der bis in das Bindegewebe oder noch tiefer hineinreicht. Im Gegensatz zur normalen Wunde (Vulnus) ist das Ulkus durch eine schlechte Heilungstendenz gekennzeichnet, sei es aufgrund von Stoffwechselstörungen, bei bösartigen Geschwülsten oder durch Einwirkung stark toxischer Noxen.

Cicatrix

Die Cicatrix (Narbe) entsteht infolge eines tief greifenden Substanzverlustes und besteht aus minderwertigem bindegewebeartigen Ersatz der Haut. Dabei kommt es auch zu einem Verlust der Hautanhangsgebilde (Haarfollikel, Drüsen). Die frische Narbe ist rosa, gelegentlich livid, ältere Narben werden zunehmend weißlich. Man unterscheidet schlaffe und straffe Narben, hypertrophe (verdickte) sowie atrophische (dünne, eingesunkene) Narben. Narben, die wulstig über das verletzte Areal hinauswuchern, werden als Keloid (Wulstnarbe) bezeichnet.

18.4 Weitere Veränderungen der Haut

Unter einer **Atrophie** versteht man eine Verdünnung der Haut durch krankheits- oder altersbedingte Rückbildungsvorgänge im Gewebe. Im Gegensatz zur atrophischen Narbe entsteht die Atrophie nicht auf dem Boden eines Substanzverlustes, sondern infolge Involution intakten Gewebes. An der Atrophie sind alle Strukturen beteiligt, d. h. sowohl Epidermis als auch Korium und evtl. Subkutis werden dünner, die Hautdrüsen werden kleiner, ihre Zahl nimmt ab. Die atrophische Haut erscheint daher papierartig dünn, leicht fältelbar, trocken, mit Hindurchscheinen der Blutgefäße.

Die **Lichenifikation** geht mit einer Vergröberung der Hautfelderung und Verdickung der Haut einher. Sie findet sich regelmäßig bei chronischen Ekzemen.

Versteht man unter einer **Hyperkeratose** – auch **Hyperorthokeratose** – die Verdickung des Stratum corneum bei sonst regelrechter Epidermis, so beschreibt die **Parakeratose** einen Zustand, bei dem die Epidermis nicht mehr regelrecht aufgebaut ist. Die obersten Zelllagen, die normalerweise aus toten, kernlosen Hornzellen bestehen, enthalten bei der Parakeratose noch Kerne, als Ausdruck einer überstürzten Verhornung, die nicht mehr korrekt zu Ende geführt werden kann (bei Psoriasis vulgaris).

19 Grundprinzipen der dermatologischen Therapie

Der wesentliche Vorteil einer dermatologischen Therapie mit Externa gegenüber jeder anderen medizinischen Disziplin besteht darin, dass Applikationsort und Wirkort identisch sind. Dagegen führt die Behandlung eines inneren Organs mit systemisch verabreichten Pharmaka zu einer Überschwemmung des gesamten Organismus mit diesem Medikament, wobei nur ein Bruchteil des Wirkstoffs an den eigentlichen Wirkort gelangen kann. Dies wird bei einer externen Therapie vermieden, indem beispielsweise ein handtellergroßes Ekzem auch nur in dem betroffenen Bereich behandelt werden muss.

Die Auswahl der galenischen Form ist bei der dermatologischen Therapie von ganz entscheidender Bedeutung, hat doch die Grundlage selbst schon einen Effekt auf die Haut. Das bedeutet in letzter Konsequenz, dass es keine ausschließliche Placebowirkung von Externa gibt, weil zumindest physikalische Momente zu einer Beeinflussung des Organs Haut führen.

Wie bedeutsam die galenische Grundform für eine optimale dermatologische Therapie ist, ist anhand eines einfachen Beispiels leicht nachzuvollziehen. Besteht etwa eine nässende Dermatose, bei der infolge einer Läsion der Haut eine Exsudation von Sekret besteht, so ist es sinnlos, eine Fettsalbe anzuwenden, da diese lediglich auf der Sekretoberfläche schwimmt und weggespült wird und ein im Externum ggf. vorhandener Wirkstoff nicht in die Haut eindringen kann. Man muss also die Grundlage dem jeweiligen Zustand der Haut bzw. der Dermatose anpassen, wobei das Phasendreieck ○ Abb. 19.1 sehr hilfreich ist.

Nässende Dermatosen trocknet man so mit nassen und flüssigen Externa aus, trockene Dermatosen bekommt man mit festeren fetthaltigen Externa geschmeidig.

19.1 Feste Grundlagen

Die wenigsten Probleme dürften die Feststoffe aufwerfen, deren dermatologische Bedeutung nicht zu vernachlässigen ist. Ein Puder wird überall dort angewandt, wo die Haut austrocknen soll, wo Wasser oder auch Fett gebunden werden soll oder, um einen Abdeckeffekt zu erzielen

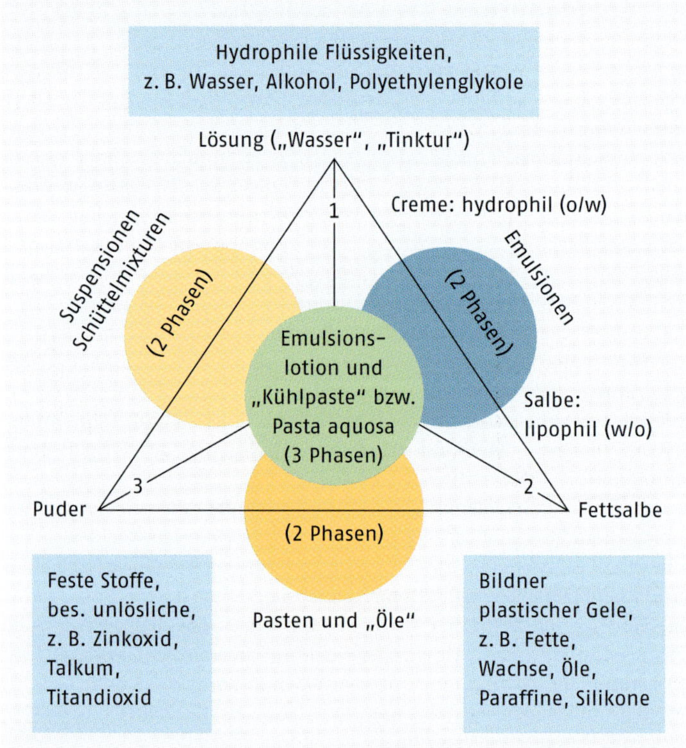

Abb. 19.1 Möglichkeiten der Zusammensetzung von Externa, dargestellt als „Phasendreieck". Die Ecken (1, 2, 3) geben die „reinen" Phasen wieder. Auf den Verbindungslinien sind die zwei- und dreiphasigen Zubereitungen aufgetragen. Eine dreiphasige „Kühlpaste" ist gewissermaßen eine Creme mit suspendierten Feststoffen. Aus Hundeiker, 1982

(gefärbte Puder). Der auf die Haut gebrachte Puder bewirkt aufgrund seiner im Verhältnis zum Volumen großen Oberfläche eine Vergrößerung der Hautoberfläche, was zu einer besseren Verdunstung der Feuchtigkeit führt. Es kommt damit zu einer Austrocknung der Haut sowie zu einem Kühleffekt, der sich besonders bei juckenden Dermatosen sehr angenehm bemerkbar macht und somit auch zu einer indirekten Juckreizminderung führt. Da der Puder durch natürlichen Abrieb relativ schnell von der Haut wieder verschwindet, sind diese physikalischen Effekte nur von geringer Dauer.

Aufgrund seiner aufsaugenden Wirkung kann ein Puder auch zur Bindung übermäßig entstehender Feuchtigkeit genommen werden (beispielsweise bei einer Hyperhidrosis), jedoch muss man dabei bedenken, dass wegen der begrenzten Flüssigkeitsaufnahme- und -abgabekapazität des Puders relativ schnell Verkrustungen entstehen können. Dies gilt insbesondere für die Anwendung in den intertriginösen Räumen, wie beispielsweise Axillarregion, Submammärfalte, Inguinalregion, Interdigitalräumen, Rima ani oder Halsfalte des Säuglings, bei denen Haut auf Haut liegt und eine Abdunstung von Feuchtigkeit verhindert wird. In solchen Arealen genügt es somit nicht, nur Puder anzuwenden, man sollte zusätzlich einen Leinenstreifen einlegen, oder im Falle von Unterwäsche Baumwolle und nicht Synthetik in die Falten legen, damit dieser die überschüssige Feuchtigkeit aufnehmen und sie an die Umgebung abgeben kann. Beispiel: Ein übergewichtiger Mann sollte keine Boxershorts tragen, sondern einen Baumwollschlüpfer, der in der Leiste den Haut-auf-Haut-Kontakt auseinanderhält und eine saugfähige textile Trennschicht darstellt. Somit und in Verbindung mit saurer Waschsubstanz (pH 5,5) kann rezidivierenden Körperfalten-Infektionen vorgebeugt werden. Dasselbe gilt für Baumwoll-BHs, die die Brust auch auf der Unterseite umfassen, die Feuchtigkeit aufsaugen und eben nicht das Tragen eines Hemdchens, welches die Brust in Haut auf Haut Kontakt belässt.

Wegen seiner begrenzten Aufnahmefähigkeit ist eine Anwendung von Puder bei nässenden Dermatosen sogar kontraindiziert, da es aufgrund der Verfestigung von Sekreten sehr schnell zur Ausbildung sehr harter Krusten kommt, unter denen aufgrund des Sekretstaus ideale Bedingun-

gen für die Vermehrung von Keimen vorliegen. Lediglich Lactose führt nicht zu Verkrustungen, da sie völlig aufgelöst wird.
Aufgrund der guten aufsaugenden Wirkung von Pudern werden diese auch gerne in talg- und schweißdrüsenreichen Arealen eingesetzt, somit überall dort, wo sich seborrhoische Veränderungen besonders leicht entwickeln. Die Aufnahme bezieht sich somit nicht nur auf Wasser, sondern auch auf Hautfett. Weiterhin kann Puder zur mechanischen Entlastung der Haut dort aufgetragen werden, wo durch Reibung Läsionen entstehen könnten.
Puder werden nicht nur wegen ihrer physikalischen Wirkung eingesetzt, sondern sind darüber hinaus auch Wirkstoffträger für Antibiotika, Antimykotika oder auch Adstringenzien.
Zinkoxid und Titandioxid können aufgrund ihrer guten Abdeckwirkung als physikalischer Sonnenschutz eingesetzt werden. Stärkepuder wirken nicht abdeckend, sondern werden als Gleit- und Haftmittel eingesetzt, ein Effekt, den man sich durch geeignete Kombination mit Zinkoxid in verschiedenen Mischungsverhältnissen zunutze machen kann.
Zinkoxid findet nicht nur Verwendung in klassischen Pudern, Sonnenschutzmitteln und Wundcremes, sondern auch in kosmetischen Make-up, Compactpudern und Concealern. Dort können Sie jeweils auch ihre positive antientzündliche Wirkung entfalten. Gerade bei Aknepatienten sind diese Make-up Effekte günstig: abdeckende, fettaufsaugende und antientzündliche Wirkung zugleich. Wichtig ist dabei die Kombination mit nicht komedogenen Make-up Grundlagen.

19.2 Flüssige Grundlagen

Als weiteres Einphasensystem spielen die Lösungen und Tinkturen eine große Rolle. Als Lösungsmittel kommen in erster Linie Wasser und Alkohole infrage, denen jeweils die für die Behandlung einer Dermatose notwendigen Wirkstoffe zugesetzt sind. Infolge der Verdunstung des Lösungsmittels kommt es zu einer Konzentration des Wirkstoffes, der an die oberflächlichen Hautschichten adsorbiert, dann aber nicht weiter in die Tiefe eindringen kann.
Je nachdem wie eine Lösung angewandt wird, trocknet die Haut mehr oder minder stark aus. Die Anwendung von Wasser führt zur Verduns-

tung von der Oberfläche, wodurch ein Kühleffekt zustande kommt, der seinerseits eine Entquellung, Juckreizstillung und auch Entzündungshemmung bewirkt. Wasser in Form einer Badetherapie oder eines Dunstumschlags bewirkt zunächst eine Quellung der Haut, in der Folge aber eine starke Austrocknung, weil die wasserrückhaltenden Substanzen aus der Haut herausgelöst werden, das Wasser somit aus den oberen Schichten verschwindet und die Haut trocken und rissig werden kann. Diese Wirkung muss gerade bei einer Bädertherapie berücksichtigt werden, zumal infolge der wasserbedingten Austrocknung Austrocknungsekzeme (Eczema craquelé) entstehen können. Aus diesem Grunde wird dem Badewasser häufig Öl zugesetzt, dessen rückfettende Wirkung jedoch nicht überschätzt werden sollte, da mit dem Abtrocknen der Haut auch der überwiegende Teil des Öls wieder entfernt wird.

Hervorragend geeignet sind entquellende Umschläge bei nässenden Dermatosen (bewährtes dermatologisches Prinzip: nass auf nass), weil dadurch relativ schnell die Exsudation gebremst werden kann und aus der nässenden eine trockene Dermatose wird.

Häufig wird wässrigen Lösungen Alkohol zugesetzt, entweder um die Verdunstung zu beschleunigen, oder um einen Wirkstoff in Lösung zu bringen. Hierbei muss berücksichtigt werden, dass alkoholische Lösungen auf ekzematös veränderter Haut brennen, weswegen Kinder selbst bei kleinflächiger Anwendung, z. B. auf dem Kapillitium, alkoholische Tinkturen nicht tolerieren.

So wie Alkohol in einem wässrigen System für die Beschleunigung der Verdunstung sorgt, so führt der Zusatz von Glyzerin zu einer Verlangsamung dieses Vorganges. Zwar wird die Hautverträglichkeit durch den Glyzerinzusatz etwas verbessert, jedoch fühlt sich die Haut danach leicht klebrig an.

Werden wässrige Lösungen okklusiv angewendet, indem eine über den Verband gelegte Folie die Verdunstung verhindert, kommt es zur Aufweichung und Mazeration der Haut. Diese Effekte sind beim Vorliegen von Krusten erwünscht, da diese dadurch sehr viel schneller und atraumatischer von der pathologisch veränderten Haut entfernt werden können als nicht erweichte Krusten. Derartige Umschläge sollten, zumindest wenn Erosionen der Haut vorliegen, nicht mit Aqua purificata durchgeführt

werden, sondern eher mit Ringer-Lösung, weil auf diese Weise keine Elektrolytverschiebung im Wundbereich eintritt.
Als Indikation für Flüssigkeiten und somit auch Bäder sind akute nässende Dermatosen, entzündliche und juckende Hautveränderungen sowie ganz allgemein eine Anwendung in behaarten und intertriginösen Arealen zu nennen, in denen streichfähige Externa entweder zu Verklebungen (Haare) oder zur Mazeration (Intertrigines) führen würden.

19.3 Wasserfreie Grundlagen

Die wasserfreien Grundlagen bilden eine heterogene Substanzgruppe. So rückt beispielsweise ihre Konsistenz von flüssig (Öle) über streichfähig (Vaseline) bis zu fest (Hartparaffin). Darüber hinaus sind die wasserfreien Grundlagen chemisch nicht einheitlich. Aus praktischen Gründen ist es jedoch sinnvoll, diese heterogene Gruppe unter dem Gesichtspunkt ihrer dermatologischen Eigenschaften zu subsumieren.
Öle wie Olivenöl, Rizinusöl, Erdnussöl, Lebertran, dünn- und dickflüssiges Paraffin, Polyethylenglykole (200–600) werden in ihrer Reinform kaum zu therapeutischen Zwecken eingesetzt. Ihre Domäne liegt aufgrund ihrer fettenden und erweichenden Eigenschaften in der Entfernung von Salbenresten, Krusten, Kindspech, angetrockneter harter Zinkpaste und anderen Auflagerungen auf der Haut.
Feste wasserfreie Grundlagen (mit Cera alba, Cera flava, Cetylpalmitat, Cetylstearylalkohol, Wachsen, Hartparaffin, Polyethylenglykolen 4000–6000) werden als Träger für Stifte angewendet, wie z. B. Dithranolstifte für kleine, umschriebene Psoriasisherde. Sie bieten den Vorteil, dass sie bei extremer Sparsamkeit sehr dünn und ohne Berührung mit den Fingern gezielt auf einen Herd aufgetragen werden können, was mit streichfähigen Externa weniger gut möglich ist. Lippenpflegestifte oder Sonnenschutzlippenstifte sind entsprechend hergestellt.
Streichfähige „fette" Grundlagen wie Wollwachs, Schweineschmalz, weiße Vaseline, gelbe Vaseline, Polyethylenglykol 1000 sind dagegen sehr viel verbreiteter, insbesondere Vaseline. Vaseline ist ein plastisches Gel aus Kohlenwasserstoffen, das nach wie vor eine weite Verbreitung findet. Es ist chemisch, physikalisch und allergologisch indifferent, weist eine gute Haltbarkeit auf, bei guter Verträglichkeit mit vielen Wirkstoffen.

Aufgrund seiner guten Hautverträglichkeit treten praktisch keine irritativen Phänomene auf, als Ausnahme vielleicht die Anwendung im Gesichtsbereich, wo sich eine Mineralölakne entwickeln kann. Wegen ihres stark okkludierenden, Wärme und Wasser retinierenden Effektes mit Abdeckung kommt es zu einer Quellung bis hin zur Mazeration sowie zu einer Entzündungsförderung der Haut. Somit ist verständlich, dass sich ihre Anwendung bei akuten Dermatosen verbietet, der Schwerpunkt also eher bei chronischen Dermatosen liegt.

Oft nachgefragt und mit besonderen förderlichen Eigenschaften für die körperliche Gesundheit und zur Haut- und Haarpflege eignen sich wertvolle Pflanzenfette, wie Sheabutter aus dem afrikanischen Karitébaum, Kakaobutter und Kokosöl. Alles feste und halbfeste wasserfreie Fette, die bei der Herstellung von medizinischen Zäpfchen (Kakaofett), Pflegelotionen, Lippenstiften, Cremes, Seifen und anderen Kosmetika beigemischt werden, aber auch in der puren Reinform exzellente pflegende Eigenschaften haben, sofern sie schonend gewonnen wurden. Die Fettsäuren ähneln denen der menschlichen Barrierelipide und sind in der Lage, die epidermale Barriere besonders gut zu reparieren und zu stabilisieren (besonders Sheabutter). Dabei haben sie weniger komedogene und irritierende Eigenschaften als Mineralöle.

Eine geschädigte epidermale Barriere kann man auf zwei Wege regeneriert werden:

Der klassische Weg gelingt durch Verwendung einer Öl-in-Wasser Emulsion oder einer Wasser in Öl Emulsion. In diesen Produkten werden Emulgatoren verwendet.

Durch Verhindern der Verdunstung und die physikalische fettende Schutzschicht gegen Wasser und Seifen kann es zu einer langsamen Regeneration der Epidermisbarriere von innen heraus kommen. Einen gewissen Nachteil kann der Emulgator darstellen, der bei Wasserkontakt auch mal die hauteigenen Lipide emulgieren kann, also auswaschen kann. Man muss im Einzelfall austesten, wie hoch der Fett-Gehalt sein soll, sehr fett oder gar okklusiv, wie bei Vaseline, heißt oft , dass die Haut darunter „schwitzt“ und sogar mazeriert, wenn sich zwischen oberer Epidermis und Vaselineschicht Wasser sammelt, das nicht verdunsten kann.

Sehr wässrig bedeutet oft, dass zu wenig Rückfettung erfolgt und damit zu wenig Feuchtigkeits-Rückhalte-Effekt. Natürlich stellen sehr fette Cremes und Produkte auf Mineralölbasis auch einen guten Schutz gegen kurzfristige Angriffe von Wasser und Seife dar, weshalb man sie auch „Protect"-Cremes nennt, aber ihnen fehlt zu großen Teilen das regenerative Potenzial.
Moderne „Repair"-Cremes legen sich nicht okklusiv auf die Epidermis, sondern haben eine eher lamelläre Schichtung Epidermis ähnlicher Lipide ohne Verwendung klassischer Emulgatoren. Diese hautähnlichen Lipide können sich besser in die Epidermis Barriere des Stratum corneum einfügen und wirken dabei nicht okklusiv, gleichzeitig und reparieren sie von außen. Bei manchen Hautzuständen erscheinen sie etwas zu wenig fett. Dann können sie mit noch fetteren Salben im Wechsel gegeben werden.

19.4 Kombinierte Grundlagen

19.4.1 Schüttelmixturen

Schüttelmixturen bestehen aus einer flüssigen und einer festen Phase. Ihr Wirkmechanismus beruht auf einer Kombination dieser beiden Phasen, sodass insgesamt ein abdeckender, austrocknender, aufsaugender, entquellender, kühlender, juckreizstillender sowie entzündungshemmender Effekt resultiert. Die Bezeichnung Schüttelmixtur beruht darauf, dass auch bei Zusatz von Emulgatoren vor jeder Anwendung durch kräftiges Schütteln eine möglichst gleichmäßige Suspension des Puderanteils in der Flüssigkeit vorgenommen werden soll. Das Verhältnis von Flüssig- zu Festbestandteilen beträgt üblicherweise 50:50, in der Lotio alba aquosa überwiegt jedoch der flüssige Anteil mit 60 %. Zugesetztes Glyzerin sorgt dafür, dass der Puder nach dem Aufpinseln auf der Haut haften bleibt, was eine bessere Wirksamkeit des Puders ermöglicht als bei alleiniger Anwendung eines Puders. Als Indikationen für die Anwendung des „flüssigen Puders" sind die seborrhoische Haut, akute entzündliche Dermatosen ohne erosiven Anteil sowie Dermatosen in den Intertrigines zu nennen. Wegen der guten Haftfähigkeit des Puderanteils nach Verdunstung der wässrigen Phase lässt sich dieser auch nur schlecht wieder von der Haut entfernen. Dies sollte, und das ist

ein notwendiger Hinweis für den Patienten, auch in jedem Falle unterlassen werden, da stärkeres Abreiben nur zu unnötigen Irritationen führt (z. B. bei Sonnenbrand, einer Hauptindikation für Schüttelmixturen). Über vorhandene Reste von Puderbestandteilen kann erneut Schüttelmixtur gepinselt werden, negative Auswirkungen auf die Haut entstehen dabei nicht.
Nachdem die Dermatose rasch abgetrocknet wurde, kann es in der direkten Folge zu Juckreiz durch Austrocknung kommen, dann ist ein Wechsel auf eine Creme notwendig.

19.4.2 Zinköl

So, wie Wasser und Puder als flüssige und feste Phasen miteinander kombiniert werden können, so kann dies natürlich auch mit wasserfreien und festen Grundlagen geschehen. Eine in der Dermatologie häufig eingesetzte Kombination ist Zinköl, in dem der Wasseranteil der Schüttelmixtur durch Olivenöl ersetzt wird. Zinköl, häufig kombiniert mit einem wässrigen Antiseptikum, führt nicht zu einer so starken Austrocknung, wie das bei der wässrigen Schüttelmixtur der Fall ist, da die flüssige Phase nicht verdunstet. Andererseits wird die Ölphase des Zinköls relativ bald von der Wäsche oder vom Verband aufgenommen, wodurch der austrocknende Effekt des Puders mehr zum Tragen kommt, jedoch nicht in dem Ausmaß, wie bei den wässrigen Systemen, weil ein gewisser Restölanteil auf der Haut verbleibt.

19.4.3 Salben und Cremes

Salben und Cremes sind die in der Dermatologie sicherlich wichtigsten und am häufigsten verwendeten Grundlagen. Es handelt sich dabei um eine streichfähige Kombination aus Grundlagen. Es sind somit letztlich Emulsionen, disperse Systeme aus zwei Phasen, die nicht unmittelbar miteinander mischbar sind. Die Öl-in-Wasser-Emulsion liegt in Form kleiner Öltröpfchen in der wässrigen Phase vor, die Wasser-in-Öl-Emulsion (W/O) in Form kleiner Wassertröpfchen in der „fetten" Grundlage. Wegen der Unmöglichkeit einer Mischung der beiden Phasen ist für die Stabilisierung einer Emulsion immer ein Emulgator notwendig, wie etwa

Wollwachsalkohol, cetylstearylschwefelsaures Natrium, Glycerinmonostearat usw.
Die Einteilung der Salben geschieht nach Nürnberg in lipophile Salben (Kohlenwasserstoffe/oder Lipogele ohne Emulgatoren wie z. B. Vaseline), in hydrophile Salben als W/O-Emulsion mit Emulgatoren und schließlich in teilweise wasserlösliche Salbengrundlagen wie Polyethylenglykolsalben und Stearylalkoholpropandiol, die sich rein äußerlich von den anderen Salben nicht unterscheiden.
Bei den Cremes findet man lipophile Cremes als Wasser-in-Öl-Systeme, die mit Fett mischbar sind sowie hydrophile Cremes als Öl-in-Wasser-Emulsion, die mit Wasser unbegrenzt mischbar sind. Ambiphile Cremes sind Mischsysteme, die sowohl mit Fett als auch mit Wasser mischbar sind. Die wasserreiche O/W-Emulsion bewirkt aufgrund ihres Wasseranteils eine Kühlung sowie leichte Austrocknung, wobei dem allerdings der Fettanteil entgegen wirkt. Vorteil gegenüber der lipophilen Salbe vom Typ der Vaseline ist die Abwaschbarkeit.
Die W/O-Emulsionen wirken fettend, da die Außenphase lipophil ist. Es kommt hier eher zu einer Okklusion mit Einschränkung der Perspiratio insensibilis, wobei auch eine schlechtere Abwaschbarkeit besteht. Die nimmt noch zu bei der Anwendung von Fettsalben, bei denen der lipophile Anteil im Verhältnis zum hydrophilen Teil noch größer ist, wodurch immer mehr eine Okklusion mit Quellung, Mazeration und eher Förderung einer Entzündung in den Vordergrund, tritt wie dies bei Vaseline beschrieben wurde.
Derartige industriell gefertigte Cremes und Salben sind häufig sehr kompliziert zusammengesetzt, und man sollte ein solch fein ausgewogenes System nicht wieder durch Mischen mit Ölen oder anderen Grundlagen zerstören. Häufig sind verschiedene Grundlagen ohnehin nicht miteinander kompatibel.
Polyethylenglykolsalben, eine Mischung verschiedener Polyethylenglykole mit dem Resultat eines streichfähigen Externums bedürfen einer besonderen Betrachtung, sind sie doch keine Emulsionen im eigentlichen Sinne, sondern reine, wasserfreie Grundlagen, die aber ausgeprägt hydrophil sind und dadurch zur Entquellung der Haut führen können.

Sie sind die einzigen Salben, die auch in behaarten Bereichen angewendet werden können, da sie gut abwaschbar sind.
Emulgatoren sind der häufigste Hilfsstoff wasserhaltiger Cremes. Sie sind nicht für jede Haut geeignet. Wie oben aufgeführt, können sie die epidermale Lipdbarriere sogar schädigen und sogar trockene Haut begünstigen.
Eine Alternative zu klassischen W/O und O/W Emulsionen sind Cremes, deren Lipidzusammensetzung denen der Epidermisbarriere ähneln und als Cremes mit „Dermamembranstruktur" oder auf „Dermamembran-Basis" bezeichnet werden.
Bei Problemhaut, wie Rosazea, trockene und irritierbare Haut, atopischem Ekzem, Berufs bedingten Handekzemen, Altershaut bieten diese Cremes mit hautverwandten Lipiden eine gute Alternative. Diese Cremes und Lipolotionen imitieren den physikalischen Aufbau der epidermalen Barriereschicht. Klassische Emulgatoren, aber auch Duftstoffe, Parabene, Mineralöle, Silikonöle und Farbstoffe werden nicht verwendet.
Bei der Herstellung wird kein Emulgierverfahren angewandt, sondern eine Hochdruckhomogenisation, die Creme hat dann lipophile und hydrophile Eigenschaften. Wirkstoffe können durch den Apotheker mit mehrmonatiger Stabilität eingerührt werden. Das enthaltene Phosphatidylcholin ist hydriert, besetzt mit Stearinsäure und Palmitinsäure, wodurch es günstige Ceramid-ähnliche Eigenschaften erhält, Feuchthaltesubstanzen wie Glycerin, Oligosaccharide, Sorbitol, Propylenglykol, Pentylenglykol befeuchten und gewährleisten die mikrobiologische Stabilität.

19.4.4 Pasten

Pasten sind Zweiphasensysteme einer Kombination von fester Grundlage Puder und „fetter" Grundlage wie Vaseline, Lanolin oder auch Paraffin. Je nachdem wie hoch der Festanteil ist, resultiert eine weiche Paste (30 % Puderanteil) oder eine harte Paste (Puderanteil über 50 %). Wird statt Vaseline z. B. eine wasserhaltige Salbe als Zweiphasensystem verwendet, so liegt ein Dreiphasensystem vor, wobei diese Paste wegen des enthaltenen Emulgators besser von der Haut abwaschbar ist.

Pasten sind aufgrund ihres Puderanteils prinzipiell abdeckend und aufsaugend sowie entzündungshemmend. Die Effekte variieren jedoch, je nachdem wie dick die Paste aufgetragen wird und ob eine weiche oder eine harte Paste vorliegt. Eine weiche Paste mit höherem Fettanteil wirkt natürlich stärker fettend und eher okkludierend, wohingegen eine harte Paste, insbesondere wenn sie dünn aufgetragen wird, eher austrocknet.
Pasten werden gerne in Hautfalten, am Windelpopo und in zum Einreißen neigenden schwitzigen Zehenzwischenräumen verwendet. Hier dienen sie als antientzündlicher, Sekret aufnehmender Platzhalter.

19.5 Allgemeine Therapieregeln

Je akuter die Dermatose ist, umso weniger Fett sollte dem Externum beigemischt werden. Man muss bedenken, dass in der akuten Phase, wenn Läsionen mit entzündlicher Exsudation vorliegen, die Auswahl der jeweiligen Grundlage von weit höherer Bedeutung ist, als die des Wirkstoffes. Es ist einsichtig, dass ein Wirkstoff entgegen dem Sekretionsdruck kaum die Möglichkeit findet, in die betroffenen Hautschichten vorzudringen, wohingegen die physikalischen Effekte der Grundlage sofort zum Tragen kommen. Wenn durch Austrocknungsmaßnahmen eine gewisse Hautberuhigung eingetreten ist, rücken die Eigenschaften der Wirkstoffe immer mehr in den Vordergrund, was insbesondere bei chronischen Dermatosen von Bedeutung ist.
In die therapeutischen Überlegungen müssen, unabhängig vom Wirkstoff, die Zusatzstoffe einbezogen werden, da von ihnen häufig Unverträglichkeiten im Sinne von epikutanen Sensibilisierungen oder auch Primärirritationen ausgehen können. Konservierungsmittel wie Parabene oder auch Emulgatoren wie Wollwachsalkohole müssen in diesem Zusammenhang besonders herausgestellt werden.
Abgesehen von den Wirkstoffen ist die Auswahl des „richtigen“ Externums weiterhin abhängig von der Art der Dermatose (oberflächlich oder in tieferen Hautschichten ablaufend), vom Stadium der Erkrankung (akut, chronisch), vom Hauttyp (Seborrhoiker, Sebostatiker) und von der Lokalisation (plane Haut, Intertrigines, behaartes Areal).
Im akuten Stadium einer nässenden Dermatose wird man einen feuchten Umschlag anwenden (nass auf nass) oder O/W-Lotionen. Im akuten Sta-

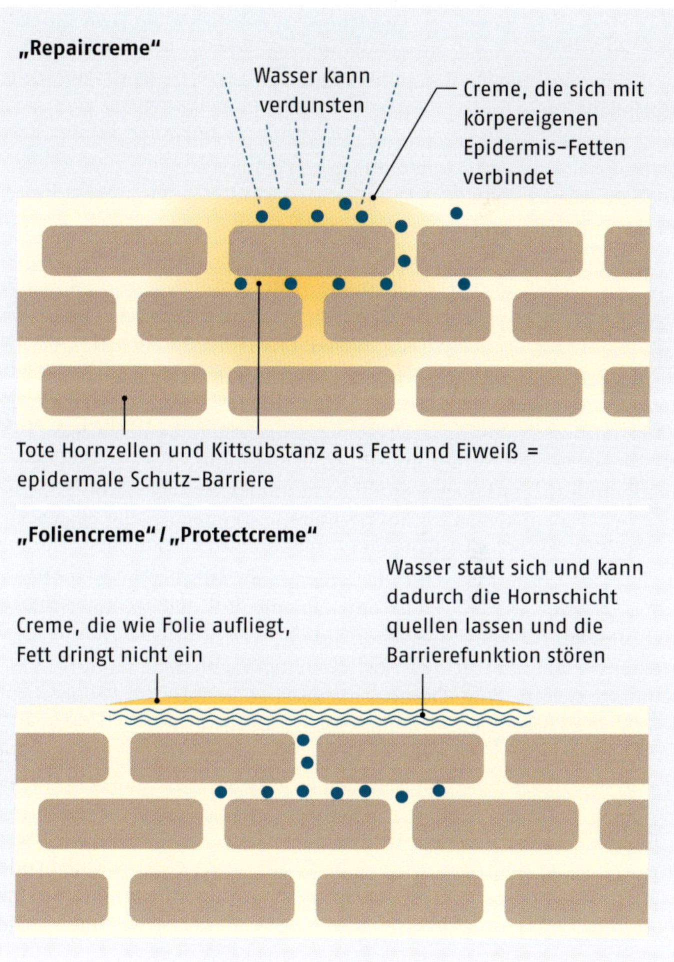

Abb. 19.2 Wirkung verschiedener Grundlagen auf die Hautoberfläche

dium einer nicht nässenden Dermatose ist eine Schüttelmixtur indiziert oder eine O/W-Creme. Im subakuten Stadium ist eine O/W-, W/O-Emulsion oder eine Lipolotion oder Lipocreme auf Dermamembranbasis angebracht, im chronischen dann eher eine Paste oder Salbe, im trockenen, chronischen, hyperkeratotischen Stadium schließlich auch Lipogele. Eine Übersicht über die Indikationen gibt ◘ Tab. 19.1.

Auch der Hauttyp hat einen Einfluss auf die Wahl der Grundlage. Seborrhoiker mit fettiger, glänzender Haut vertragen verständlicherweise fettreiche Grundlagen relativ schlecht, da diese ihre Haut zusätzlich fetten und eine Okklusion hervorrufen. Sie vertragen eher fettaufnehmende, trocknende Grundlagen, wie wasserreiche O/W-Emulsionen oder auch Schüttelmixturen und Hydrocremes auf Dermamembranbasis.

Die Haut des Sebostatikers, die wegen ihres Mangels an Hautfett trocken und schuppend ist, verträgt keine weitere Austrocknung. Deswegen sollten keine Puder, puderhaltigen oder wässrigen Systeme angewendet werden, sondern eher W/O-Emulsionen, Salben und Cremes aus Dermamembranbasis. Fettsalben werden nicht immer vertragen, hinzukommt, dass viele Patienten eine solche Zubereitung als unangenehm empfinden, da sie okkludieren und schlechter einziehen.

Nicht jedes Körperareal eines Patienten kann mit dem gleichen Externum behandelt werden. Es ist durchaus möglich, dass in der vorderen und hinteren Schweißrinne seborrhoische Verhältnisse vorliegen, während an Armen und Beinen Austrocknungsphänomene im Sinne einer Sebostase sichtbar sind. Darüber hinaus sind die Intertrigines nochmals gesondert zu beurteilen, weil dort eine natürliche Okklusion vorherrscht und eher eine Mazeration zu erwarten ist, als auf der planen Haut. Demgemäß sind in solchen Lokalisationen mazerierende Grundlagen kontraindiziert. Es sollte vielmehr ein Vehikel gewählt werden, das Schweiß aufnehmen kann, austrocknet, und auch der mechanischen Belastung (Reiben der Hautareale aneinander) entgegenwirkt. Indiziert sind hier somit in erster Linie Grundlagen wie Puder, Schüttelmixturen oder auch Pasten.

An behaarten Regionen (insbesondere am behaarten Kopf) dürfen keine fettreichen Grundlagen wie Vaseline angewendet werden, da diese nur mit größerer Anstrengung wieder entfernbar sind. In erster Linie sind

Tab. 19.1 Morphologisches Bild von Hauterscheinungen und geeignete Grundlagen für die Behandlung

Morphologie	Empfehlenswert	Weniger empfehlenswert
Akute Rötung	Puder, Schüttelmixtur, Milch, Creme	Pasten, Salben, Fettsalben
Rötung	Wie oben	
Schwellung	Evtl. feuchte Umschläge	
Bläschen	Puder, Zinkoxidschüttelmixtur, Gele	Salben, Fettsalben, weiche Pasten
Blasen	Feuchte oder fett-feuchte Verbände	Puder, Schüttelmixturen, lipophile Cremes, Salben, Fettsalben
Erosionen	Feuchte oder fett-feuchte Verbände, Salben	Puder, Schüttelmixturen, Fettsalben
Krusten	Feuchte oder fett-feuchte Verbände, weiche Pasten, Salben, Fettsalben	Puder, Schüttelmixturen, harte Pasten, hydrophile Cremes, Gele
Schuppen	Fett-feuchte Verbände, weiche Pasten, Salben, Fettsalben	
Keratosen	Fett-feuchte Verbände, weiche Pasten, Fettsalben	
Chronische entzündliche Infiltration und Lichenifikation	Weiche Pasten, lipophile Cremes, Salben, Fettsalben	
Narben	Weiche Pasten, Salben, Fettsalben	
Atrophie	Weiche Pasten, lipophile Cremes, Salben	Puder, Schüttelmixturen, harte Pasten, hydrophile Cremes, Fettsalben

somit Flüssigkeiten indiziert oder aber, wenn keine Austrocknung gewünscht ist, ein emulgiertes System wie Öl-in-Wasser oder Wasser-in-Öl-Salben, da diese besser auswaschbar sind. Das gilt auch für Polyethylenglykolsalben, die diesbezüglich wenig problematisch sind. ◘ Tab. 19.2 fasst alle notwendigen Gesichtspunkte noch einmal zusammen.

Tab. 19.2 Systematik der äußerlichen Arzneizubereitungen. Nach Hundeiker, 1982

Zubereitungsform	Definition und Charakteristika	Anwendungsgebiet	Vorteile	Nachteile
Lösungen	Dünnflüssige Lösungen von Arzneistoffen in hydrophilen Lösungsmitteln, wie Wasser oder niederen Alkoholen	Akute entzündliche Dermatosen (vesikulöses, nässendes Ekzem) oder entzündliche Schwellung	Hemmung der Krustenbildung; Kühleffekt („Dochteffekt" auf Sekretfluss)	Starke Austrocknung, schmerzhaftes Spannungsgefühl, wenn die Flüssigkeit nicht stetig ersetzt wird
Feuchte Verbände (Feuchtigkeit muss verdunsten)	Wasser ohne oder mit desinfizierendem Zusatz oder Gerbstoffzusatz			Mazeration bei langer Anwendung
Tinkturen	Dünnflüssige Lösungen von Arzneistoffen oder Drogenauszüge mit alkoholischen oder anderen niedrig siedenden Lösungsmitteln; auch in Verdünnung mit Wasser	Chronische, infiltrierte und lichenifizierte Herde: vesikuläre Veränderungen, besonders im Palmar- und Plantarbereich, auch an behaarten Körperstellen, Nagelbett usw.	Penetrationsbeschleunigung; schnelle Austrocknung; keine störenden Auflagerungen	Manchmal Brennen beim Auftragen, vorübergehende Reizung (dann u. U. Alkoholkonzentration verringern durch Wasserzusatz!)

Tab. 19.2 Systematik der äußerlichen Arzneizubereitungen. Nach Hundeiker, 1982 (Fortsetzung)

Zubereitungsform	Definition und Charakteristika	Anwendungsgebiet	Vorteile	Nachteile
Lotionen	Frei fließende Suspensionen von Pulvern in hydrophilen Lösungsmitteln oder in Emulsionen, vorzugsweise des Typs O/W. Die Bezeichnung wird auch für mehr als 2-phasige Flüssigkeiten benutzt; auch als Lipolotion auf Dermamembranbasis	Subakute Entzündung mit geringer Exsudation; von Mazeration bedrohte Hautareale (z. B. submammär); auch bei flächenhaftem Pruritus	Wirken wie ein „flüssiger Puder": Kühleffekt, leichte Verteilbarkeit, geringere Austrocknung	Austrocknung, u. U. Krustenbildung mit Exsudat
Schüttelmixtur (mit Pinsel aufzutragen)	Feste Phase in wässriger Phase dispergiert ohne stabilisierende Zusätze	–	–	–
Öle	Bei Raumtemperatur frei fließende Lösungen, sowie Suspensionen von Pulvern, in fetten Ölen oder fettartigen Grundstoffen	Akute bis subakute Entzündung; kombinierbar mit Farbstoff-Lösungen und feuchten Umschlägen	Weniger mazerierend als feuchte Verbände allein, schnell austrocknend, dadurch kühlend	Krustenbildung mit Exsudat, schwer entfernbar, vor Therapiewechsel Abölen oder Abbaden nötig

Salben	Streichfähige, praktisch wasserfreie Zubereitungen	Hyperkeratotische Veränderungen; Erweichen und Ablösen von Krusten. Lichenifikation: alle Formen „trockener Haut"	Aufweichender Effekt auf die Hornschicht; abdeckend. Hydrophobe Salben können besonders einfach (ohne allergen-potente Hilfsstoffe) zusammengesetzt sein	Geringe Verdunstung, Wärmestau; Einschränkung der Perspiratio insensibilis (zu dicke Salbenschicht vermeiden!)
Cremes	Streichfähige, nichttransparente Zubereitungen aus Fetten oder fettartigen Grundstoffen und Wasser	Dermatitiden ohne keratotische Veränderungen: subakute bis subchronische Dermatitiden	Gut dosierbar. Zuführung von Feuchtigkeit und „Fett" zugleich	Trotz „Fettanteil" durch Emulgatoren und Wasseranteil austrocknend. Galenisch komplizierter als Salben (Emulgatoren, Konservierungsmittel); Cremes und Lipolotionen auf Dermamembran-Basis sind eine gute Alternative

Tab. 19.2 Systematik der äußerlichen Arzneizubereitungen. Nach Hundeiker, 1982 (Fortsetzung)

Zubereitungsform	Definition und Charakteristika	Anwendungsgebiet	Vorteile	Nachteile
Gele	Streichfähige, transparente Zubereitungen aus „gerüstbildenden" Quellstoffen und Flüssigkeit, die Arzneistoffe enthalten können	Therapie an Stellen, die leicht abwaschbare optisch unauffällige Mittel erfordern, z. B. im Haar, oder festhaftenden mechanisch beanspruchbaren; Wirkstoff-Filmen, z. B. an Extremitäten, Übergänge zu „flüssigen Pflastern"	Besonders leicht und gleichmäßig verteilbar, leicht abwaschbar; ausgeprägt kühlende Wirkung nach Auftragen, verbleibender wirkstoffhaltiger Film, abwaschbar	Galenisch komplizierte Zubereitungsformen, bei organischen Quellstoffen mit Konservierungsmittel und allergen-potenten Hilfsstoffen; nur geringe Wirkstoffliberation nach Antrocknen
Hydrogele (Gel im engeren Sinne)	Wasserreiche Gele, die praktisch frei von Fetten oder fettartigen Substanzen sind. Evtl. Alkoholzusatz	–	–	–
Emulsionsgele	Wasserhaltige Gele, die Fette oder fettartige Grundstoffe und, wie Cremes, Emulgatoren enthalten	–	–	–

Pasten: lipophile und hydrophile Pasten	Noch streichfähige Zubereitungen mit hohem Gehalt an suspendiertem Pulver; Pasten auf der Basis von Salbengrundlagen, fetten oder fettartigen Grundstoffen oder lipophilen Cremegrundlagen; Pasten auf der Basis hydrophiler Cremegrundlagen oder Grundstoffe	Bei zirkumscripten, akuten (z. B. Herpesbläschen) und bei flächigen, erythematösen Herden zur Langzeittherapie; Nachbehandlung chronisch verlaufender Hautkrankheiten und zur Anwendung an intertriginösen Stellen. Abdecken unbeteiligter Haut bei Ulkus- oder Warzenbehandlung	Vereinigt die Vorzüge von Schüttelmixtur und Salbe: Arzneiträger mit Oberflächenwirkung, langer Haftung und langsamer Wirkstoffabgabe. Keine Einschränkung der perspiratio insensibilis. Aufnahme von Sekreten bei mäßiger Austrocknung (Kühleffekt)	Schlecht entfernbar, außer „Dreiphasenpasten". Bei Krustenbildung evtl. Wärmestau; Pasten müssen mindestens 1 × tgl. aufgetragen werden
Puder	Pulver oder Pulvergemische, die geringe Mengen flüssiger oder halbfester Substanzen enthalten können	Wirkstoffhaltig auf Nähten und Wunden: sonst als Abdeckung, evtl. mit anderen (3.–8.) Grundlagen als Haftunterlage	Einfache Zusammensetzung und Applikation, austrocknend und abdeckend. Aufsaugvermögen für Sekrete	Haftet allein kaum, bildet mit Sekreten oder Blut harte Krusten. Wenig Permeation inkorporierter Wirkstoffe. Mineralpuder dürfen nicht in die Tiefe gelangen (Fremdkörperreaktion)

Tab. 19.2 Systematik der äußerlichen Arzneizubereitungen. Nach Hundeiker, 1982 (Fortsetzung)

Zubereitungsform	Definition und Charakteristika	Anwendungsgebiet	Vorteile	Nachteile
Streupuder	Rieselfähiges Pulver	Aufstreuen auf Haut oder (steril) in (Operations-)Wunden	–	–
Kompaktpuder	Puder in Festkörperform, deren Abrieb appliziert wird	–	–	–
Sprays und Aerosole	Sprühbare Dermatika, die neben der Arzneizubereitung Treibgase enthalten können. Grundlagen können mit eingearbeitet sein	Gleichmäßiger Wirkstoffauftrag bei Hautkrankheiten, bei denen physikalische Grundlagenwirkungen nicht angestrebt werden	Gleichmäßige Stoffteilung, auch ohne verbleibende Grundlagenanteile	Wenig gezielte Applikation, u. U. Irritation durch rasch verdunstende Lösungsmittel oder Treibgas; teuer

20 Glossar

In Anlehnung an Pschyrembel, Klinisches Wörterbuch. Walter de Gruyter Berlin, New York

Akren Distale Teile des Körpers, wie Finger, Zehen, Hände, Füße, Nase, Kinn, Augenbrauen, Jochbögen.

Akrozyanose Bei noch relativ hoher Außentemperatur (15–18 °C) kommt es an den Akren zu einer blauroten Verfärbung, an den Händen evtl. auch zu einer teigigen Schwellung, Neigung zu Hyperhidrosis, Entstehung von Warzen und Mykosen wird gefördert, die Akrozyanose beginnt in der Pubertät und schwindet meist um das 25. Lebensjahr.

Allergie Eine Allergie ist eine durch das Immunsystem getragene Überempfindlichkeitsreaktion auf von außen auf oder in den Körper einwirkende Substanzen. Weitgehend dosisunabhängig. Die Allergie wird durch spezifische Antikörper oder T-Lymphozyten vermittelt. Bevor allergische Symptome auftreten, läuft eine nicht symptomatische Phase der Sensibilisierung des Immunsystems ab. Es werden nach Coombs und Gell vier Allergietypen unterschieden.

Typ I: Reaktion vom Soforttyp durch spezifische IgE-Antikörper (Histaminfreisetzung). Beispiel: Heuschnupfen, Lebensmittelallergie, Wespengiftallergie etc.

Typ II: Zytotoxische Reaktion durch spezifische IgG- und IgM-Antikörper. Beispiel: Hämolytische Anämie durch Medikamentenallergie, hämolytischer Transfusionszwischenfall etc.

Typ III: Immunkomplexreaktion Antigen-Antikörperkomplexe. Beispiel: Vasculitis allergica durch Medikamente etc.

Typ IV: Verzögerte Reaktion durch sensibilisierte T-Lymphozyten. Beispiel: Kontaktallergie gegen Nickel etc.

Atopie Bezeichnung für die klinischen Manifestationen der Überempfindlichkeitsreaktionen vom Soforttyp und eines unveränderten Immunsystems auf der Grundlage genetischer Faktoren.

Blepharokonjunktivitis Entzündung der Lidränder infolge mechanischer Reizung, Seborrhö oder bakterieller Besiedlung (meist Staphylokokken).

Capillitium Behaarte Kopfhaut.

Dermatitis Hautentzündung.
Dermographismus, weißer Nach mechanischer Reizung der Haut (z. B. durch leichtes Kratzen mit einem Spatel) auftretendes Weißwerden, statt, wie normal, Rotwerden der Haut, besonders deutlich bei Neurodermitis.
Desmosomen Haftplatten; dienen dem Zusammenhalt von Epithelzellen.
Dyshidrosis Störung der Schweißabsonderung, Hyper-, Hypo- oder Anhidrose.
Dysplasie Fehlbildung des zellulären Aufbaus in der feingeweblichen Untersuchung. Schwerere Dysplasien sind Präkanzerosen (Krebsvorstufen).
Effluvium Haarausfall.
Ekzem Syn. Dermatitis; Entzündung der Epidermis mit Rötung, Schuppung und Juckreiz. Im ganz akuten Stadium Papulovesikel mit Nässen, im chronischen Stadium Lichenifikation (Verdickung der Haut mit verstärkter Hautspaltlinien-Zeichnung). Reizung der Haut von außen.
Enterokolitis Entzündung des Dünn- und Dickdarms, meist Bezeichnung für einen akuten Durchfall, hervorgerufen durch eine bakterielle oder virale Infektion.
Epikutantest Syn. Läppchentest. Dient zum Nachweis einer Kontaktallergie gegen bestimmte Allergene. Die Allergene klebt man für 2 Tage mithilfe von Hautpflastern auf den Rücken. Reagiert die Haut mit der Ausbildung eines Ekzems, liegt eine Allergie vor. Häufig sind Kontaktallergien gegen Nickel, Duftstoffe, Konservierungsmittel, Salbeninhaltsstoffe (auch in Kosmetika) usw. (Allergie vom verzögerten Typ, Symptome treten nach ca. 48 Stunden auf).
Epistaxis Nasenbluten.
Erythem Entzündliche, durch Hyperämie bedingte Rötung der Haut.
Exanthem Syn. Ausschlag. Tritt relativ plötzlich (innerhalb von Stunden bis 1–2 Tagen) auf, ist symmetrisch auf dem Körper verteilt. Oft mehr oder weniger Juckreiz. Auslöser kommt von innen: Virusinfekt, Arzneimittelallergie, Lebensmittelallergie.
Exkoriation Hautabschürfung, die das Korium erreicht, z. B. durch Aufkratzen mit dem Fingernagel.

Exsudation Entzündungsbedingter Flüssigkeits- und Zellaustritt aus Blut- und Lymphgefäßen.
Filiform Fadenförmig.
Hämorrhagie Blutung.
Hertoghe-Zeichen Ausfallen und Ausdünnung der seitlichen Partien der Augenbrauen bei Neurodermitis.
Hyperkeratose Übermäßige Verhornung.
Ichthyosis Vererbte Fischschuppenkrankheit.
Infundibulum Trichter.
Inguinalregion Leistengegend.
Inokulation Einbringen von Erreger- oder Zellmaterial in ein Nährmedium oder einen Organismus.
Intertriginös In den Körperfalten auftretend.
Keratose Verhornung.
Keratosis pilaris Verhornungsstörung der Haarfollikel, besonders an den Streckseiten der Oberarme, der Oberschenkel und am Gesäß. Hautfarben, spitzkegelig, reibeisenartig.
Kryotherapie Hierbei wird flüssiger Stickstoff, der eine Temperatur von –196 °C aufweist, auf die Haut gesprüht, sodass das betroffene Areal für eine definierte Zeit eingefroren wird – bei Narben 5–10 Sekunden, bei Hauttumoren bis zu 30 Sekunden.
Lichenifikation Flächenhafte Infiltration der Haut mit Vergröberung der Hautfelderung und Verdickung, z. B. bei Neurodermitis atopica.
Mazeration Weißliche, erweichte Haut.
Naevus Mal, Muttermal.
Nikolski-Zeichen I Blasenbildung durch seitlichen Druck auf unverändert erscheinende Haut.
Nikolski-Zeichen II Verschiebbarkeit der Blase innerhalb der Epidermis.
Ödem Flüssigkeitsansammlung im Gewebe. Ursache: Flüssigkeitsaustritt aus Gefäßen, z. B. bei allergisch bedingter Gefäßerweiterung mit erhöhter Gefäßwanddurchlässigkeit, venösem oder lymphatischen Rückstau.
Parakeratose Verhornungsanomalie der Oberhaut mit Zellkernresten in der Hornschicht.

Perleche In den Mundwinkeln schlecht heilende, schmerzhafte Einrisse, die ulzerieren und sich mit Krusten bedecken.
Pityriasis alba faciei Rundliche bis ovale weiße Herde mit kleinlamellärer Schuppung bei Kindern; bei Sonnenbräunung sind die Herde blasser als die Umgebung, lokalisiert im Gesicht und gelegentlich auf den Armen.
Palma Handfläche.
Photodynamische Therapie Behandlung dünner aktinischer Keratosen oder Basaliome auf Gesicht oder Kopfhaut mit 5-Aminolävulinsäure, danach Bestrahlung mit Rotlicht von 570–670 nm. Es kommt zur phototoxischen Reaktion nur in den krankhaften Zellen.
Planta Fußsohle.
Plaque Leicht erhabene großflächige Hautveränderung (> 0,5 mm Durchmesser) durch konfluierte Papeln bzw. großflächige Infiltration mit Entzündungszellen, bei Ablagerungsdermatosen oder durch Epidermisverdickung.
Pricktest Dient zum Nachweis von Allergien vom Soforttyp, wie Pollenallergie (Heuschnupfen), Hausstaubmilben-, Tierhaar- oder Lebensmittelallergie (etc.). Die Allergene werden mit einer Metalllanzette in die Unterarmhaut geritzt. Bei Auftreten einer roten, juckenden Quaddel innerhalb von maximal 15 Minuten liegt eine Allergie vor.
Pseudoallergie Überempfindlichkeitsreaktion mit Allergie-ähnlichen Symptomen, aber ohne Beteiligung und Sensibilisierung des Immunsystems. Die Stärke der Symptome ist dosisabhängig. Auslöser von direkter Histaminfreisetzung oder Aktivierung des Komplementsystems sind zahlreiche Medikamente oder Nahrungsmittelzusätze, wie Farb- und Konservierungsstoffe.
Pseudomembranöse Kolitis Seltene Form der antibiotikaassoziierten Kolitis, insbesondere nach Clindamycineinnahme.
Purpura Dicht gesäte, punktförmige Blutaustritte in die Haut.
Rhagaden Kleine, oft schmerzende Hautspalten, z. B. an Lippen, Mund- und Lidwinkeln, Gelenkbeugen, Fersenhornhaut.
Rima ani Gesäßfalte.
Rubeosis faciei Rötung des Gesichts.
Spongiose Schwammartiges Ödem in der Epidermis.

Striae distensae Syn. Striae gravidarum, Schwangerschaftsstreifen, vernarbende Risse der Dermis, die erst rot, später weiß sind durch zu hohe Hautdehnung.

Suprabasal Oberhalb der Basalzellschicht.

Teleangiektasien Bleibende Erweiterung kleiner oberflächlicher Hautgefäße.

Tinea Pilzerkrankung der Haut mit Dermatophyten.

Trichogramm Es dient der Diagnostik von Haarerkrankungen. Dazu werden etwa 50 Haare jeweils vom Vorder- und vom Hinterhaupt entnommen, indem das Haarbüschel mit einer speziellen Fasszange festgehalten und auf einmal herausgezogen wird. Anschließend werden die Haarwurzeln im Auflichtmikroskop beurteilt.

Unguis Nagel.

Xerosis cutis Austrocknung der Haut.

21 Literatur

Adler, Y. Hautkrankheiten; Symptome, Therapie, Beratung. Wissenschaftliche Verlagsgesellschaft Stuttgart, 2011

Altmeyer P. Enzyklopädie der Dermatologie, Venerologie, Allergologie und Umweltmedizin. www.enzyklopaedie-dermatologie.de

Altmeyer P, Bacharach-Buhles M. Dermatologie, Allergologie, Umweltmedizin. Springer, Berlin 2002

Augustin M, Hoch Y. Phytotherapie bei Hauterkrankungen. Urban und Fischer, München 2004

Bachert C, Kardoff B, Virchow Ch. Allergische Erkrankungen in der Praxis. UniMed, Bremen 2001

Bork K. Haut und Brust. G. Fischer, Stuttgart 1995

Braun-Falco O, Plewig G, Wolff HH. Dermatologie und Venerologie. Springer, Berlin 1995

Fuchs Th, Aberer W. Kontakt-Ekzem. Dustri-Verlag, München 2007

Fintelmann V, Weiss R. Lehrbuch der Phytotherapie. Hippokrates, Stuttgart 2009

Gröber U. Mikronährstoffe. Wissenschaftliche Verlagsgesellschaft Stuttgart, 2011

Gloor M, Thoma K, Fluhr J. Dermatologische Externatherapie. Springer, Berlin 2000

Herrmann F, Müller P, Lohmann T, Wallaschkofski H. Endokrinologie für die Praxis. Thieme, Stuttgart, New York 2015

Höger PH. Kinderdermatologie. Schattauer Stuttgart, New York 2011

Hölzle E. Photodermatosen und Lichtreaktionen der Haut. Wissenschaftliche Verlagsgesellschaft Stuttgart, 2002

Hundeiker M. Grundlagen der Therapie mit äußerlichen Arzneimittelzubereitungen. Zbl Hautkr 148: 683–697, 1984

Jörs HJ. Dermatikagrundlagen, in Korting GW. Dermatologie in Praxis und Klinik. 7.12–7.26, 1980

Kanerva L, Elsner P, Wahlberg JE, Maibach HI. Handbook of Occupational Dermatology. Springer, Berlin 2000

Kasper H. Ernährungsmedizin und Diätetik. Urban und Fischer 2014

Korting HC, Callies R, Reusch M, Schlaeger M, Sterry W (Hrsg.). Dermatologische Qualitätssicherung: Leitlinien und Empfehlungen. 7. Aufl., ABW Wissenschaftsverlag, Berlin 2011

Niedner R. Corticoide in der Dermatologie. UniMed, Bremen 1998

Niedner R. Erkrankungen der Haut. Deutscher Apotheker Verlag, Stuttgart 2001

Niedner R, Ziegenmeyer J (Hrsg). Dermatika. Wissenschaftliche Verlagsgesellschaft Stuttgart, 1992

Petzoldt D, Gross G (Hrsg.). Diagnostik und Therapie sexuell übertragbarer Krankheiten. Leitlinien 2001 der Deutschen STD-Gesellschaft. Springer, Berlin 2001

Pietrzik K, Golly I, Loew D. Handbuch Vitamine. Urban und Fischer, München 2007

Raab W, Kindl U. Pflegekosmetik: Ein Leitfaden. 5. Aufl., Wissenschaftliche Verlagsgesellschaft Stuttgart, 2012

Rascher W. Therapie-Handbuch Infektionskrankheiten. Urban und Fischer, München 2013

Schürer N, Kresken J. Die trockene Haut. Wissenschaftliche Verlagsgesellschaft Stuttgart, 2000

Tietz HJ, Ulbricht H. Humanpathogene Pilze der Haut und Schleimhäute. Schlütersche Druckerei, Hannover 1999

Thomas C. Atlas der Infektionskrankheiten. Schattauer, Stuttgart 2010

Traupe H, Hamm H. Pädiatrische Dermatologie. 2. Aufl., Springer, Berlin 2005

Sachregister

A

B

C

F

O

P

Q

R

S

T

Die Autorin

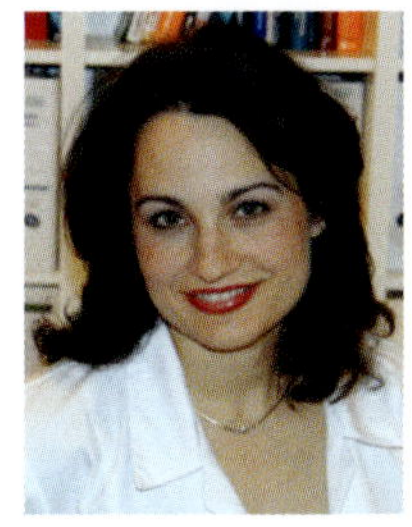

Dr. Yael Adler studierte Humanmedizin an der Johann Wolfgang Goethe-Universität in Frankfurt am Main und an der Freien Universität Berlin. Sie ist Fachärztin für Haut- und Geschlechtskrankheiten, Phlebologie und Ernährungsmedizin und betreibt eine eigene Privatpraxis in Berlin. Als Hautärztin und Expertin ist sie durch Fernsehsendungen wie „ZDF Morgenmagazin", „zibb", „rbb Praxis", „Fit & Gesund", „In Good Shape" oder „rtl Punkt 12" bekannt.
Sie ist Prüferin für die Berliner Ärztekammer im Fach Dermatologie und Phlebologie. Neben ihrer Vortragstätigkeit und der Leitung von Fortbildungen moderiert sie medizinische Veranstaltungen unterschiedlicher Fachrichtungen, ist Mitglied in mehreren medizinischen Fachgesellschaften und Gewinnerin mehrerer erster Preise für Vorträge vor Fachpublikum.